L'occhio, le sue malattie e le sue cure - Volume 1

Piano dell'opera

Volume 1

Parte 1 - L'occhio e i suoi problemi

Anatomia e fisiologia della visione
Lo sviluppo dell'occhio
La visita oculistica
I tagliandi della vista
I difetti della vista
Le malattie dell'occhio
Sindrome oculare da ufficio
L'occhio secco
Igiene e prevenzione oculare
Lavoro di coppia e postura
Ipovisione
I laser in oftalmologia

Parte 2 - L'occhio e il mondo esterno

Lenti oftalmiche e montature
Proteggiamo i nostri occhi dal sole
Lenti a contatto e visione
Trucco e strucco degli occhi
Occhi e guida
La presbiopia
Nutrizione e occhio
Occhio ed estetica del viso

Volume 2

Parte 3 - Gli interventi chirurgici sull'occhio

La cataratta
Laser correzione dei difetti refrattivi
La forte miopia: il cristallino artificiale
Il glaucoma: i trattamenti laser e gli interventi chirurgici
Trapianto di cornea, cheratocono e cross linking
L'iniezione intravitreale
Distacco di retina e chirurgia episclerale
Degenerazione maculare senile
Retinopatia diabetica e trattamento laser
Lo strabismo
Blefaroplastica

Glossario

Lucio Buratto

L'occhio, le sue malattie e le sue cure

Sergio Belloni
Christophe Buratto
Dario De Marco
Massimo Ferrari
Cristina Giordano
Nazareno Marabottini
Mario Parma
Laura Sacchi

Volume 1

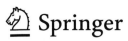 Springer

Lucio Buratto
Specialista in Oftalmologia
Centro Ambrosiano di Microchirurgia Oculare
Milano

Gli Autori e l'Editore ringraziano Sooft Italia per il supporto offerto alla realizzazione e distribuzione dell'opera

Si ringrazia Medicongress per la preziosa collaborazione offerta

ISBN 978-88-470-1731-3   e-ISBN 978-88-470-1732-0

DOI 10.1007/978-88-470-1732-0

Layout copertina: Ikona S.r.l., Milano

Impaginazione: Ikona S.r.l., Milano
Stampa: Printer Trento S.r.l., Trento
Stampato in Italia

Springer-Verlag Italia S.r.l., Via Decembrio 28, I-20137 Milano
Springer fa parte di Springer Science+Business Media (www.springer.com)

A Julien e Naoko tanta felicità

Prefazione

Esercitando la professione di oftalmologo e riscontrando frequentemente problemi oculari nelle persone in visita, mi sono spesso trovato in difficoltà quando cercavo di spiegare ai miei pazienti in che cosa consistesse il loro problema; inoltre, mi sono reso conto che ben poche persone hanno idea di come funzioni l'occhio e di quale sia il meccanismo della visione.

Allo stesso tempo, però, ho rilevato che c'è molta curiosità e interesse per i problemi degli occhi, soprattutto riguardo al loro uso quotidiano e alla loro funzione nelle principali attività giornaliere.

Ho quindi cercato di raccogliere in quest'opera la maggior quantità possibile di informazioni relative al vasto argomento della visione e di dare un quadro generale sulle varie problematiche dell'organo della vista.

Non si tratta di un testo destinato alla formazione culturale dei medici, ma di un volume di facile lettura, accessibile a tutti, sufficientemente completo e semplice.

Il lettore troverà chiare spiegazioni su tante situazioni e questioni non sempre altrimenti facilmente comprensibili, che gli permetteranno l'acquisizione di quel minimo di conoscenze indispensabili a capire il complesso mondo della visione.

L'occhio e la vista rappresentano infatti per i più qualcosa di misterioso, ma nello stesso tempo di molto importante, perciò il principale atteggiamento verso quest'organo è di trepidazione e, spesso, di paura, una volta che si venga messi al corrente delle eventuali patologie a esso connesse. La prescrizione, da parte dell'oftalmologo, di un intervento agli occhi viene di frequente controbattuta dalla frase: "e se poi non ci vedo più?". Espressione che manifesta indiscutibilmente la totale preoccupazione nei riguardi di un bene così prezioso.

Credo, in effetti, che l'apparato visivo sia uno tra i più complessi sistemi di cui il nostro organismo è dotato, e se per un addetto ai lavori può apparire semplice parlare di malattie, di cure e di interventi chirurgici agli occhi, per il paziente ciò è quasi sempre motivo di grande apprensione e di angoscia, perché la cecità è considerata una terribile condanna.

Nella realtà, questa evenienza accade di rado e rappresenta l'ultimo passo di poche, gravi malattie che, fortunatamente, sono poco frequenti; oggi il medico oftalmologo ha possibilità terapeutiche di tipo medico, chirurgico e parachirurgico di grande valore, che possono conservare o ridare, o addirittura migliorare la qualità della vista.

Come in tutte le cose, sono l'informazione e la conoscenza a dare la giusta misura per affrontare i problemi. Appunto per questo mi sono sempre dedicato al massimo per comprendere e migliorare le possibilità di cura dell'apparato oculare, trasferendo poi al mio paziente tutta l'esperienza accumulata in tanti anni di studi e di esperienza chirurgica... e credo di essere riuscito in moltissimi casi a migliorare la sua condizione e a liberarlo da quell'ancestrale paura del non vedere che oggi deve, comunque, essere di molto ridimensionata.

La difficoltà e l'impossibilità di far comprendere, nei pochi minuti di una visita, il funzionamento o il tipo di patologia oculare, mi hanno spinto alla compilazione di questo libro, facendomi aiutare da valenti colleghi oculisti di pronta preparazione professionale. Soprattutto considerando che il paziente dell'oftalmologo svolge sicuramente tutt'altro lavoro o mestiere, e quindi non trova immediatamente comprensibili le spiegazioni che gli vengono esposte.

Il lettore avrà chiare spiegazioni su argomenti di tipo prettamente medico, come la genesi e la cura delle malattie oculari, o sulle varie modalità terapeutiche di tipo medico, laser o chirurgico oggi esistenti, e acquisirà quindi il minimo di conoscenze indispensabili per comprendere il meraviglioso mondo degli occhi e affrontare con maggiore serenità e tranquillità la visita oculistica o l'eventuale intervento. Troverà altresì informazioni su argomenti di tipo non prettamente medico ma correlati alla vista, come per esempio il trucco degli occhi, la nutrizione, l'estetica, la guida e tanti altri.

Troverà anche informazioni, consigli, suggerimenti e spunti di riflessione per affrontare, con maggiore senso della prevenzione e della sicurezza, le lunghe giornate di intenso lavoro per gli occhi. E anche quali possono essere i rischi di una cattiva gestione della vista, come esporsi al sole senza le appropriate precauzioni, o usare in modo improprio le lenti a contatto, o non usare occhiali da vista correttivi in presenza di difetti visivi, o, ancora, quali possono essere le conseguenze di una scarsa attenzione nel seguire le prescrizioni e le terapie in un post-intervento agli occhi.

Buona lettura!

Milano, novembre 2010   *Lucio Buratto*

Indice

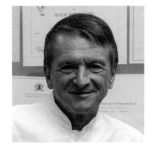

Lucio Buratto

Chirurgo della cataratta e della miopia, è stato un pioniere nell'impianto di cristallini artificiali e nella facoemulsificazione, la tecnica di estrazione della cataratta che a tutt'oggi è la metodica migliore di intervento. È stato il primo medico, a livello internazionale, a usare il laser a eccimeri intrastromale per la miopia elevata, e il primo chirurgo in Europa a utilizzare il rivoluzionario laser a femtosecondi per la chirurgia refrattiva.

Ha pubblicato 20 trattati dedicati alla chirurgia della cataratta e 9 alla chirurgia della miopia.

Past President dell'AICCER (Associazione Italiana di Chirurgia della Cataratta e Refrattiva) e Past President Onorario dell'AISO (Accademia Italiana Scienze Oftalmologiche), è "Maestro dell'Oftalmologia Italiana".

Ha ottenuto molti importanti riconoscimenti, fra cui il "KM Study Group", per le ricerche e innovazioni nel campo della miopia elevata; la nomina a "Chirurgo Refrattivo dell'Anno" al congresso dell'American Academy a New Orleans; il titolo di "Pioniere in Chirurgia Refrattiva" dal Lasik Institute, in occasione del Convegno Europeo ESCRS; la Medaglia d'oro al congresso della società inglese UKISCRS per gli studi sulla Lasik; il Premio "Barraquer" per le ricerche e innovazioni sulla Lasik al Congresso Internazionale di Dallas dell'American Academy (il massimo riconoscimento internazionale per un chirurgo refrattivo); l'"Award Certificate",

rilasciato dall'American Academy of Ophthalmo-
logy; la "Binkhorst Medal" durante il XXII Congresso Europeo dell'ESCRS a Parigi; l'"Award Fyodorov", rilasciato durante il Congresso Annuale greco
dell'HSIOIRS.

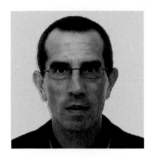

Sergio Belloni

Laureato in Medicina e Chirurgia presso l'Università degli Studi di Milano, dove ha anche conseguito il Diploma di Specializzazione in Oftalmologia,
è impegnato soprattutto nell'ambito della chirurgia
del segmento anteriore, in particolare della cataratta e del glaucoma, e della chirurgia refrattiva; inoltre si occupa della diagnostica e della terapia laser
nel campo delle patologie retiniche medie.

Dal 1990 svolge la sua attività professionale presso il CAMO (Centro Ambrosiano di Microchirurgia
Oculare) SpA di Milano, diretto dal Dr. Lucio Buratto. Dal 2004 lavora in qualità di Responsabile del
Centro Oculistico presso il Centro Servizi Rhoden-
se in Rho.

Ha partecipato, anche come relatore, a numerosi
congressi nazionali e internazionali.

È autore, con altri, di due trattati di Oftalmologia,
relativi alla chirurgia della cataratta e alle tecniche
diagnostiche di analisi corneale.

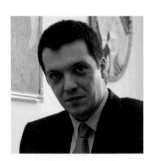

Christophe Buratto

Specialista in Chirurgia Plastica e Ricostruttiva,
esercita a Milano sia in ambito ospedaliero sia pri-
vatamente.

Ha maturato la sua esperienza frequentando centri
internazionali all'avanguardia nella chirurgia plastica ricostruttiva ed estetica.

I campi in cui opera comprendono la chirurgia estetica e ricostruttiva del segmento orbito-palpebrale e
della mammella; nella medicina estetica del viso utilizza metodiche mini-invasive all'avanguardia e di
comprovata efficacia, ed è esperto nelle applicazioni dermatologiche al laser.

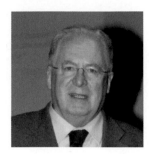

Dario De Marco

Ostaggio della pratica oftalmologica per quasi mezzo secolo di vita, si è ora sciolto dal vincolo di servizio e lascia che i suoi occhi rincorrano liberamente i temi di interesse, spesso sacrificati, che l'hanno accompagnato nel tempo.
Vive e lavora a Belluno, ai piedi dei suoi amatissimi monti, dove arte, colore, natura, tradizioni, radici sobbollono in una sorta di magico calderone da cui distilla il suo divertito Umanesimo.

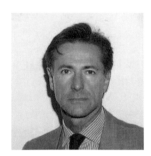

Massimo Ferrari

Laureato in Medicina e Chirurgia, ha conseguito il Diploma di Specializzazione in Oftalmologia presso l'Università degli Studi di Milano.
Ha frequentato il Polo Universitario dell'Ospedale San Raffaele di Milano ed esercitato attività chirurgica di laser chirurgia e microchirurgia oculare presso il CAMO SpA di Milano, diretto dal Dr. Lucio Buratto. Ha pubblicato numerosi articoli scientifici su riviste nazionali e internazionali; è autore, con altri, di 4 monografie relative alla chirurgia cheratorefrattiva. È studioso di fisica medica e di biotecnologie. È stato relatore e moderatore in numerosi eventi e meeting nazionali e internazionali.
È Responsabile del Servizio ambulatoriale di Oculistica e Ortottica presso la sede H San Raffaele Resnati di Milano, dove dirige il centro di Posturologia oculare dal 2008 coordinando un gruppo di lavoro di 15 specialisti. Svolge anche attività di libera professione a Milano.

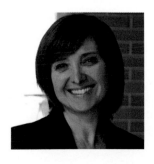

Cristina Giordano

Contattologa, è specializzata in lenti custom e in lenti a contatto cosmetiche protesiche presso lo studio APPLY Srl di Milano.
È assistente alla strumentazione diagnostica di supporto alla chirurgia refrattiva e alla chirurgia della cataratta presso uno studio oculistico di Milano e Key Operator Refractive Surgery presso il Centro Diagnostico Italiano, Milano.
È consulente di aziende del settore.

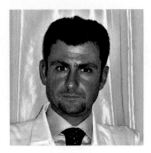

Nazareno Marabottini

Medico chirurgo specialista in oftalmologia, master in chirurgia oftalmoplastica e delle vie lacrimali. È dirigente medico presso l'Azienda Opedaliera San Giovanni Addolorata di Roma. Da molti anni si occupa di oftalmologia pediatrica e strabismo. Ha acquisito esperienza in microchirurgia del segmento anteriore, della cataratta e chirurgia laser oculistica. Resposabile dell'ambulatorio di chirurgia oftalmoplastica e delle vie lacrimali dell'Ospedale San Giovanni di Roma. Presso il proprio studio offre diagnostica strumentale avanzata per la prevenzione e la cura delle patologie oculari.

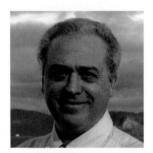

Mario Parma

Laureato in Medicina e Chirurgia, ha conseguito il Diploma di Specializzazione in Oftalmologia. Si occupa particolarmente di elettrofisiologia oculare, glaucoma, cornea e della patologia della lacrimazione.
La fotografia, da hobby, è diventata anche un suo campo di specializzazione in oftalmologia. Collabora anche con il Dr. Lucio Buratto. Esercita come libero professionista a Milano e Usmate.

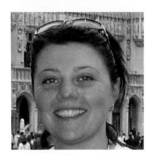

Laura Sacchi

Laureata in Medicina e Chirurgia e specializzata in Oftalmologia presso l'Università degli Studi di Milano, ha lavorato come Dirigente Medico di I Livello presso l'Ospedale San Giuseppe di Milano e l'Ospedale Maggiore di Crema. Ha partecipato in qualità di relatore a numerosi congressi nazionali e internazionali. Attualmente esercita presso il CAMO SpA diretto dal Dr. Lucio Buratto. I suoi ambiti di interesse comprendono la chirurgia rifrattiva, la chirurgia della cataratta, la diagnosi e la cura del cheratocono, le patologie retiniche e l'oftalmologia pediatrica.

Parte I
L'occhio e i suoi problemi

Anatomia e fisiologia della visione

1

Mario Parma

Questo capitolo sull'anatomia è inevitabile per il lettore, ma vorremmo riuscire a rendere le spiegazioni meno tecniche e più comprensibili per un vasto pubblico anche di non di addetti ai lavori, percorrendo il viaggio fantastico di un raggio di luce che attraversa un occhio e l'apparato visivo. Il nostro protagonista, *Mister Light,* sarà accompagnato dal *Doctor Augen*, che darà tutte le spiegazioni necessarie.

Mister Light: Non vedo l'ora di rendermi conto di come sia fatto questo piccolo ma meraviglioso e affascinante mondo dell'occhio.

Doctor Augen: In effetti, l'occhio e, diremmo meglio, l'apparato visivo, che comprende anche le strutture esterne al bulbo e le parti nervose cerebrali, è un complesso e intricato meccanismo che svolge un'importantissima funzione. Quella di consentirci di integrarci con il mondo esterno e di porci in relazione con tutto quello che avviene intorno a noi. La vita di relazione di un individuo è per il 70-80% dovuta alla vista. Così anche le sue conoscenze e la sua crescita dipendono da ciò che vede. Proprio per questa funzione così particolare e delicata Madre Natura ha pensato di mettere questo sistema sensoriale, che hanno praticamente tutti gli esseri viventi, in cima o davanti al corpo, secondo la postura.

Mister Light: A ben pensarci è proprio vero! Dagli insetti agli uccelli, ai pesci e ai mammiferi, tutti posseggono un apparato visivo, più o meno complesso secondo la necessità. E cosa ancora più singolare mi sembra il fatto che vi siano sempre due occhi!

Doctor Augen: Esatto! A parte Polifemo di omerica e immaginaria memoria, tutti gli esseri viventi dispongono di una coppia di occhi, che certamente hanno la funzione di consentire una maggiore ampiezza dello sguardo, ma anche di svolgere alcune altre raffinate attività. Per esempio, negli animali destinati a essere cacciati, la posizione degli occhi è la più laterale possibile, proprio per avere la più ampia visuale per individuare i pericoli. Mano a mano che si sale nella scala evolutiva gli occhi diventano più frontali, perché in questo modo si ottiene una migliore percezione delle distanze e della velocità, quindi una migliore precisione ed efficacia nell'azione della caccia. Nei primati, e nell'uomo in particolare, gli occhi sono situati nella testa e in posizione frontale.

Mister Light: …Quindi il più in alto possibile e con la possibilità di ruotare essi stessi e insieme al capo, per aumentare la visuale e la precisione dello sguardo.

Doctor Augen: Un'altra cosa va segnalata, e precisamente il fatto che i bulbi oculari nell'uomo sono posti in una struttura ossea, che è quindi molto robusta, chiamata *orbita*, e che grosso modo ha la forma di una piramide con la base frontale al viso e l'apice posteriore. Questa è una delle forme che danno la maggior robustezza con il minimo impiego di materiale.

Mister Light: Ma come fanno i bulbi oculari a restare nel centro di questa cavità?

Doctor Augen: L'interno della cavità ossea dell'orbita è occupato da una giusta quantità di grasso che permette al bulbo di rimanere posizionato bene al centro e anche di muoversi, ruotando nelle varie posizioni, senza attriti. Inoltre vi sono sei piccoli muscoli chiamati *muscoli estrinseci oculari* che sono inseriti da un lato sul bulbo oculare, e dall'altro nelle pareti e nel fondo della cavità ossea. La contrazione e il corrispondente rilasciamento delle coppie di muscoli li fanno funzionare come briglie che fanno ruotare gli occhi verso tutti i punti cardinali. Ovvero in alto, in basso, a destra, a sinistra, e, con una particolare combinazione tra alcuni muscoli, anche sul loro asse frontale. Questi movimenti devono essere peraltro perfettamente sincronizzati tra l'occhio destro e sinistro, per consentire di ottenere un'immagine unica e non sdoppiata. Da ultimo ricordiamo che la cavità orbitaria possiede alcuni fori attraverso i quali passano i vasi arteriosi e venosi, i vari nervi e il nervo ottico.

Mister Light: Quindi mi sta dicendo che gli occhi sono considerati un sistema "nobile" e come il cervello collocati al sicuro e protetti.

Doctor Augen: Certo! È corretto pensare agli occhi come una estroflessione del cervello. In aggiunta sono difesi e coperti dalle *palpebre*. Sono strutture formate da cute e muscoli, e la loro consistenza è piuttosto esile, ma non per questo meno importante. Pensiamo solamente a quante volte in una giornata si abbassano e si alzano, involontariamente o sotto la nostra volontà, per i più svariati motivi. Per esempio quando c'è molta luce, polvere, vento o freddo, esse si chiudono e riparano le delicate strutture dell'occhio. Poi si muovono, *ammiccano*, per ricambiare e mantenere costante continuamente lo strato di lacrime che riveste l'occhio. Questo avviene anche 600-700 volte in un'ora. È anche interessante sapere che quando le palpebre si chiudono, durante l'am-

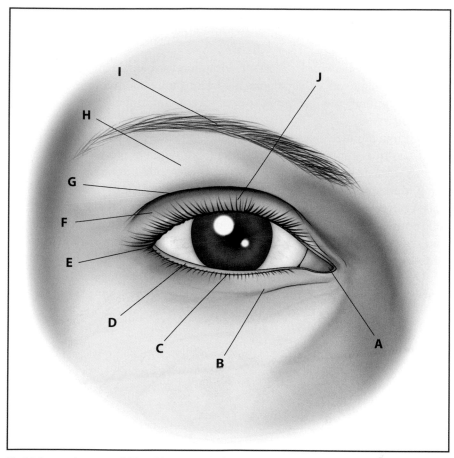

Fig. 1.1 Anatomia esterna dell'occhio. *A*, angolo interno; *B*, palpebra inferiore; *C*, rima ciliare inferiore; *D*, congiuntiva; *E*, angolo esterno; *F*, palpebra superiore mobile; *G*, piega palpebrale; *H*, arcata palpebrale; *I*, sopracciglio; *J*, rima ciliare superiore

miccamento, il nostro cervello per un istante si ferma, per evitare di darci la sgradevole sensazione di un'immagine in sfarfallio, che si accende e si spegne. Questo meccanismo, insieme alla persistenza dell'immagine retinica, crea una visione scorrevole e fluida, senza interruzioni.

Mister Light: ...E in aggiunta direi anche che le palpebre sono le "quinte" del nostro sguardo. Le donne lo sanno bene quando con i cosmetici truccano, nel vero senso della parola, la superficie cutanea con colori e forme che servono ad attirare meglio l'attenzione...

Doctor Augen: ...E le ciglia, che aumentano l'azione protettiva delle palpebre dagli agenti atmosferici e dalla polvere, vengono anch'esse accentuate con i prodotti di bellezza, e questo già dalla lontana preistoria!

1

Mister Light: Ma quando possiamo arrivare all'interno dell'occhio?

Doctor Augen: Appena le avrò descritto altre due strutture: l'apparato lacrimale e la congiuntiva.

L'*apparato lacrimale* è un sistema idraulico formato da una grossa ghiandola posizionata sotto alla palpebra superiore nel suo angolo esterno, e da ghiandole più piccole inserite nello spessore di entrambe le palpebre, superiore e inferiore.

La prima produce una secrezione molto acquosa, le seconde una secrezione grassa. In aggiunta alcune cellule della congiuntiva producono del muco viscoso. Queste tre parti: grassi, acqua e muco sono i componenti delle lacrime, o meglio del *film lacrimale*, che proprio in virtù di questa combinazione consente di mantenere bene lubrificata, umettata e pulita la superficie della cornea. Lo strato di muco facilita lo scorrimento delle palpebre sull'occhio senza graffiarlo, quello di acqua determina la consistenza delle lacrime e quello di grassi impedisce l'evaporazione delle medesime.

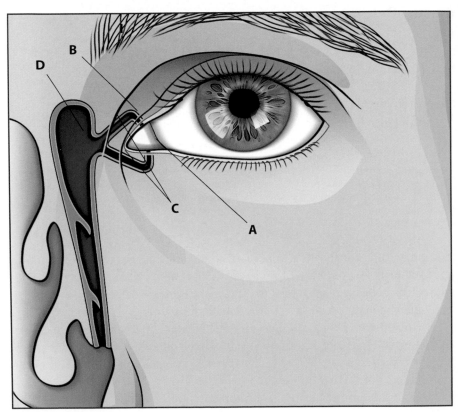

Fig. 1.2 L'apparato lacrimale. *A*, puntino lacrimale inferiore; *B*, puntino lacrimale superiore; *C*, canale lacrimale; *D*, sacco lacrimale che va a scaricare le lacrime nel naso

Mister Light: Quindi le lacrime sono importanti.

Doctor Augen: Assolutamente. Svolgono un'azione di difesa "pulendo" la superficie oculare da materiale estraneo e, mediante il lisozima – un potente antibatterico presente nelle lacrime – eliminano i microrganismi patogeni. E soprattutto svolgono una funzione ottica mantenendo la cornea lucida e specchiante come il vetro di un obiettivo fotografico. Ed è importante che il rapporto tra i vari componenti e la loro stratificazione sia sempre costante, e che questo film lacrimale subisca con regolarità un ricambio mediante il movimento palpebrale. Solo così la visione sarà sempre nitida e precisa. Spesso, e soprattutto nei portatori di lenti a contatto, quando il film lacrimale si altera modificando la sua struttura e riducendosi di quantità, la prima condizione negativa è quella di vedere annebbiato, oltre al fatto di avvertire un fastidioso senso di "sabbiolina" nell'occhio. Le lacrime, dopo aver svolto la loro funzione, sono incanalate verso i *puntini lacrimali*, situati sul bordo palpebrale vicino al naso, e da lì convogliate in un sottile tubicino, il *canalino lacrimale*, che sfocerà nel *sacco lacrimale*, posizionato al lato della radice del naso. Da qui proseguiranno verso la gola, sfociando nel secondo meato del naso.

Mister Light: Ecco perché quando si piange o si mette un collirio si sente il sapore amaro in gola!

Doctor Augen: Esatto! Ma ora dobbiamo spiegare la *congiuntiva*. Proviamo a immaginarla come una membrana sottilissima e trasparente, come la pellicola plastica per coprire gli alimenti. Adesso prendiamone un quadrato di circa 3-4 cm per lato e facciamo nel mezzo un buco di un centimetro di diametro. Questo buco lo adagiamo sulla cornea, corrispondente alla parte colorata dell'occhio, mentre tutto il resto lo lasciamo aderire al bianco dell'occhio e poi alla superficie interna delle palpebre, fino al loro bordo. Avremo visto così che cos'è la congiuntiva. È una mucosa, ricca di piccolissimi vasellini e di cellule che producono muco ed elementi di difesa contro i microrganismi. Quando vi è una situazione di sofferenza dell'occhio o della sua superficie, la congiuntiva attira più sangue e diventa così vistosamente visibile, conferendo il classico aspetto dell'occhio rosso, pieno di piccole venuzze. Caratteristico appunto delle congiuntiviti.

Mister Light: Quindi sarebbe paragonabile a una membrana di protezione.

Doctor Augen: Non solo, perché la quantità di muco che produce consente lo scivolamento perfetto delle palpebre sulla superficie curva del bulbo oculare. Se così non fosse, a ogni ammiccamento avvertiremmo dolore, fastidio e una sgradevole sensazione di corpo estraneo. Ora, e credo con sua soddisfazione, entreremo nel vero e proprio mondo dell'occhio.

Mister Light: Che dimensioni ha?

Doctor Augen: Ha la forma assimilabile a una sfera con un diametro di

1

circa 24 mm. È composto da tre sottili tuniche. La tunica più esterna è fibrosa e resistente, e si chiama sclera – eccetto la porzione più anteriore che si chiama cornea –; la tunica intermedia è estremamente vascolarizzata, e si chiama coroide; mentre quella più interna è la retina sensoriale.

Mister Light: Vedo che siamo passati attraverso la cornea senza accorgerci, e ora ci troviamo veramente all'interno dell'occhio. Il rumore è molto ovattato, ma la visione è perfettamente nitida.

Doctor Augen: Solo la luce riesce a penetrare attraverso la cornea. E questo è un po' il miracolo della visione. Una sensazione impalpabile come la luce passa attraverso una struttura fisica consistente del corpo umano. Cercherò di essere più chiaro. Abbiamo descritto la tunica più esterna come *sclera*, e infatti il "bianco" dell'occhio corrisponde a questo tessuto, formato da microfibrille di collagene (la proteina che compone anche la cute e i tendini), che presenta caratteristiche peculiari in fatto di robustezza ed elasticità. Queste microfibrille sono collocate in modo disordinato, intrecciato e variabile, proprio per dare maggiore tensione e resistenza al tutto. Tuttavia in questo modo l'aspetto del tessuto risulta opaco e impenetrabile alla luce. Solamente in corrispondenza del sesto anteriore del diametro del bulbo queste lamelle di collagene sono disposte in maniera più ordinata e organizzata, creando una superficie perfettamente trasparente, la *cornea*. Così facendo consentono alla luce, che è una radiazione oscillante, di oltrepassare questo contesto, "scavalcando" o meglio "passando" attraverso un tessuto vivente. La cornea ha la forma di una calottina sferica, del diametro di circa 12 mm e dello spessore di poco più di mezzo millimetro nel suo centro. È la prima lente convessa che la luce incontra nel suo cammino. La cornea è priva di vasi sanguigni, che ovviamente ne impedirebbero la funzionalità, ma nonostante ciò è un tessuto vivente che mantiene la sua cristallina trasparenza per tutta la vita di una persona!

Mister Light: Appena dentro, dietro alla cornea, è tutto pieno di acqua o di un liquido. Di che cosa si tratta?

Doctor Augen: Ci troviamo in quella che è chiamata *camera anteriore*, ed è lo spazio tra la cornea e l'iride. Il liquido presente si chiama *umore acqueo* e spiegherò più avanti la sua funzione.

Mister Light: L'iride è questa specie di ruota colorata con un foro mobile nel suo centro?

Doctor Augen: Esatto! L'*iride* è una parte dell'occhio composta da una fine muscolatura e ricca di vasi sanguigni, che si contrae e si rilascia come il diaframma di una macchina fotografica. Il forame al centro si chiama *pupilla*. In questo modo la luce può essere regolata e non provocare abbagliamento nelle parti più interne, dove si trova la retina. L'iride è ricca di pigmento a base di melanina, la stessa sostanza presente nella cute. Maggiore sarà la quantità di questo colorante, più l'iride assumerà un colore che dall'azzurro, caratteristi-

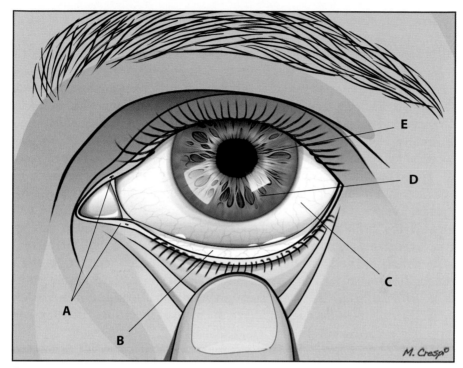

Fig. 1.3 Anatomia esterna dell'occhio. *A*, puntino lacrimale; *B*, congiuntiva tarsale; *C*, congiuntiva bulbare; *D*, iride; *E*, pupilla

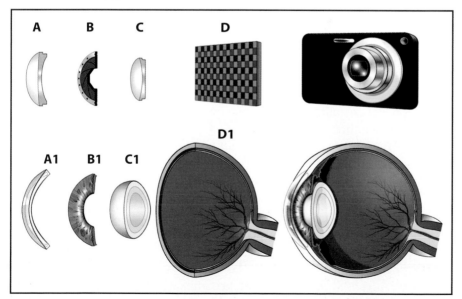

Fig. 1.4 Le varie componenti di una macchina fotografica digitale e di un occhio. *A*, obiettivo, *A1*, cornea; *B*, diaframma, *B1*, iride; *C*, lente di messa a fuoco, *C1*, cristallino; *D*, sensore LCD, *D1*, retina

co di un'iride senza pigmento, arriverà al marrone scuro. Se ora passiamo al di là della pupilla e quindi dietro all'iride, vediamo cosa troviamo.

Mister Light: Vedo una grossa lente, a forma di lenticchia e trasparente.

Doctor Augen: Quello è il *cristallino*. È la principale lente dell'occhio e, dato che è elastico e può variare il suo diametro antero-posteriore, permette la messa a fuoco dei raggi luminosi sulla retina. Quest'organo ha una peculiarità esclusiva, cioè continua a evolversi da quando si forma nel feto fino alla morte. Non ha vasi arteriosi e venosi, che ne impedirebbero la trasparenza, e quindi la sua durata e la sua trasparenza sono legate all'umore acqueo. Mi spiego meglio: l'apporto diretto di sostanze nutrienti per il mantenimento della sua funzione dipende esclusivamente dall'umore acqueo nel quale è immerso. La trasparenza è dovuta alla particolare e regolare disposizione delle sue microfibrille e l'umore acqueo trasporta sali e nutrienti che lo mantengono trasparente per un numero veramente considerevole di anni. Fino al momento in cui, nell'età avanzata, quest'organo comincia a "non farcela più", e la modificazione della disposizione delle fibrille porta alla graduale perdita della trasparenza: è quella che si chiama "cataratta", che gradualmente annebbia la vista. Ma a cui oggi si può rapidamente e felicemente rimediare con un cristallino artificiale.

Mister Light: Quindi la cataratta può essere intesa come una fisiologica evoluzione del cristallino?

Doctor Augen: In effetti direi di sì. Oltre il sesto e soprattutto il settimo decennio di vita, la cataratta rappresenta una patologia quasi "normale".

Mister Light: Ma come fa il cristallino a cambiare la messa a fuoco?

Doctor Augen: Inseriti sulla parte esterna del cristallino, detta equatore, vi sono fili sottilissimi come la tela di un ragno (la *zonula*). Questi fili vanno a terminare in una zona, dietro all'iride, che forma una specie di anellino, il *corpo ciliare*. Qui vi sono dei micro-muscoli che, contraendosi, regolano lo spessore del cristallino, che abbiamo detto essere elastico, e fanno così variare la messa a fuoco.

Mister Light: Quindi siamo dietro all'iride e questo muscoletto circolare, contraendosi o rilasciandosi, permette la visione distinta per lontano e per vicino. Meraviglioso! Ma anche qui c'è sempre quel liquido di prima.

Doctor Augen: Sì, è lo stesso della camera anteriore, l'*umor acqueo*. Questo liquido è prodotto precisamente in questa zona, dal corpo ciliare. Passa dalla parte posteriore dell'iride, attraverso la pupilla, nella camera anteriore, e da qui sarà eliminato.

Mister Light: In che modo?

Doctor Augen: Se guarda bene, tra la cornea e l'iride si forma praticamente un angolo, perché la cornea è curva e l'iride è piatta. Questo angolo si chiama *angolo irido-corneale* e vi sono piccolissime lamelle nel suo fondo: da lì

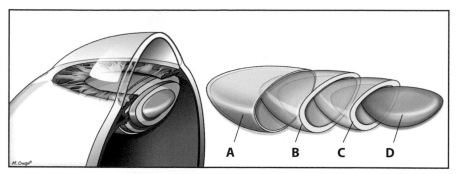

Fig. 1.5 Il cristallino. *A*, la capsula; *B*, la corticale; *C*, il nucleo esterno; *D*, il nucleo centrale

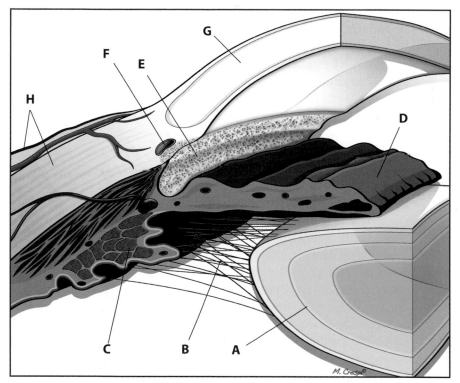

Fig. 1.6 *A*, il cristallino; *B*, le fibre zonulari che sostengono il cristallino; *C*, il corpo ciliare che, tra l'altro, produce l'umor acqueo e il muscolo ciliare dell'accomodazione; *D*, l'iride; *E*, il trabecolato da cui esce l'umor acqueo; *F*, il canale di Schlemm; *G*, la cornea; *H*, la congiuntiva e, al di sotto, la sclera

appunto l'umore acqueo fuoriesce verso le vene congiuntivali. Questa zona con le lamelle si chiama *trabecolato*.

Mister Light: A cosa serve l'umore acqueo?

Doctor Augen: Serve a nutrire le parti trasparenti dell'occhio, la cornea e il cristallino, che, appunto per mantenere la loro trasparenza, non hanno vasi. Il loro mantenimento quindi deriva da questo liquido, ricco di nutrienti, ma perfettamente limpido come l'acqua di una fonte. Le accenno velocemente che l'alterazione dello scorrimento di questo umore acqueo, e più precisamente un suo rallentato deflusso dall'occhio, può causare la malattia chiamata glaucoma.

Ora attraversiamo il cristallino e addentriamoci nei misteri più profondi dell'occhio.

Mister Light: Meraviglioso! Siamo in un'enorme cavità, e tutta la superficie è rivestita da una pellicola traslucida con un'intricata ragnatela di tubi, e la luce che penetra dall'esterno proprio a causa di questa forma rotonda si riflette continuamente amplificando ogni singolo raggio luminoso. Il colore delle pareti è di un bel rosa intenso e si sente un sordo brusio di sottofondo.

Doctor Augen: Siamo passati nella *cavità del vitreo*. Vede come si galleggia elasticamente? Il *vitreo* è questa massa gelatinosa e trasparente che riempie completamente l'interno del bulbo oculare, mantenendolo così rotondo. Il rumore che percepisce è causato dall'intensa attività di trasformazione energetica bioelettrica che avviene nella retina.

Mister Light: Ma vi sono alcune formazioni che sembrano diafani veli di seta, cosa sono?

Doctor Augen: Il vitreo è molto trasparente solo alla nascita, ma con gli anni è facile e normale che si formino questi tenui e semitrasparenti *corpi mobili*, che sono essenzialmente addensamenti delle fibrille che lo compongono, che solitamente non sono pericolosi per la vista, ma fastidiosi quando passano ondeggiando davanti all'asse visivo... Ora volevo illustrarle nei dettagli tutte le cose che lei ha notato. Il colorito roseo è dovuto alla presenza della membrana intermedia, chiamata *coroide*, che riveste tutto il bulbo ed è formata da un insieme impressionante di vasi, come uno spesso tappeto. La coroide è il tessuto del corpo umano con la più alta densità di vasi sanguigni, e il motivo esiste: deve consentire il regolare funzionamento della retina, che necessita di enormi quantità di energia per svolgere il suo lavoro. La membrana semitrasparente che ha visto è proprio la *retina*, la parte neurosensoriale dell'occhio.

Mister Light: Parola un po' difficile.

Doctor Augen: La *retina*, spessa solo alcune centinaia di micron (millesimi di millimetro), contiene gli elementi sensibili alla luce, i *fotorecettori*, divisi in *coni* e *bastoncelli*, che sono connessi a un apparato complicatissimo di ulteriori cellule nervose, organizzate in vari strati, che servono a elaborare, integrare e trasportare il successivo impulso visivo che parte da esso. In sostanza è un intricato sistema di microscopici cavi elettrici e di centraline di elaborazione. I coni sono circa 130 milioni, e i bastoncelli circa 7 milioni, in ogni occhio. Nella retina vi sono sette strati ben organizzati di cel-

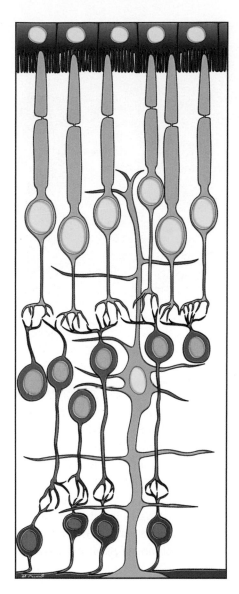

Fig. 1.7 Disposizione delle cellule nella retina in vari strati. Nel disegno schematico l'interno dell'occhio corrisponde alla zona bassa in blu, la parte esterna retinica a quella in alto con le cellule in rosso (epitelio pigmentato). Lo stimolo luminoso arriva dal basso, attraversa tutti gli strati e colpisce le cellule con il nucleo giallo (coni e bastoncelli). Da queste partono stimoli biochimici che vengono elaborati dalle cellule con il bordo verde e da quelle in azzurro (bipolari e amacrine). Infine gli stimoli elaborati sono trasmessi alle cellule con il bordo blu (cellule ganglionari), il cui sottile prolungamento è la fibra nervosa che formerà il nervo ottico e che raggiungerà il cervello

lule, nei quali sono contenuti gruppi specifici di cellule, come le cellule orizzontali, quelle amacrine e quelle bipolari. Nell'ultimo strato vi sono le cellule ganglionari, dalle quali partono dei sottilissimi prolungamenti che sono le fibre ottiche retiniche. La macula contiene da sola un terzo di tutte le fibre retiniche, e il 65% delle cellule ganglionari sono in relazione con le fibre della parte centrale retinica.

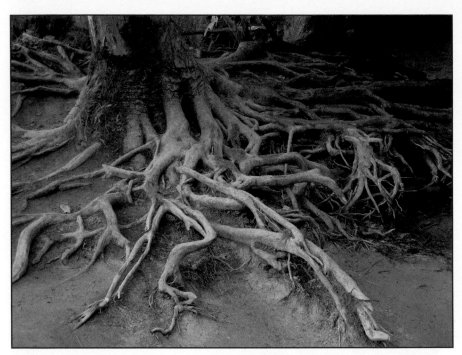

Fig. 1.8 La struttura della retina è molto più complessa dell'apparato radicale di un albero secolare

Mister Light: Come avviene la trasformazione da luce a impulso nervoso?

Doctor Augen: I fotorecettori, quando sono stimolati da una radiazione luminosa, si modificano e innescano un fenomeno biochimico: all'interno della cellula, cioè, si forma una minuscola scossa elettrica che parte immediatamente lungo il cavetto nervoso che ne fuoriesce e comincia a correre nell'intricato sistema retinico. Quando questo segnale è infine modulato correttamente arriva a una cellula particolare, chiamata cellula *ganglionare*, che è la stazione di partenza per una lunghissima fibra nervosa che arriverà fino al cervello. Come si può immaginare, questo meccanismo richiede un'elevata quantità di energia, e il fotorecettore, una volta che è stato utilizzato per creare uno stimolo elettrico, si esaurisce e deve quindi essere ricaricato. A questo è deputata in particolare la vitamina A, che consente la ricarica del fotorecettore e lo rende così pronto per un nuovo lavoro. Ecco perché è necessario un tessuto molto vascolarizzato come la coroide, che trasporti alla retina con il sangue, in maniera costante e ininterrotta, tutta l'energia della quale essa ha bisogno. Oltre alla coroide, che è posizionata sotto alla retina, esiste anche un altro sistema vascolare, situato al di sopra della retina, costituito appunto dai vasi che appaiono come i rami di un albero che si dividono in diramazioni sempre più piccole. Questi hanno origine da un tronco comune, di cui fanno parte l'*arte-*

ria centrale della retina e la *vena centrale della retina*, e sono situati in fondo all'occhio. Quando l'oculista esamina il *fundus oculi* visualizza e studia l'aspetto di questi vasi, sia arteriosi sia venosi, che danno un'immagine "in vivo" dello stato di salute della nostra circolazione generale.

Mister Light: Allora quella sgradevole sensazione di obnubilamento che si avverte quando improvvisamente ci si alza dal letto è dovuta alla circolazione?

Doctor Augen: Certo! Anche il minimo calo di irrorazione e di pressione nei vasi che raggiungono l'occhio provoca immediatamente la sensazione di black out visivo, e ciò dimostra la delicatezza del meccanismo e perché sia stato costruito con tanta perizia e attenzione, per evitare il più possibile interruzioni "di servizio".

Mister Light: E l'abbagliamento per la luce a che cosa è dovuto?

Doctor Augen: È provocato dalla difficoltà dei fotorecettori a ricaricarsi, per l'eccessiva quantità di radiazione luminosa che causa uno stato di sovraccarico del sistema che va in "blocco" temporaneo. Occorre comunque un tempo adeguato per ripristinare la funzionalità sensitiva retinica, senza andare incontro a fenomeni di logoramento. Ecco perché è importante usare gli occhi in adeguate condizioni sia di luminosità, sia di frequenza di stimolazione, per non provocare fenomeni di affaticamento.

Mister Light: Come sono disposti i fotorecettori nella retina?

Doctor Augen: I coni sono i fotorecettori sensibili alla luce e ai colori e sono situati prevalentemente nella parte centrale retinica, la *macula*, dove, a livello della minuscola porzione centrale detta *fovea*, esistono solo cellule di questo tipo. La fovea è spessa solamente 130 micron e ha un diametro di circa 0,3-0,4 mm. I bastoncelli, sensibili alla scarsa luminosità, a mano a mano che ci si allontana dal centro della retina diventano più numerosi rispetto ai coni, fino a essere le uniche cellule sensitive nelle zone retiniche più periferiche. I coni sono di tre tipi diversi e ogni tipo risponde a una diversa lunghezza d'onda; il fatto che esistano tre tipi diversi di coni è alla base del meccanismo della visione dei colori: infatti, per la loro capacità di assorbire le sensibilità spettrali luminose (rispettivamente a 564, 533 e a 437 nm) i tre diversi tipi di coni vengono impropriamente chiamati rossi, verdi e blu. La loro denominazione più tecnica è: L, M, S, (*long, medium, short*). La sensibilità spettrale dei tre coni, nel meccanismo della visione, si sovrappone, e ciò determina la possibilità da parte dell'occhio di discriminare l'infinita gamma dei colori; se ciò non accadesse distingueremmo solo tre tinte fondamentali nello spettro luminoso.

I bastoncelli hanno tutti la medesima sensibilità spettrale, con un picco a 510 nm, e possiedono la maggiore sensibilità per la visione crepuscolare. Essi distinguono soprattutto le variazioni di chiaro e scuro. Questo è il motivo per cui se entriamo in una stanza con poca luce tutti gli oggetti ci appaiono

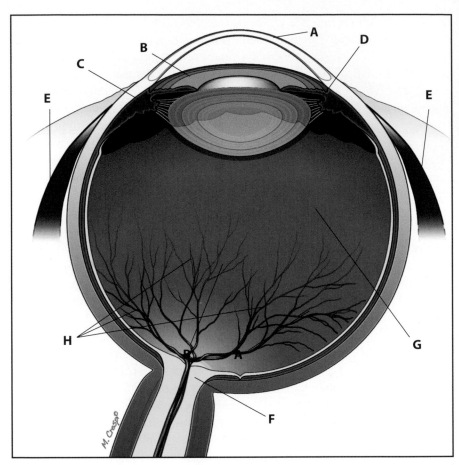

Fig. 1.9 L'occhio nel suo insieme. *A*, la cornea; *B*, l'iride; *C*, il corpo ciliare; *D*, le fibre zonulari; *E,* i muscoli extraoculari; *F*, il nervo ottico; *G*, la retina; *H*, i vasi retinici

di tonalità grigiastre. Solo con un'adeguata illuminazione i coni ci restituiranno i reali colori.

Mister Light: A cosa serve la fovea?

Doctor Augen: È la zona di migliore definizione visiva. Quella, per intenderci, dove si concentra la maggior quantità di raggi luminosi e che consente la visione più distinta e precisa. Grazie alla fovea integra possiamo leggere, distinguere particolari e oggetti molto piccoli, e svolgere qualsiasi attività. Ed è quella che consente di vedere i famosi 10/10. Rispetto allo spessore medio retinico essa è più sottile e leggermente incavata, per convogliare al meglio i raggi luminosi, e ha una struttura più semplificata rispetto al resto della retina. L'enorme quantità di coni che vi sono stipati e l'assenza di vasi superficiali rende possibile creare un'immagine molto distinta e ricca di dettagli.

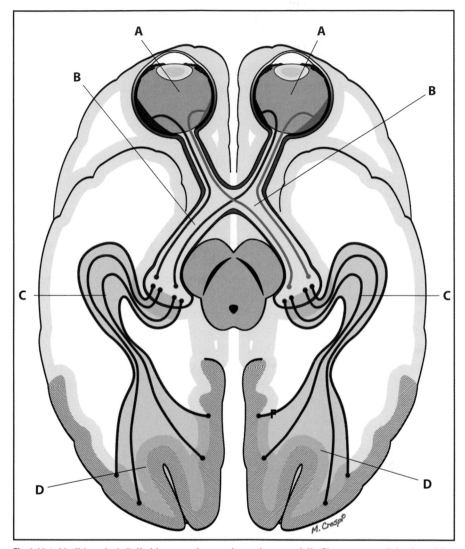

Fig. 1.10 *A*, i bulbi oculari; *B*, il chiasma ottico con incrociamento delle fibre nervose; *C*, le vie ottiche; *D*, la corteccia cerebrale

Mister Light: In fondo all'occhio, oltre alla macula vedo anche una zona tondeggiante, di colore rosa-giallo molto chiaro da dove emergono dei vasi. Di cosa si tratta?

Doctor Augen: Quel dischetto tondo e lievemente incavato come un piatto si chiama *papilla ottica* ed è l'inizio del nervo ottico. Al suo centro emergono i vasi principali retinici: l'arteria e la vena centrale della retina. Tutte le fibre ottiche provenienti dalla retina si raccolgono a formare un unico fascio, detto appunto *nervo ottico*, che comincia da questo punto. Le fibre che compongono ciascun nervo ottico sono circa un milione. Nella papilla ottica non vi sono fotorecettori ed è quindi una zona cieca della retina. Noi non l'avvertiamo perché la sovrapposizione delle immagini dei due occhi non la rende percepibile.

Ora prepariamoci all'ultimo tratto del nostro viaggio. Dovremo percorrere a elevata velocità le fibre nervose per arrivare, dopo un lungo percorso, fino al cervello, nella parte posteriore in corrispondenza della nuca che è chiamata *corteccia occipitale*.

Mister Light: La velocità è notevole! E nelle stazioni intermedie delle fibre nervose si notano piccoli lampi luminosi.

Doctor Augen: Sono i passaggi dell'impulso da un neurone (cellula nervosa) all'altro. E attenzione, stiamo attraversando un incrocio, proprio nel centro della testa. È il *chiasma ottico*, dove metà delle fibre provenienti da un occhio si incrociano con la metà di quelle provenienti dall'altro. Attraversiamo ancora una stazione di interscambio, i *corpi genicolati laterali*, e ora ammiriamo cosa si apre dinnanzi a noi: sembra un parco giochi pieno di luci colorate e di improvvisi lampi che fuggono da ogni parte.

Mister Light: È immensa questa zona del cervello, e in fondo intravedo un'immagine, come se fosse un ologramma tridimensionale. Siamo noi due nel momento in cui l'occhio ci ha catturato!

Doctor Augen: Precisamente. Quella infine è la vera immagine che noi percepiamo. La vera sensazione visiva, alla quale l'occhio partecipa registrando solo la parte fisica del momento, la radiazione luminosa elettromagnetica. Ma è il cervello che poi trasforma questi impulsi, tutto sommato semplici come quelli di un cavetto telefonico, in figure, forme, colori, modelli, e soprattutto percezioni e vissuto. L'enorme quantità di cervello impegnato in questo fenomeno, in rapporto all'esiguità dimensionale dell'apparato visivo, è giustificato proprio dal fatto che la vista è molto importante per ogni individuo. La connessione di quest'area con tantissime altre aree cerebrali e corticali serve appunto a confrontare e riconoscere il nostro vissuto confrontandolo con le esperienze già trascorse e imparate nel tempo. Dalla nascita, quando la vista è fatta di poche immagini confuse e incerte, proprio perché sono le prime a essere state immagazzinate, si passa, nel corso del tempo, ad attribuire sempre maggior dettaglio e definizione alle cose, in virtù di questo continuo e incessante processo cognitivo.

Mister Light: Bellissimo! Ma credo che ora abbiamo terminato il nostro compito e che possiamo riprendere il normale corso dei capitoli di questo libro.

Lo sviluppo dell'occhio

2

Lucio Buratto

Alle mamme si perdona tutto, anche quando esibiscono il loro bambino di poche settimane nella culla ed estasiate gorgheggiano: "Guarda come sorride, mi ha riconosciuta!". In realtà, un bambino di qualche settimana non è in grado di riconoscere nessuno, è ancora troppo impegnato a districarsi in quello strano mondo nel quale è piombato, fatto di luce e di buio, di freddo e di fame. Abituato al tepore della placenta e del liquido amniotico e a essere automaticamente rifornito di ogni nutrimento tramite il cordone ombelicale, ha dovuto superare il grande trauma fisico del parto e ora si trova in un mondo completamente diverso; ora tutto è cambiato, e, oltre alle mille cose diverse e alle non poche problematiche della sua nuova fase di vita, è non poco infastidito da quella luce che prima non c'era e che ora lo disturba anche perché, al contrario di quanto avviene negli altri mammiferi, già fin dai primi giorni di vita può aprire le palpebre. Ma questo non vuol dire che veda bene, anzi vuol solamente dire che i suoi occhi, come tutto il resto dell'organismo, stanno appena cominciando a modificarsi nel crescere. E avrà bisogno di mesi e anni perché la sua funzione visiva maturi, e per arrivare allo sviluppo completo dovrà aspettare a lungo, fino all'età dell'adolescenza.

Alla nascita, ogni neonato reagisce alla luce e al buio ma non è in grado di percepire i colori; il suo mondo è grigio, la luce lo attira e lo incuriosisce, se così si può dire, ma per lo più lo disturba e lo può indurre al pianto, il buio lo tranquillizza e lo può spingere al sonno.

Il periodo neonatale è un momento nel quale i bisogni sono ridotti all'essenziale e le richieste e gli inconvenienti si manifestano con l'unico strumento disponibile, il pianto. Fortunatamente, almeno nelle prime fasi della vita, il piccolo cresce in fretta.

Quando il bambino ha solo un mese i suoi occhi sono attratti da fonti luminose, come per esempio una lampada accesa o una finestra aperta, e da oggetti o persone in movimento davanti a lui; gli occhi non riescono ancora a

2

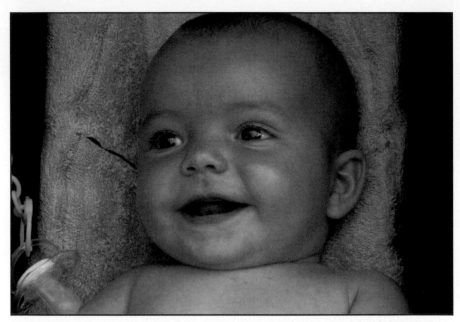

Fig. 2.1 In una bimba di pochi mesi il sistema visivo non è ancora completamente sviluppato

seguire ciò che si muove, non possono ancora, ma fissandolo anche per un istante il piccolo dimostra il suo interesse per quel qualcosa di nuovo: la luce e il movimento cominciano a far parte della sua vita. In effetti la fissazione è incostante: gli occhi inseguono per un breve tratto, poi tendono a deviare, non essendo ancora ben sviluppato il coordinamento dei movimenti; si tratta essenzialmente di movimenti riflessi e di una fissazione a scatti e non stabile e continua.

Verso la fine del secondo mese il piccolo inizia a osservare i movimenti delle proprie mani; non ha però ancora la visione dei colori, dato che la fovea e la macula non si sono ancora sviluppate, e ciò si spiega con il fatto che il neonato ha in realtà ancora poco bisogno della vista.

Fra il secondo e il quarto mese il bimbo comincia a interessarsi di quanto gli viene portato intorno o di quello che entra nel campo del suo sguardo. Segue per un po' le fonti di luce, gli oggetti in movimento davanti ai suoi occhi, comincia a guardare con curiosità e un po' d'attenzione i primi giocattoli, purché non siano troppo vicini al volto, perché ha ancora difficoltà a far convergere gli occhi. Comincia a interessarsi ai volti che gli si avvicinano, qualche volta con un sorriso, tal'altra con uno scoppio di pianto; inizia ad apparire il senso stereoscopico (visione tridimensionale).

Verso il quarto mese il bambino comincia a guardarsi intorno con maggiore interesse e soprattutto osserva con attenzione le proprie mani: sono le prime cose che può esplorare da vicino, anche se la sua vista non è ancora perfettamente a fuoco; comincia ad avere la visione centrale perché la macula della retina sta maturando.

All'inizio del sesto mese riesce a fissare bene gli oggetti e carpirne i particolari, e soprattutto comincia a distinguere finalmente i colori; a questa età il neonato acquisisce anche la competenza gnosica: riconosce il viso della madre dai molti volti sconosciuti.

Al sesto mese tenta di prendere oggetti al di fuori della sua portata, riesce a fissarli bene e a distinguerne i particolari; finalmente vede con maggior chiarezza i colori; mostra il riflesso di fusione e matura la visione binoculare singola con un più completo grado di stereopsi, cioè il senso della tridimensionalità (per visione binoculare singola si intende una visione dovuta al fatto che gli occhi collaborano adeguatamente tra loro al fine di avere percezione simultanea, fusione delle immagini e visione stereoscopica).

Nessuna preoccupazione se gli occhi fino al sesto mese tendono ad andare un po' per i fatti loro; è tipica della più tenera età quell'espressione un poco buffa che assumono i bimbi con gli occhi convergenti o divergenti o spostati rispetto all'asse di visione, sembrano strabici ma non lo sono (strabismo: quando i due occhi non sono in asse, ma uno è deviato).

Esiste però anche uno strabismo falso o pseudostrabismo, detto in termini clinici "epicanto mediale", dovuto a una particolare conformazione delle palpebre, che scompare di solito spontaneamente prima dei dieci anni. Curiosamente lo stesso epicanto, invece, permane nelle popolazioni asiatiche, tanto da conferire loro l'aspetto di soggetti apparentemente strabici.

Ma se gli occhi sono un po' convergenti o divergenti dopo il sesto mese si può cominciare a sospettare uno strabismo, perché quella è l'età nella quale gli occhi del bambino devono assumere il loro assetto diritto, che poi dovrà restare per tutta la vita.

In caso di strabismo (assenza di parallelismo tra i due occhi) o di anisometropia (notevole differenza di rifrazione tra i due occhi, come quando per esempio un occhio è molto miope e l'altro non lo è affatto) il cervello non è in grado di fondere le immagini dei due occhi in una sola; per evitare la visione doppia o confusa il cervello esclude l'immagine offuscata dell'occhio con il difetto: in questo modo l'occhio più debole diventa pigro, cioè ambliope, per dirlo con un termine scientifico. In questi casi più la diagnosi è precoce più è facile avere successo con la terapia, che tuttora si basa sull'occlusione dell'occhio migliore affinché il bambino usi quello pigro. Spesso, assieme all'ambliopia, ma anche senza, compare il nistagmo; si intende una situazione caratterizzata da movimenti continui e involontari, lenti o a scosse, monolaterali o bilaterali, che impediscono al bambino di fissare gli oggetti.

Quali sono le trasformazioni che l'occhio, in quanto bulbo oculare, subi-

Tabella 2.1 Correlazione tra età, altezza, peso corporeo e lunghezza dell'occhio

Età	Altezza (cm)	Peso (kg)	Lunghezza dell'occhio (mm)
Nascita	50	3,35	16,75
6 mesi	65	7,40	18,20
2 anni	84	11,60	20,60
6 anni	112	19,70	21,85
14 anni	155	45,33	23,15

sce nel corso della vita? È soggetto a cambiamenti come cambia il corpo umano durante lo sviluppo e la crescita?

È interessante nel neonato, e comunque durante la crescita, osservare la correlazione tra l'età, l'altezza, il peso corporeo e la lunghezza dell'occhio (che si sviluppa e cresce né più né meno del resto dell'organismo) (Tabella 2.1), per semplicità viene considerato solo il sesso maschile).

Come abbiamo già detto, alla nascita e nei primi mesi spesso l'occhio è ipermetrope, ciò perché è ancora "immaturo"; ma durante la crescita le componenti rifrattive dell'occhio subiscono un processo di sviluppo coordinato per avvicinarsi all'emmetropia (assenza di difetti visivi, per cui l'occhio vede bene, per così dire, "al naturale").

Da 1 a 3 anni, lo sviluppo della vista comincia a percorrere la strada maestra della crescita tumultuosa cui è sottoposto tutto l'organismo; il piccolo segue con attenzione tutto ciò che si muove intorno a lui, i suoi occhi riescono a convergere bene se si avvicina al viso o alla bocca un giocattolo; ma, soprattutto, comincia a sviluppare un'azione che si rivelerà fondamentale per la sua crescita, cioè collegare vista e memoria, riconoscere persone e oggetti con cui ha familiarità. Il bambino a questo punto ha già cominciato a costruirsi il suo mondo, lo vede, lo riconosce e lo difende. Provate a portargli via un giocattolo e ne avrete la prova!

A 6 anni lo sviluppo della funzione visiva è pressoché completo, anche se non stabilizzato. Vale a dire che il bambino-uomo può vedere bene, può percepire tutti i colori, può convergere bene, i suoi bulbi oculari sono cresciuti notevolmente e seguono comunque la crescita di tutto l'organismo, la sua acutezza visiva raggiunge di regola i 10/10 se non ha difetti visivi o patologie oculari. È un ometto o una donnina, insomma, ma ha davanti a sé la prima vera prova, il primo confronto che la vita gli propone: la scuola. E qui non si confronterà più con i giocattoli o con le carezze compiacenti della mamma, ma con cose, oggetti e persone diverse che da lui esigeranno, pur con tutta la comprensione possibile, delle risposte; dalle sue parole, e soprattutto, dai suoi occhi. Perché la vista sarà una delle armi più affilate delle quali il bambino potrà e dovrà servirsi per districarsi in un mondo tutto nuovo e non sempre amichevole.

Può accadere che abbia difficoltà a mettere a fuoco quanto scritto sul libro o alla lavagna, lamentandosi d'essere stanco o d'avere mal di testa. Certo può essere, e nella maggior parte dei casi è, la ribellione del puledro che rifiuta il salto, di un bimbo cioè che vede il libro, la maestra, la scuola e la lavagna come ostacoli al suo benessere e alla sua libertà. Ma potrebbe anche essere che il piccolo non veda bene; per esempio, che metta a fuoco male le immagini perché soffre di una leggera ipermetropia, quindi il suo bulbo oculare è troppo corto e le immagini vengono focalizzate dietro la retina e non su di essa.

E l'affaticamento visivo può condurre a bruciori oculari, arrossamenti, mal di testa; disturbi che colpiscono anche chi soffre di astigmatismo, per il quale la messa a fuoco è difficile e faticosa; tutti questi difetti della vista di solito non si manifestano prima che il bambino cominci a studiare. Come se la scuola e, più ancora, l'impegno fra libri e quaderni fungesse da detonatore di una situazione disequilibrata che attendeva solo un pretesto per manifestarsi.

Sempre negli anni delle scuole elementari, quando non addirittura all'asilo, può capitare che una madre attenta o una maestra scrupolosa si accorgano che il bambino pasticcia un po' con i colori, anche dopo essere stato richiamato all'uso dell'uno piuttosto che dell'altro. Se l'episodio si ripete e il bimbo mostra di non capire quanto gli viene detto e continua a confondere i colori, ci sono buoni motivi per sospettare che si tratti di daltonismo, un difetto ereditario della percezione dei colori; la compromissione può essere totale, e in tal caso il ragazzino vede il mondo in grigio con sfumature di varia intensità, oppure il difetto può essere parziale e non far percepire soltanto qualcuno dei colori primari (rosso o verde o blu), provocando quindi semplicemente un'alterazione della percezione del colore.

Ma c'è anche qualcosa di diverso.

Col passare dei primi anni di scuola, verso la fine delle elementari e l'inizio della scuola media, in pratica fra gli 8 e gli 11-12 anni, molti bambini ormai avviati verso l'adolescenza possono cominciare a lamentare di non veder bene quanto è scritto sulla lavagna, specialmente se siedono negli ultimi banchi in fondo all'aula. Non accusano mal di testa o stanchezza, e leggono correntemente il libro o il quaderno senza alcuna fatica, per cui l'allarme passa molto spesso inosservato.

È un errore che molti genitori ed educatori commettono: otto volte su dieci quella difficoltà di visione da lontano, a quell'età, segnala la comparsa del-

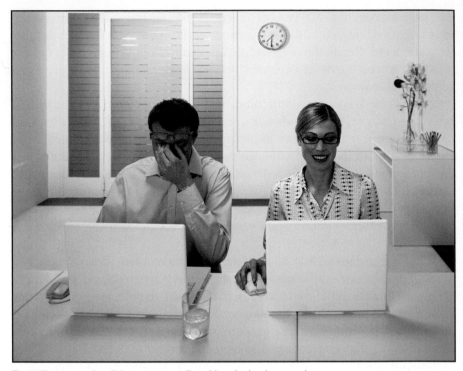

Fig. 2.2 Il sovraccarico di lavoro stanca gli occhi anche in giovane età

la miopia, il difetto visivo più comune, per cui l'immagine non viene messa a fuoco sulla retina ma davanti a essa.

La miopia può essere un difetto congenito o familiare, oppure può essere provocata o facilitata da un utilizzo abnorme o eccessivo della vista, come la lettura in condizioni di scarsa visibilità, specialmente quando si è molto giovani. La miopia è un difetto progressivo che tende ad aumentare con lo sviluppo fisico e richiede quindi ripetute messe a punto degli occhiali, o delle lenti a contatto; il difetto poi può essere corretto in età adulta con la chirurgia rifrattiva.

La miopia non è una malattia vera e propria dell'occhio, ma una variazione della fisiologica crescita del bulbo oculare.

Quando si è molto giovani, però, il progredire di un difetto della vista può creare allarme, si pensa di essere in presenza di un fenomeno che non si riesce a controllare (e in effetti spesso è così…), mentre si nota che qualche altro difetto della vista tende a regredire o a stabilizzarsi; per esempio, un bambino o un ragazzo affetti da ipermetropia, se il difetto è leggero, possono gradualmente fare a meno degli occhiali perché spesso con la crescita il bulbo oculare si rimette a posto.

L'astigmatismo invece tende a restare invariato nell'arco della vita. Nemmeno la miopia regredisce e, anzi, per lo più continua a crescere per fermarsi, ma non sempre, al completamento dello sviluppo fisico.

Ci può essere il caso del miope che si accorge di continuare a peggiorare con l'avanzare degli anni; si tratta della cosiddetta malattia miopica, che si differenzia per il fatto che il bulbo oculare si allunga progressivamente con il passare degli anni; la sua struttura, in particolare la retina, si assottiglia e si verifica una serie di piccole alterazioni che tendono a durare e a peggiorare, anche per tutta la vita; quasi sempre questo è il caso di chi è diventato miope molto prima della pubertà, nei primissimi anni delle scuole elementari oppure addirittura all'asilo. In tale situazione la miopia può raggiungere anche le 10 diottrie o addirittura 15 o 20, obbligando all'uso permanente e costante di una forte correzione ottica (con occhiali, o meglio con lenti a contatto).

Superati i 20-25 anni la vista conosce – salvo casi particolari – un periodo di tranquillità, perché i difetti che si dovevano manifestare (miopia, ipermetropia, astigmatismo) si sono evidenziati, il soggetto li ha già fronteggiati e si appresta ad affrontare i successivi venti anni, più o meno, in condizioni di normale gestione della sua vista.

Si arriva così a 40-45 anni, età in cui di solito, soprattutto se prima non si hanno mai avuti problemi, si legge, si scrive, si guardano i panorami, si ringrazia il cielo – cd eventualmente il proprio oculista – per aver mantenuto gli occhi in così buone condizioni.

Ma la natura è in agguato e una sera ci può capitare di provare qualche difficoltà a leggere il libro preferito. Nulla di particolare, come se le lettere stampate fossero un po' sbiadite, sfuocate. "Sarà stanchezza", è il primo commento e ci si stropiccia gli occhi. La lettura prosegue, magari spostando il libro un po' più lontano. Ma il giorno dopo la "stanchezza" si ripresenta e magari ci accade nel corso della giornata di far fatica a infilare l'ago o a mettere perfettamente a fuoco un oggetto vicino. Bisogna rassegnarsi, è in arrivo la presbiopia, che non è una malattia della vista e nemmeno un difetto, ma solo un'insufficienza accomodativa dovuta all'età dalla quale sono colpiti quasi tutti gli esseri umani.

La presbiopia costringe chi è già portatore di altri difetti della vista ad adattare i suoi occhiali alla nuova condizione: cioè, chi era miope avrà bisogno, per leggere e vedere da vicino, di occhiali più deboli o addirittura potrà leggere senza, chi è ipermetrope di un occhiale più forte.

Così dispone la natura e così si deve fare dopo i 40 anni, se si vuole vedere bene a tutte le distanze.

La presbiopia è progressiva, nel senso che a partire dal suo manifestarsi aumenta fino ai 60-65 anni, richiedendo, a chi ne è colpito, un continuo cambiamento degli occhiali per la visione da vicino: è un indice del passaggio al-

2

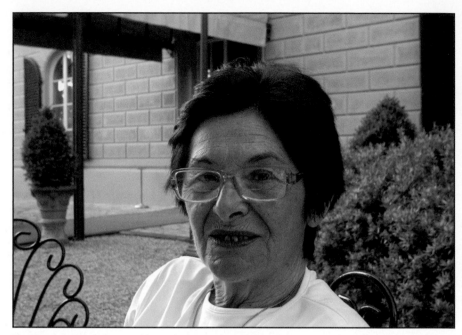

Fig. 2.3 La presbiopia è un problema che interessa tutti gli over 40

la terza età ed è l'ultimo tributo che la vista chiede all'uomo, nel senso che lo sviluppo e la maturazione naturale dell'occhio si sono ormai conclusi.

Ma cambiano anche altre strutture e/o il rapporto tra loro: per esempio, nel corso della vita il colore del cristallino varia, tende a ingiallire, e ciò può modificare la percezione della luce, rendendo i toni dei colori più scuri; si possono anche notare aloni intorno a fonti luminose, tipo i lampioni stradali.

Verso i 40-45 anni, più frequentemente in età più avanzata, ma talvolta anche prima, si può avere l'impressione di vedere delle macchie davanti agli occhi, oppure una mosca o qualche altro insetto che vola, o una ragnatela. Con la mano si fa per scacciarle o toglierle via, ma la mosca non c'è e neppure la ragnatela: si tratta dei cosiddetti corpi mobili o mosche volanti, cioè addensamenti di varia forma e dimensione dentro il corpo vitreo, che si trova all'interno dell'occhio; tali corpi, anche se piuttosto fastidiosi, non portano di per sé alcun danno reale alla vista. Necessitano però di controllo oculistico, in particolare se accompagnati dalla visione di lampi luminosi.

In casi rarissimi, può accadere che il soggetto veda scendere una specie di tenda scura davanti a uno degli occhi; si tratta allora pressoché certamente di un distacco di retina, una patologia piuttosto grave che esige un intervento chirurgico o para-chirurgico, ma alla quale si può rimediare, appunto chirurgicamente.

Più complesso è il caso di coloro che, verso i 50 anni, talvolta anche prima ma più spesso dopo, si accorgono di andare a urtare con facilità contro gli spigoli delle porte o hanno l'impressione che le persone intorno a loro compaiano all'improvviso. In realtà è il loro campo visivo che si è ristretto; sono le manifestazioni del glaucoma, un'insidiosa malattia della vista provocata da un aumento della pressione oculare, che danneggia l'occhio portandolo, se non viene curata, addirittura alla cecità. Il glaucoma è una malattia "silenziosa", cioè che fa danni senza dare disturbi a chi ne è affetto e quindi quasi sempre è messo in evidenza da una visita casuale.

Il glaucoma compare più spesso in età avanzata, perché all'interno del bulbo oculare si accumulano liquidi che solitamente vengono scaricati dall'occhio attraverso una sorta di griglia che si chiama trabecolato (vedi Capitolo 1): quando questo meccanismo comincia a non funzionare bene, l'occhio diventa più duro, subisce cioè un aumento di pressione, e questo a sua volta provoca molti danni; può anche accadere che la persona colpita si renda conto di veder male di sera, ciò perché il glaucoma progredendo danneggia il campo visivo periferico, che è la parte di retina che permette di vedere quando c'è poca luce, cioè all'imbrunire o di sera.

Rilevati questi sintomi, ci si deve affidare subito all'oculista per una visita accurata ed eventualmente per iniziare una terapia medica che faccia abbassare la pressione oculare; sarà poi lo specialista, nei casi più gravi o che non rispondono adeguatamente alla terapia medica, a suggerire un eventuale intervento chirurgico.

Verso i sessant'anni, con il progredire dell'invecchiamento, comincia un altro ciclo: l'invecchiamento oculare, con la comparsa delle malattie dell'occhio che l'età avanzata può favorire. Per esempio, può accadere che si cominci a vedere velato, un po' annebbiato, come se le lenti o gli occhi si fossero gradualmente sporcati. Ripuliti gli occhiali e stropicciati ben bene gli occhi, ci si accorge che la nebbia non se n'è andata e che anzi la velatura davanti agli occhi aumenta col passare del tempo. Nella maggior parte dei casi si tratta di cataratta, un naturale invecchiamento del cristallino che, intorno ai 60 anni, ma anche prima, può colpire una persona su tre e che è bene non trascurare. Perché, se è vero che oggi il cristallino si asporta chirurgicamente in ambulatorio e in anestesia topica, con un intervento vissuto in maniera semplice dal paziente (ma di alta chirurgia ed elevata tecnologia per il chirurgo) che dura solo una manciata di minuti, è altrettanto vero che una cataratta trascurata può portare a gravi conseguenze, fino alla cecità.

Talvolta, e questa patologia con l'allungamento della vita sta diventando sempre più frequente e sempre più portatrice di problemi visivi importanti, l'invecchiamento dell'occhio può colpire la macula, la parte centrale della retina, quella che permette la miglior visione (i famosi 10/10), soprattutto in ambiente

2

adeguatamente luminoso. La macula è la parte di retina che consente di leggere, scrivere, guardare la televisione, guidare; in essa è concentrata gran parte della funzione visiva dell'occhio. Ha quindi un'importanza fondamentale.

Ebbene, con l'avanzare dell'età può comparire la "degenerazione maculare" legata all'età (DMLE), una patologia che diventa più frequente con l'aumentare della durata della vita e che va seguita con la massima attenzione perché il trattamento è piuttosto complicato e non sempre consente di ottenere risultati soddisfacenti.

Il riconoscimento del problema può essere tardivo, e quindi porre problemi di terapia più importanti, nel caso di persone che non hanno esigenze visive particolari (per esempio non guidano, non cuciono, non leggono caratteri piccoli ecc.), e che quindi possono accorgersi in ritardo del loro lento ma progressivo calo visivo. Se si interviene solo quando esso è molto accentuato, possono insorgere diverse complicazioni. Vi sono, per fortuna, altri campanelli d'allarme che avvertono di una degenerazione maculare in atto, per esempio il fatto di vedere i caratteri delle parole deformati o una linea retta distorta, o una quadrettatura alterata (reticolo di Amsler), o cominciare a percepire una variazione dei colori: tutti sintomi di qualcosa che non va nella vista e che deve essere controllato rapidamente. Occorre prevenzione se si vogliono evitare danni seri!

Perché la vista, che ci è stata regalata con la nascita e che si è sviluppata durante la crescita, accompagnandoci in ogni fase del nostro sviluppo e fornendoci prestazioni di grande importanza e qualità, arrivata alla tarda età richiede ogni attenzione e la merita!

La visita oculistica

3

Lucio Buratto

La visita oculistica si avvale oggigiorno di una vastissima gamma di strumenti tecnologici che, affiancandosi alle vecchie apparecchiature, consentono di studiare e misurare in modo approfondito e preciso l'occhio sia dal punto di vista morfologico sia da quello funzionale; essa prevede alcune tappe fondamentali che conducono alla valutazione della funzionalità oculare e alla diagnosi di eventuali stati patologici.

Esame con lampada a fessura

Il primo passo è un esame ispettivo e obiettivo esterno, cioè esame della motilità oculare e delle palpebre, che è poi seguito dalla valutazione dell'occhio vero e proprio alla *lampada a fessura*. Questo strumento si compone di un microscopio che consente di ottenere elevati ingrandimenti delle strutture esaminate e di una particolare illuminazione a fessura; quest'ultima permette di osservare i tessuti quasi come se fossero sezionati e quindi di ottenere molte informazioni (ricordiamo che l'occhio ha varie strutture trasparenti). L'analisi alla lampada a fessura consente di effettuare una valutazione qualitativa e quantitativa delle strutture dell'occhio; è possibile esaminare la cute palpebrale, l'impianto delle ciglia, i puntini lacrimali, la congiuntiva, la morfologia della cornea (per verificare la presenza di alterazioni), la camera anteriore (la profondità e altro), l'iride (l'aspetto, il colore ecc.), la pupilla (anomalie di forma, di sede ecc.) e il cristallino (eventuale opacità, dislocazione o assenza).

L'impiego di opportune lenti (tra cui la lente a tre specchi di Goldmann, che ha incorporati tre piccoli specchi con differenti angolazioni) consente inoltre la valutazione dell'angolo sclerocorneale (che è la struttura anatomica deputata al mantenimento di un corretto valore della pressione intraoculare), del vitreo (per verificarne l'eventuale distacco posteriore, la fluidificazione o aderenze patologiche) e della retina (per la presenza di degenerazioni centrali, periferiche o di distacchi).

Dopo l'esame alla lampada a fessura si procede con la cheratometria.

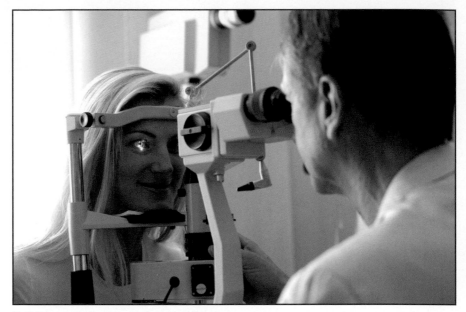

Fig. 3.1 Esame dell'occhio alla lampada a fessura

Esami di valutazione della cornea

Si effettua quindi la *cheratometria*, o oftalmometria, la quale rappresenta la misurazione del raggio di curvatura della superficie anteriore della cornea. I valori normali corrispondono a un potere diottrico rifrattivo che va da 37 a 52 diottrie. Lo strumento impiegato più frequentemente è il *cheratometro Javal*, che è costituito da due mire luminose e colorate (una arancione e una verde) che vengono proiettate sulla superficie anteriore della cornea; muovendo una rotella si ottiene il grado di astigmatismo; l'inclinazione delle due mire luminose consente di determinare la direzione (asse) dell'astigmatismo dell'occhio esaminato.

Vi sono poi i *cheratotopografi*, strumenti precisi dotati di un lettore ottico (che misura il raggio di curvatura praticamente per ogni singolo punto della cornea) e di un microprocessore, in grado di ricostruire l'immagine della superficie corneale. L'acquisizione dell'esame avviene per mezzo della proiezione sulla superficie della cornea di un disco formato da numerosi cerchi concentrici egualmente distanziati tra loro (disco di Placido); una telecamera registra l'immagine del disco riflessa. Infine, un computer analizza tale immagine confrontandola con alcune sfere di riferimento, al fine di ricostruire la superficie corneale.

La rappresentazione della superficie corneale è costituita da una mappa colorata, in cui i diversi colori rappresentano valori differenti di curvatura.

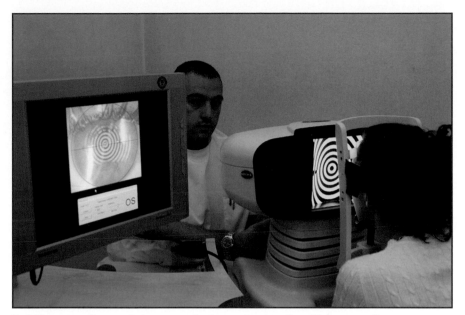

Fig. 3.2 La topografia corneale è un esame fondamentale prima di ogni intervento sulla cornea

I topografi più moderni consentono di acquisire informazioni relative non solo alla superficie anteriore della cornea, ma anche alla superficie posteriore, oltre a ottenere una mappa punto a punto degli spessori corneali.

La topografia corneale è un esame molto importante nello studio di alcune condizioni patologiche come il cheratocono, ma, soprattutto, rappresenta un fondamentale esame pre-chirurgico quando si debba operare sul segmento anteriore dell'occhio. Nell'intervento di cataratta la topografia corneale indica dove meglio collocare l'incisione corneale e permette di verificarne gli effetti sull'astigmatismo. Nella chirurgia rifrattiva, consente di escludere la presenza di un cheratocono prima dell'intervento e di programmare la chirurgia in termini di diottrie, centratura della procedura, dimensioni della zona ottica e rapporti con la pupilla, e naturalmente studiare il risultato ottenuto.

L'*aberrometro corneale*, uno dei più recenti ritrovati tecnologici per lo studio dell'occhio, consente di ottenere numerose informazioni sulla qualità visiva dell'occhio, in quanto analizza la mappa di curvatura corneale del paziente e la confronta con il suo difetto rifrattivo. La rappresentazione dei risultati avviene attraverso i polinomi di Zernicke, che altro non sono che elaborazioni matematiche. Tali rappresentazioni consentono di valutare i differenti aspetti qualitativi della visione dei pazienti in funzione del difetto rifrattivo presente. È pertanto possibile individuare, per il singolo paziente, diversi gradi di aberrazione (cioè imperfezioni visive) che possono essere corretti in

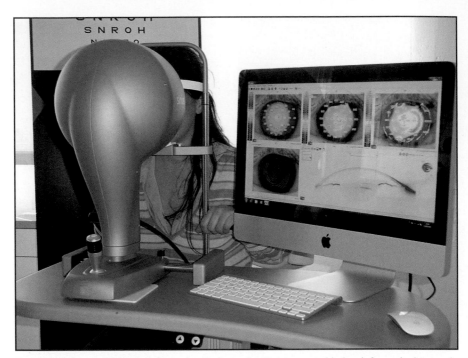

Fig. 3.3 I nuovi topografi hanno subito un'evoluzione e forniscono ora moltissime informazioni, non solo sulla cornea

maggiore o minor misura. Questo esame è fondamentale per i pazienti candidati alla chirurgia rifrattiva, in quanto oggi è possibile studiare trattamenti correttivi calibrati sulle caratteristiche individuali, cioè eseguire interventi strettamente personalizzati, con non pochi benefici sul risultato visivo globale.

Esame dell'acuità visiva

Effettuati questi primi esami dell'occhio, si procede alla determinazione dell'*acuità visiva*; ci si avvale dell'utilizzo di tavole ottotipiche e di occhiali di prova muniti di lenti e di opportuno occlusore. La classica *tavola ottotipica* è oggi spesso sostituita o affiancata dalle tavole *Early Treatment Diabetic Retinopathy Study* (ETDRS), che consentono esami più precisi e costanti nel tempo. Gli stimoli usati nella valutazione dell'acuità visiva sono chiamati tradizionalmente ottotipi e sono di diverso tipo: lettere dell'alfabeto, numeri arabi, "E" di Albini, "C" di Landolt, immagini stilizzate di oggetti o di animali ecc. Essi vengono presentati sotto forma di tavole illuminate o transilluminate, con un proiettore o su uno schermo tipo televisore o monitor di computer. Si parla, appunto, di tavole ottotipiche. Gli ottotipi sono di varie dimensioni, da gran-

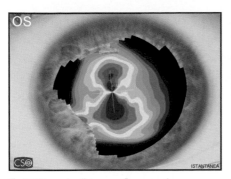

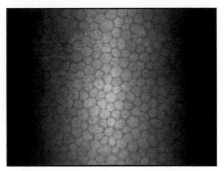

Fig. 3.4 Esempio di topografia corneale

Fig. 3.5 Esame dell'endotelio corneale. Poiché l'endotelio è di estrema importanza per la trasparenza della cornea, è necessario eseguire l'esame prima di ogni chirurgia oculare

di a piccoli, in genere su diverse righe, ma anche isolati. Le tavole ETDRS si propongono di eliminare gli inconvenienti legati ai sistemi più tradizionali di determinazione dell'acuità visiva, e sono dotate di un sistema autocalibrante di illuminazione.

Il *foroptero* è uno strumento che, per mezzo di un sistema contenente tutte le lenti positive e negative e le lenti astigmatiche, permette di effettuare, anche utilizzando le informazioni ottenute con i precedenti esami, la prescrizione delle giuste lenti per gli occhiali da vista e anche una misurazione del difetto rifrattivo e dell'acuità visiva.

La determinazione del difetto visivo avviene per mezzo dell'*autorifrattometro*, strumento automatico che consente di determinare il difetto rifrattivo dell'occhio analizzato. Questo apparecchio è utilizzato di routine nella pratica clinica in quanto di facile applicazione. Tale esame consente di ottenere una stima del difetto rifrattivo del paziente esaminato.

L'*endoteliometro* è uno strumento che consente l'osservazione e la conta delle cellule endoteliali della cornea. L'endotelio corneale è lo strato più profondo della cornea, le sue cellule garantiscono il ricambio nutrizionale delle cellule degli strati intermedi fino a quelle superficiali. È intuitivo come un danno a carico di queste cellule si ripercuota su tutti gli strati cellulari soprastanti e comprometta la funzionalità dell'intero tessuto e quindi la sua trasparenza, fondamentale per la visione.

L'endoteliometro consente quindi una valutazione morfologica e, indirettamente, funzionale della cornea.

Esistono malattie che possono indurre un'alterazione del numero o della forma delle cellule endoteliali, fino a condurre all'opacamento della cornea e alla necessità di una sua sostituzione (trapianto di cornea).

La *pachimetria* misura lo spessore della cornea; è un esame molto importante sia in fase pre-chirurgica, per determinare l'idoneità del paziente alla chirurgia rifrattiva, sia in fase diagnostica, in quanto lo spessore della cornea può influenzare la vista ma anche la pressione intraoculare (che si misura con i comuni tonometri).

I valori pachimetrici normali sono compresi in un intervallo di 500-550 micron (1 micron = 1 millesimo di millimetro), ma esistono alcune condizioni che possono modificare lo spessore sia in modo transitorio che in modo irreversibile; un esempio di variazione reversibile dello spessore corneale è il subedema, che può comparire al termine di una giornata di uso di lenti a contatto semirigide, rigide o morbide, quando il prolungato contatto della lente con la cornea induce uno stato di scarsa ossigenazione del tessuto corneale con conseguente imbibizione delle cellule superficiali. Tale fenomeno è del tutto reversibile nell'arco di alcune ore dopo la rimozione delle lenti a contatto.

Ci sono situazioni patologiche che inducono una riduzione dello spessore corneale; un tipico esempio è il cheratocono (una malattia degenerativa della cornea, descritta meglio nel capitolo delle patologie dell'occhio); un'altra situazione sono gli esiti di ulcere corneali, specie in previsione di interventi sulla cornea in cui è molto importante conoscere, per esempio, lo spessore iniziale; ancora, la chirurgia rifrattiva, che corregge il difetto rifrattivo di un occhio rimodellando la cornea per mezzo di un'ablazione di tessuto, porta a una riduzione dello spessore corneale; se la cornea però è già sottile l'intervento stesso può essere controindicato.

Il *Visante OCT* è uno strumento di recentissima invenzione; esso fornisce immagini ad alta frequenza, con elevato dettaglio, delle strutture oculari attraversate; consente lo studio accurato della cornea, dell'iride, del cristallino, della pupilla e dell'angolo sclerocorneale; fornisce dati qualitativi ma anche quantitativi, in quanto è munito di un software di elaborazione che consente di effettuare misurazioni delle strutture oculari analizzate.

L'applicazione di questo apparecchio è molto estesa nella pratica clinica, in quanto dà modo di studiare la morfologia della cornea, misura lo spessore corneale punto per punto, determina l'ampiezza della camera anteriore e ne visualizza il contenuto, mostra inoltre la morfologia e l'aspetto dell'iride e del cristallino e l'eventuale opacamento di quest'ultimo; consente infine di misurare l'ampiezza dell'angolo sclerocorneale. Tali misure sono del tutto riproducibili e ripetibili.

Questo strumento svolge un ruolo fondamentale nel controllo dei pazienti che hanno subìto un trattamento chirurgico con laser a eccimeri o l'impianto di una lente intraoculare; è infatti possibile studiare le modificazione tissutali indotte dalla tecnica chirurgica e monitorarle nel tempo.

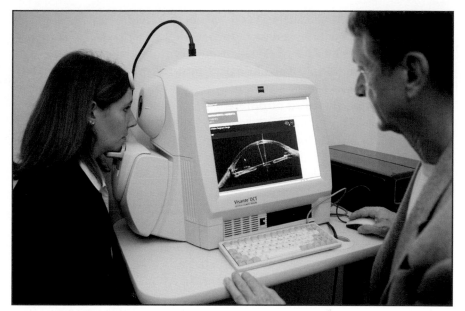

Fig. 3.6 L'OCT della parte anteriore dell'occhio è di grande utilità in ogni intervento eseguito sul segmento anteriore del bulbo oculare

Esame della lacrimazione

Il *test di Schirmer* è eseguito per determinare la quantità di lacrime che bagnano l'occhio e quindi valutare se l'occhio è secco. L'occhio secco è una condizione oggi sempre più diffusa, legata non solo alle condizioni ambientali, ma anche ad alcuni stili di vita. L'uso prolungato e indiscriminato di lenti a contatto comporta con frequenza alterazione e riduzione del film lacrimale, e quindi può condurre all'intolleranza alle lenti stesse, oltre che produrre una sintomatologia irritativa. L'uso sempre più diffuso di videoterminali e apparecchi per il condizionamento o per il riscaldamento ad aria induce una riduzione dell'umidità dell'ambiente in cui si vive: tutto questo ha un effetto anche sulla superficie dell'occhio e sulla sua integrità.

Le condizioni di secchezza ambientali, infatti, determinano una riduzione del film lacrimale, con conseguente perdita di cellule corneali superficiali e comparsa nel paziente di fastidio, bruciore e sensazione di corpo estraneo; diventa quindi necessario integrare il film lacrimale con lacrime artificiali al fine di ripristinare il giusto equilibrio.

Il test di Schirmer è un test di determinazione quantitativa e non qualitativa; si esegue posizionando a livello del fornice congiuntivale una striscia di carta bibula pre-calibrata e si chiede al paziente di chiudere gli occhi. La lacrima impregna la striscia e vi risale; la lettura del livello raggiunto dalla lacrima determina in millimetri la quantità di lacrima prodotta dal paziente.

L'esecuzione periodica del test consente di monitorare il grado di idratazione del film lacrimale e valutare l'efficacia della terapia consigliata; sempre più spesso quest'esame rivela situazioni di disidratazione del tutto asintomatiche, ma ugualmente pericolose per l'integrità della superficie oculare.

Misurazione del diametro pupillare

Il *pupillometro* è uno strumento che consente di misurare il diametro pupillare in condizioni di varia luminosità; nella sua forma più semplice misura soprattutto il diametro massimo della pupilla quando l'occhio si trova al buio; nella versione più completa consente di registrare anche il comportamento dinamico della pupilla, riproducendo situazioni di luce, di buio o di penombra a cui l'occhio può essere sottoposto nelle varie condizioni giornaliere.

La determinazione del comportamento del forame pupillare in differenti condizioni di luce ambientale è un importante fattore da tenere in considerazione qualora il paziente debba affrontare certi interventi chirurgici; per esempio nella chirurgia della cataratta il risultato funzionale dell'impianto di un cristallino multifocale è condizionato nel suo funzionamento dalla dinamica pupillare; i pazienti sottoposti a chirurgia rifrattiva che presentano un diametro pupillare molto ampio possono lamentare nel post-operatorio la percezione fastidiosa di aloni attorno alle luci.

Esame della pressione oculare

La *tonometria* è la misura della pressione intraoculare. Nella pratica clinica è molto importante conoscere i valori di pressione dell'occhio, in quanto rialzi pressori possono indurre danni irreversibili al nervo ottico e, di conseguenza, al campo visivo. I valori pressori normali sono compresi in un intervallo che va dai 10 mmHg ai 21 mmHg; rilevazioni superiori a tali valori devono indurre il medico a indagare più a fondo lo stato generale dell'occhio al fine di fare una diagnosi precoce e instaurare così una terapia idonea a preservare la funzionalità del nervo ottico.

Il *tonometro di Goldmann* funziona nel seguente modo: si instilla una goccia di anestetico locale nell'occhio e, dopo aver colorato la congiuntiva e la cornea con una soluzione di fluoresceina sodica, si fa avanzare lo strumento fino a toccare la superficie oculare. Si ottiene così il valore della pressione oculare. La *Tonopen* è un piccolo strumento ad applanazione che funziona in modo similare ma automatico. Il *tonometro a soffio* è uno strumento non a contatto, che impiega invece un soffio d'aria diretto sulla cornea per misurare la pressione oculare.

Analizzata la superficie oculare, si procede con l'acquisizione di informazioni morfologiche sulle strutture più interne dell'occhio, inizialmente senza dilatare la pupilla.

Esami delle strutture interne

La *gonioscopia* è l'esame che consente, mediante l'utilizzo di un'opportuna lente a contatto (lente di Goldmann, che ha al suo interno incorporati vari specchi con differenti angolazioni) di visualizzare l'angolo sclerocorneale, struttura oculare importante perché deputata al mantenimento di corretti valori di pressione intraoculare. Tale esame si effettua dopo instillazione di gocce anestetiche; si appoggia all'occhio la lente su cui è stato precedentemente steso un velo di gel per migliorarne l'appoggio e si esamina l'occhio alla lampada a fessura.

Conclusa l'ispezione dell'occhio a pupilla normale, si procede con la sua dilatazione mediante colliri appositi.

La *dilatazione pupillare* è una procedura fondamentale per poter analizzare le strutture interne posteriori dell'occhio.

Esame dell'interno dell'occhio

Si esegue quindi l'*oftalmoscopia* che è l'analisi del fondo dell'occhio (si esamina il vitreo, l'albero vascolare retinico, il nervo ottico e la retina). Per facilitare una buona visione del fondo, l'esame deve essere effettuato in condizione di semibuio e a pupilla ben dilatata.

L'oftalmoscopio contiene al suo interno delle lenti sferiche che consentono al medico di mettere a fuoco l'immagine della retina del paziente. L'oftalmoscopio contiene, inoltre, una serie di filtri che permettono di ispezionare meglio la retina, per esempio la luce rosso-priva rende scuro l'aspetto dei vasi e le fibre nervose più prominenti; l'uso di questo filtro è utile per identificare minute emorragiole superficiali, buchi nella retina e iniziali degenerazioni maculari. La luce polarizzata minimizza gli effetti provenienti dai riflessi della cornea del paziente. I filtri blu cobalto eccitano la fluorescenza determinata dall'instillazione nell'occhio di fluoresceina sodica per evidenziare alterazioni della superficie oculare anteriore.

La *fluorangiografia* è un esame che consente di fotografare e analizzare il fondo oculare. Questa tecnica consente di studiare soprattutto le condizioni circolatorie del fondo oculare, sia per quanto riguarda i vasi sanguigni sia per quanto riguarda eventuali edemi tissutali di origine vascolare. L'esame si effettua iniettando in una vena periferica del braccio circa 1 cc di fluoresceina sodica, un colorante che in 10-15 secondi raggiunge la retina. Opportuni filtri posti all'interno del fluorangiografo consentono di visualizzare la circolazione arteriosa, capillare e venosa della retina; infatti questi vasi appaiono illuminati dal passaggio del colorante.

Il fluorangiografo è sostanzialmente una macchina fotografica digitale; al suo posto può anche esservi una telecamera che consente di esaminare dinamicamente la diffusione del colorante all'interno dell'albero vascolare retinico.

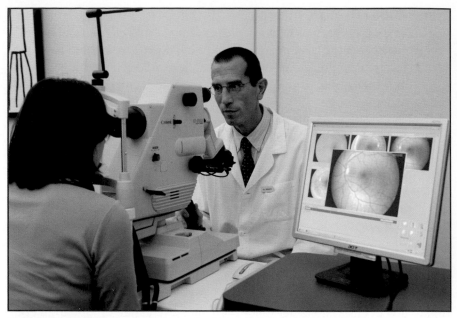

Fig. 3.7 Retinografia, cioè fotografia della retina. Per lo più viene eseguita con iniezione di mezzo di contrasto (fluoresceina o indocianina)

Oggi l'esame fluorangiografico è molto diffuso nella pratica clinica, in quanto consente di ottenere numerose informazioni circa lo stato di salute della retina. I pazienti diabetici, per esempio, debbono ricorrere a questo esame periodicamente per monitorare lo stato circolatorio retinico, che sembra essere tra i primi distretti del corpo umano a essere colpiti dalle più precoci alterazioni vascolari provocate da questa patologia metabolica.

L'*angiografia dinamica* con verde di indocianina è una metodica più recente che, per mezzo di un colorante che si lega alle più piccole proteine del sangue, consente di osservare la circolazione nello strato vascolare coroideale che giace al di sotto della retina. L'uso di angiografi dinamici permette di ottenere veri e propri filmati del percorso di diffusione del colorante nei vasi retinici e coroideali, al fine di evidenziare eventuali anomalie vascolari o patologie degenerative.

Sia la fluorangiografia che l'angiografia con verde di indocianina sono indicate per lo studio di patologie vascolari, quali il diabete e le occlusioni venose e arteriose, tumori coroideali o retinici e patologie a carico del nervo ottico.

L'*ecografia diagnostica,* per mezzo dell'impiego di una sonda a ultrasuoni, consente di visualizzare in modo bidimensionale le strutture interne oculari; serve soprattutto per esaminare la porzione posteriore dell'occhio quando i mezzi diottrici (cornea e cristallino) sono opacizzati.

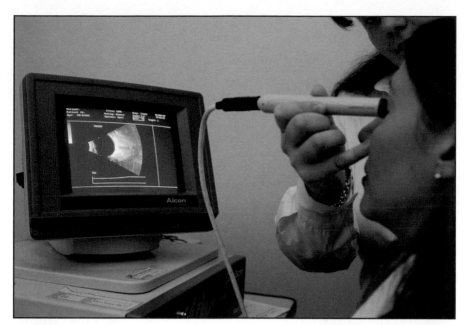

Fig. 3.8 Ecografia del bulbo oculare. Consente di analizzare le strutture interne dell'occhio qualora i mezzi oculari siano opachi

L'ecografia rappresenta un'indagine molto importante nella diagnosi di patologie retiniche o bulbari che non si riescono a vedere direttamente con l'esame oftalmoscopico e consente di studiare la situazione retinica di pazienti che devono sottoporsi a intervento di cataratta nel caso in cui quest'ultima sia talmente densa da non permettere l'esplorazione diretta della retina. Nei pazienti operati di distacco di retina, l'ecografia consente di individuare piccole recidive e in generale di valutare il risultato dell'intervento. Nei pazienti diabetici con grosse emorragie endobulbari, e quindi con inesplorabilità diretta, si può evidenziare l'entità dei danni indotti e valutare anche la sede, la dimensione e la natura di neoformazioni intraoculari e altro.

La *tomografia ottica a luce coerente* (OCT SLO), è un nuovissimo strumento che consente con un metodo non invasivo di ottenere immagini della retina a tutto spessore, o dei suoi singoli strati. Questo strumento invia all'interno dell'occhio onde che penetrano nella retina; attraverso un opportuno elaboratore viene poi ricostruita un'immagine che rappresenta tutti gli strati retinici della retina.

L'analisi morfologica della retina che si ottiene con questo strumento consente di evidenziare stati patologici che inducono una modificazione della percezione visiva del paziente. Questo strumento è di grande utilità sia nella diagnosi di patologie retiniche vascolari e di patologie degenerative (ma-

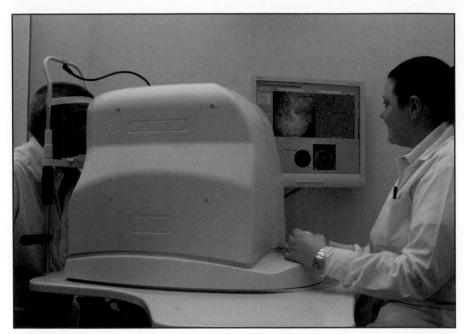

Fig. 3.9 OCT della parte posteriore dell'occhio, cioè della retina centrale. Consente la diagnosi delle alterazioni maculari

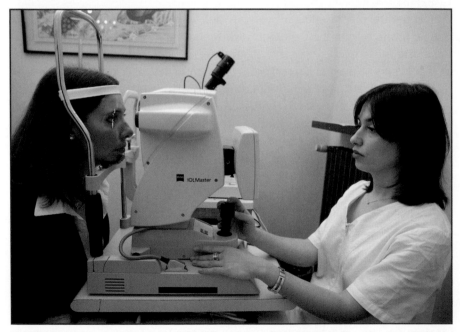

Fig. 3.10 Misurazione della biometria, cioè la misurazione della lunghezza dell'occhio, con metodo non a contatto

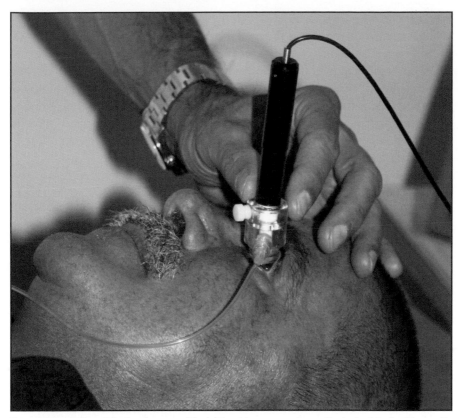

Fig. 3.11 Misurazione della lunghezza assiale dell'occhio, necessaria per il calcolo del cristallino artificiale nell'intervento a immersione di cataratta

culopatia senile e altre), sia nel controllo post-chirurgico di pazienti sottoposti a interventi sulla retina per distacchi o per membrane epiretiniche. Questo esame inoltre consente di ottenere alcune informazioni indirette sul possibile grado di recupero visivo di un paziente che si accinga a effettuare un intervento di cataratta o un intervento sulla retina.

La *biometria* è un uso particolare dell'ecografia, che misura la distanza fra le strutture anatomiche. Nella comune pratica clinica l'ecobiometria serve a misurare la lunghezza assiale di un occhio (cioè la sua lunghezza). L'esame biometrico è fondamentale nella fase pre-chirurgica per i pazienti che debbano sottoporsi all'impianto di un cristallino artificiale, sia esso post-cataratta, sia correttivo di un difetto rifrattivo, in quanto tutte le formule di calcolo del valore della lente artficiale si basano sul parametro della lunghezza dell'occhio.

La *perimetria* consente l'esame del campo visivo; il perimetro o campimetro è un apparecchio costituito da una cupola del diametro di 33 cm che viene posta davanti all'osservatore. Sulla cupola sono proiettate delle piccole luci, ferme o in movimento, che l'osservatore deve notare senza fissarle. Quando vede la lucetta, l'osservatore deve schiacciare un pulsante collegato a una suoneria (nel metodo manuale) o a un computer che gestisce l'esame (metodo automatico). Alla fine dell'esame si ottiene un grafico che mostra l'ampiezza del campo visivo ed eventuali sue riduzioni o alterazioni. Nel metodo automatico, la luminosità dello stimolo viene variata in più e in meno basandosi sulle risposte del paziente. La perimetria automatizzata è molto più precisa e attendibile di quella manuale.

Gli *esami elettrofisiologici* (elettroretinogramma e potenziali evocati visivi) consentono di studiare la funzionalità delle cellule retiniche e degli strati profondi per quanto riguarda la trasmissione del segnale elettrico visivo dall'occhio fino alla zona di elaborazione delle immagini posta nell'area occipitale del cervello.

L'*elettroretinogramma* misura la variazione elettrica della retina indotta da uno stimolo luminoso. L'esame si esegue ponendo un elettrodo sulla cornea e un elettrodo sulla cute dell'orecchio o della guancia; tali elettrodi stabiliscono un contatto elettrico con la retina; il paziente viene posto dinnanzi a una cupola dove vengono inviati alcuni stimoli luminosi di diversa entità. Un apparecchio di registrazione acquisisce tutte le variazioni elettriche della retina generate dalla ricezione del segnale luminoso e ne elabora un diagramma, denominato appunto elettroretinogramma. Tale tracciato riflette il funzionamento di tutte le cellule retiniche dopo stimolazione luminosa.

Ponendo un elettrodo non sulla cornea ma sulla parte posteriore del cranio, vicino al lobo occipitale, e poi stimolando la retina con un flash o con una scacchiera a quadrati bianchi e neri, si ottiene un grafico che fornisce informazioni globali sulla catena di trasmissione del segnale visivo dalla retina al cervello (studio dei *potenziali evocati visivi*).

Conclusioni

Come si è potuto capire dalle descrizioni di questi possibili esami dell'occhio, non tutti di facile comprensione da parte del lettore, l'organo della visione può essere esaminato ed esplorato in tutte le sue strutture con grande accuratezza; tutto ciò va a beneficio di una diagnosi accurata e di un trattamento medico o chirurgico della massima precisione, e quindi a beneficio della vista.

I tagliandi della vista

4

Lucio Buratto

Quando compriamo una macchina nuova, dopo alcune settimane d'uso la portiamo a fare un "tagliando" di controllo per valutare se funziona a dovere.

Egualmente facciamo dopo alcuni mesi d'uso e poi periodicamente, fino a quando la macchina avrà un'età "matura"; poi, quando il nostro amato e importante mezzo di trasporto invecchia ulteriormente, gli interventi tecnici vanno fatti più di frequente, se si vuole che funzioni egregiamente.

L'occhio non è una macchina: è molto, molto di più!

Non solo per la sua estrema complessità e per la sua fragilità, ma anche per l'enorme quantità di lavoro che svolge e ancor di più per l'estrema importanza che riveste per il personaggio "uomo"; va, quindi, trattato con il massimo rispetto, con la più grande attenzione e la più alta considerazione.

L'occhio va protetto dalle conseguenze di un superlavoro o di un uso improprio, va difeso dalle aggressioni esterne e va periodicamente "portato" dallo specialista per controllarne lo stato di funzionamento; poiché sicuramente prevenire è meglio che curare, vediamo quali sono le epoche più importanti per le esecuzioni delle visite oculistiche, i cosiddetti "tagliandi" dell'occhio.

Le visite d'obbligo sono le seguenti (Tabella 4.1):

- *Dopo la nascita*: entro i primi otto giorni il neonato va sottoposto a esame preventivo obbligatorio e il medico avrà una particolare attenzione sia alle malattie della madre in gravidanza (rosolia e altre), sia agli antecedenti ereditari (presenza in famiglia di malattie oculari, di forte miopia o elevata ipermetropia ecc.) sia a eventuali complicanze perinatali (nascita prematuro, difficoltà di parto ecc).

- *Al quarto mese* è necessario un controllo oculistico con prove di stimolazione visiva. Il bambino dovrebbe già essere in grado di seguire il dito, convergere e mantenere la convergenza. L'assenza di questi elementi, l'esistenza di lacrimazione, di nistagmo, risposte anomale alla chiusura prolungata di un occhio esigono sorveglianza ed esami complementari.

4

- *Entro il primo anno* di vita, anche se il bambino non è in grado di collaborare e anche se il genitore ritiene che il neonato non abbia bisogno del medico, la visita permette di valutare l'eventuale presenza di malattie congenite (cataratta, glaucoma, strabismo e altre) e la presenza di importanti difetti di vista; certo non consente di quantificare la capacità visiva del neonato ma è già importante che possa escludere problemi di una certa potenziale gravità. Anche la mamma può fare qualche cosa di utile per la sua piccola creatura; osservando il comportamento del bambino e la sua capacità di seguire con lo sguardo piccoli oggetti può già farsi un'idea; meglio ancora, può cercare di acquisire un'opinione sull'esistenza o meno del cosiddetto "riflesso di ribellione o prova del rifiuto" e così accorgersi precoce-

Tabella 4.1 Le dieci visite d'obbligo

1	Entro il primo anno di vita	Per ricercare eventuali patologie congenite (cataratta e altro)
2	Verso i 3 anni	Per ricercare difetti visivi soprattutto monolaterali
3	Verso i 6 anni	Prima di mandare il piccolo a scuola per ricercare difetti rifrattivi (miopia, astigmatismo, ipermetropia)
4	Verso i 12-14 anni	Per ricercare la miopia e altro
5	Verso i 18 anni	Onde prepararsi per la patente, il lavoro, l'eventuale servizio militare
6	Verso i 40 anni	Per la correzione della presbiopia
7-8-9	Dai 50 anni ai 65, ogni 5/7 anni	Per prevenire malattie come glaucoma, cataratta e altre
10	Oltre i 65 anni, ogni 2/3 anni	Per ricercare i primi segni della degenerazione maculare senile

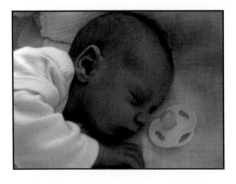

Fig. 4.1 I primi controlli della vista vengono fatti sui neonati, nelle prime ore di vita, per verificare che la "struttura" dell'occhio sia sana

mente dell'eventuale mancanza di vista (si copre un occhio del bambino, per esempio con il palmo della mano, e si osserva: se il bambino non si ribella vuol dire che con l'altro occhio ci vede, se invece cerca di sfuggire all'ostacolo vuol dire che l'altro occhio non vede. La prova va ripetuta per ciascun occhio e fatta più volte finché non si abbia ha un'opinione certa).

- *Verso i tre anni*: i genitori portano con frequenza il loro "cucciolo" dal pediatra nei primi anni di vita, e questo è non solo utile ma necessario, ma è raro che pensino a sottoporlo alla visita di altri specialisti… invece è proprio nel periodo della crescita che la vista si sviluppa ed è proprio in quel lasso di tempo che l'opera dello specialista può essere molto utile a prevenire problemi che altrimenti resterebbero per tutta la vita. E non basta l'amore dei genitori e la loro costante attenzione a rilevare un problema oculare a meno che non si tratti di qualcosa di molto evidente (e perciò grave). A questa età lo specialista può cominciare a valutare la capacità visiva del bambino e ricercare la presenza di fattori che possano causare il cosiddetto "occhio pigro" (termine popolare per indicare un occhio ambliope, cioè un occhio che ha una mancanza di vista pur in assenza di malattie clinicamente rilevabili). L'occhio pigro, se non trattato, comporta un deficit permanente invalidante: si tratta di una situazione che si può trattare efficacemente solo nella prima infanzia ma i cui risultati benefici si conservano poi per tutto l'arco della vita.

- *All'età di sei anni*, cioè all'inizio della scuola: è questo un periodo estremamente importante per il bambino; è qui in gioco gran parte del suo futuro di studente e del suo successo nella vita; se fa fatica a vedere, sarà un bambino svogliato, disattento, che non vuole studiare; può anche non accusare annebbiamenti, cefalea, arrossamenti, stanchezza ma cercherà di usare gli occhi il meno possibile e quindi non resterà al passo con i migliori e pian piano perderà interesse e curiosità… e se la scuola comincia male è difficile che poi il ragazzo possa riprendersi e migliorare i suoi risultati. Il riscontro di alterazioni dell'apparato visivo nel bambino comporta trattamenti precoci, quali l'uso di occhiali (che, se necessari, vengono prescritti già dall'età di sei mesi) per la correzione del vizio rifrattivo, la terapia per lo strabismo e per l'ambliopia funzionale (mediante occlusione di un occhio o altro, seguita da rieducazione binoculare fino a un eventuale intervento chirurgico).

- *Nell'adolescenza*: è questo un periodo di cambiamenti per l'organismo e quindi anche per l'occhio; il corpo cambia con una rapidità straordinaria, sembra quasi che ogni giorno, ogni settimana sia diverso, e quasi altrettanto velocemente può cambiare l'occhio. È il periodo in cui la miopia compare più frequentemente, ma il ragazzo per lo più non se ne accorge perché per lui il cambiamento è lento, in quan-

4

to avviene in settimane e addirittura mesi; e comunque non si può pretendere che sia lui a farsi una diagnosi.

In ogni caso, qualsiasi disturbo riferito dall'adolescente può mascherare una miopia o un astigmatismo o altro, e deve essere motivo per un controllo degli occhi.

- *Verso i diciotto-vent'anni*: a questa età si effettuano le visite burocratiche. La visita per la patente talora presenta sorprese: è bene quindi fare una visita oculistica in precedenza onde evitare traumi psicologici, visto che la patente per un giovane ha un valore estremamente importante; l'obbligo di occhiali per la guida non è un dramma, anche se il soggetto fino ad allora sembrava avere occhi perfetti; certo ne trae vantaggio la sua sicurezza e quella degli altri.

C'è poi la visita per il militare (allo stato attuale non più d'obbligo, vista l'abolizione del periodo di leva, ma qualcuno potrebbe fare il volontario); generalmente essa è abbastanza approfondita e può mettere in evidenza problemi agli occhi.

Questa è anche l'età in cui spesso si entra nel mondo del lavoro; oggi il lavoro è dominato dal computer e comunque l'occhio viene sottoposto a un carico di impegni in precedenza inesistenti; seppure il superlavoro non danneggia la vista, certamente l'affatica, soprattutto se l'organo visivo non è nella situazione di funzionare nelle migliori condizioni.

Se fino a questa età l'occhio non ha avuto problemi, la situazione tra i 20 e i 40 anni, in assenza di patologie oculari o di difetti visivi, è tranquilla, ed è difficile che compaiano all'improvviso difetti di vista o altri problemi: è quindi questo un periodo di tranquillità per il giovane adulto.

- *A quarant'anni*: in passato, quando la durata della vita era minore di oggi, i quarant'anni sono sempre stati considerati uno spartiacque tra giovinezza e vecchiaia. In realtà, oggi, una persona a quarant'anni è ancora più che giovane, anzi forse è nel momento migliore della sua vita, ma a questa età per l'occhio comincia un periodo di cambiamenti, ed entrano in funzione le braccia. Che cosa c'entrano le braccia con gli occhi, ci si potrebbe chiedere.

Questa è l'età in cui ci si accorge che per leggere è necessario allontanare i testi, cioè allungare le braccia, e a un certo punto poi le braccia non bastano più: vuol dire che è cominciata la presbiopia e che per riuscire a leggere o cucire diventa necessario un occhiale!

Si può pensare: vado in negozio e me lo faccio fare: no, questo è un errore; anche in assenza di qualsiasi disturbo oculare ci vuole una visita agli occhi, per escludere che oltre alla presbiopia l'occhio non abbia altri problemi.

Infatti dopo i quarant'anni, a volte, può comparire il glaucoma, detto anche "il ladro silenzioso della vista" perché non comporta sintomi oculari

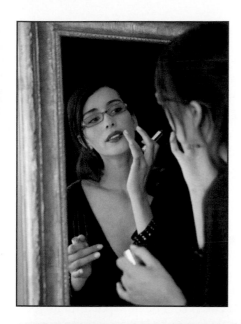

Fig. 4.2 In età giovanile l'occhiale serve per vedere a tutte le distanze; dopo i 40 anni occorre anche un occhiale per vicino

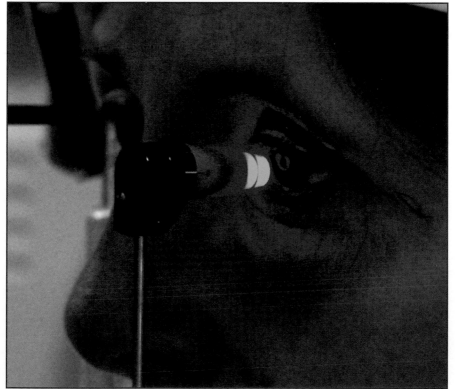

Fig. 4.3 Tonometria, cioè misurazione della pressione oculare

4

rilevabili dalla persona se non quando è troppo tardi. Solo la diagnosi precoce permette di limitare il danno visivo connesso a questa malattia che è caratterizzata da un aumento della pressione intraoculare e da altri inconvenienti oculari.

- *Dai quaranta ai sessant'anni* una visita ogni cinque/sei anni è sufficiente, se l'organo che ci fa gioire delle bellezze che ci circondano è sano e in buona condizione; altrimenti occorre seguire i consigli del medico.

- *La terza età*: è senz'altro l'età più difficile per l'occhio e per la visione; per millenni e millenni questo straordinario organo ha dovuto e potuto fare poco lavoro e per un periodo relativamente breve (la vita media delle persone nel passato era molto più corta e mancava l'energia elettrica con tutto quello che questo comporta); gli stimoli della vita moderna, al contrario, lo sottopongono ora a un lavoro molto, ma molto più intenso e per un periodo molto più lungo, e tutto ciò lo rende più vulnerabile.

Certamente, comunque, l'età svolge il suo dovere inarrestabile... e così a sessant'anni la cataratta è abbastanza frequente e, pian piano, riduce la capacità visiva, modifica la percezione dei colori e rende tutto più difficile (guidare, leggere, guardare la televisione), fino a limitare fortemente anche gli spostamenti; occorre operare e impiantare un cristallino artificiale onde ridare la possibilità di tornare attivi e sicuri nel circo equestre della vita di tutti i giorni.

Con l'aumentare dell'età può fare la sua apparizione anche la degenerazione maculare senile, o distrofia correlata all'età: essa è spesso causa di importanti limitazioni visive sia nella lettura che nella guida; i rimedi oggi disponibili (terapia laser, iniezioni endovitreali e altri) sono più efficaci se applicati precocemente, anche se non riescono ancora a controllare completamenter la situazione.

Quindi, *a partire dai sessant'anni*, sono necessari controlli almeno ogni due-tre anni, anche perché può manifestarsi il glaucoma e, piano piano, danneggiare progressivamente la vista.

I difetti della vista

5

Lucio Buratto

In un occhio normale, definito emmetrope, i raggi luminosi provenienti dall'esterno, attraversando le strutture trasparenti oculari, vengono convogliati e messi a fuoco perfettamente sulla retina.

Le principali strutture ottiche dell'occhio sono la cornea e il cristallino; si tratta di vere e proprie lenti che deviano i raggi luminosi.

Per una precisa e corretta visione intervengono, inoltre, il film lacrimale e il foro irideo, chiamato pupilla. Il primo è formato dalle lacrime e mantiene perfettamente omogenea e trasparente la superficie della cornea, che per questo motivo assume un aspetto specchiante e lucido; il secondo, aumentando o diminuendo il suo diametro, regola la quantità di luce che entra all'interno del bulbo oculare, limitando la presenza di luce intensa o aumentandola in caso di scarsa illuminazione.

Il cristallino e la cornea

La cornea è una lamina trasparente di forma convessa, incolore, priva di vasi sanguigni, che rappresenta la porzione più anteriore dell'occhio.

Ha un diametro di circa 12 mm e uno spessore di poco più di mezzo millimetro al centro (500-540 millesimi di millimetro); è un po'più spessa verso la periferia (650-700 millesimi di millimetro).

Il cristallino è una struttura trasparente a forma biconvessa (di forma simile a una lenticchia ma un po' più grande). Assieme alla cornea costituisce la struttura diottrica dell'occhio. È tenuto in sede da sottili filamenti chiamati fibre zonulari.

In età giovanile è del tutto incolore e di consistenza molle; con il progredire dell'età si indurisce progressivamente e vira di colore verso il giallastro.

Pesa 250 mg e ha uno spessore di circa 4,5 mm e un diametro di circa 11 mm. Il suo raggio di curvatura si modifica, a seconda della visione per lontano o per

L'occhio, le sue malattie e le sue cure. Lucio Buratto

49

vicino, tramite il cosiddetto fenomeno dell'accomodamento (capacità di mettere a fuoco a varie distanze).

I difetti di rifrazione sono anomalie e alterazioni a causa dei quali i raggi luminosi sono convogliati sulla retina in maniera anomala, provocando una visione indistinta.

I principali difetti visivi sono la miopia, l'astigmatismo, l'ipermetropia e la presbiopia.

La miopia

La miopia è il più diffuso difetto della vista nel mondo: ne è affetto circa il 30-35% della popolazione, e la percentuale è in lieve ma costante aumento. È un difetto di rifrazione, dovuto al fatto che i raggi luminosi che provengono da lontano vengono messi a fuoco davanti alla retina e non, come dovrebbero, su questa, per cui il soggetto vede sfuocato in lontananza.

La miopia può comparire già nell'infanzia, ma più frequentemente si riscontra nella pubertà; la miopia semplice tende a progredire con lo sviluppo fisico per stabilizzarsi intorno ai 20-25 anni; quella patologica, che rappresenta una vera e propria malattia dell'occhio, aumenta e progressivamente compromette l'intima struttura del bulbo oculare durante quasi tutta la vita; in questo caso in genere l'occhio è più "lungo" del normale.

La miopia si corregge con lenti di tipo negativo, cioè divergenti, che spostano l'immagine sul fondo dell'occhio, cioè sulla retina, rendendo così la visione nitida e chiara: la miopia si definisce lieve fino alle 4 diottrie, media fino alle 8, ed elevata oltre questi valori (talora può raggiungere anche 20 o 30 diottrie).

Diversi fattori possono causare miopia.

1. Lunghezza eccessiva del bulbo, cioè la misura antero-posteriore *(dalla faccia anteriore della cornea alla retina)* è superiore alla media: in questo caso spesso il bulbo continua ad allungarsi durante l'intero arco della vita e ciò comporta un progressivo aumento del difetto. Questo fattore è la causa più frequente di miopia, specie di quella elevata, e può indurre alterazioni dei tessuti oculari, in particolare della retina, trasformando il difetto in una vera e propria patologia (malattia miopica).
2. Curvatura corneale superiore alla norma.
3. Curvatura delle superfici del cristallino superiore alla norma. In questo caso il cristallino è più "tondeggiante" e più spesso del normale.
4. Indice di rifrazione del nucleo del cristallino superiore alla norma (miopia d'indice). Il cristallino in tale condizione devia più del necessario i raggi luminosi.
5. Cristallino troppo vicino alla cornea, cioè con una camera anteriore (lo spazio tra cornea e iride) più bassa della norma.

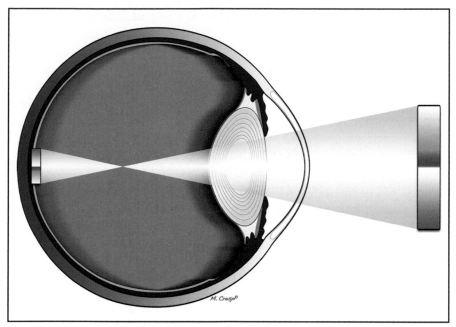

Fig. 5.1 Emmetrope, cioè occhio senza difetti rifrattivi: l'immagine va a cadere sulla retina

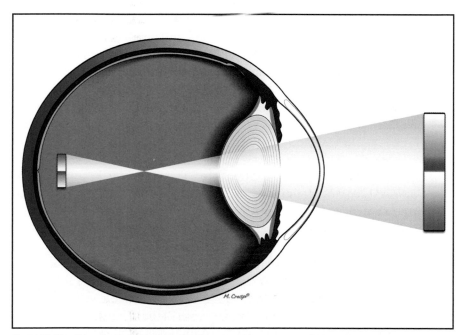

Fig. 5.2 Nell'occhio miope, che è più lungo di un occhio emmetrope, l'immagine cade prima della retina, per cui viene percepita come annebbiata; una lente negativa di giusto potere fa cadere l'immagine sulla retina e quindi consente di vedere chiaramente

L'eziologia, cioè lo studio della causa o dell'origine della miopia, ha prodotto quantità enormi di ipotesi e di controversie e le teorie sono quindi numerosissime. In effetti, in molti casi si tratta di semplici speculazioni: gli studi clinici su questo argomento sono spesso carenti dal punto di vista metodologico. Le conclusioni che si possono quindi ottenere da tutto il materiale presente in letteratura non sono né certe, né immodificabili. In ogni caso si può ritenere che l'eziologia delle miopia sia multifattoriale.

Fra i tanti, un fattore che sembra entrare in causa è la ridotta concentrazione di ossigeno atmosferico: si è per esempio verificato che il difetto miopico è più frequente nelle popolazioni di alta montagna; anche durante un volo al di sopra dei 5000 metri compare un peggioramento rifrattivo, probabilmente a causa di uno spasmo del muscolo ciliare.

Si pensa, poi, che abbiano un ruolo fattori endocrini, carenze vitaminiche e proteiche, malattie debilitanti (tubercolosi, anemie), difficoltà visive dovute a patologie che compromettono precocemente l'integrità del bulbo oculare.

Vi sono anche differenze razziali ed etniche: la miopia è più frequente nelle popolazioni asiatiche e in quella ebraica, mentre è rara nelle popolazioni di etnia nera, più specificatamente nelle popolazioni primitive dell'Africa.

Però i due fattori principali *responsabili dell'insorgenza della miopia* sono sicuramente il fattore ereditario e un fattore "ambientale", cioè l'attività visiva da vicino.

- *Fattore ereditario*. Non si hanno studi che indichino con precisione che tipo di ereditarietà entri in gioco, se di tipo recessivo, dominante o multifattoriale, e nemmeno studi che considerino le diverse forme di miopia; è molto probabile che quella lieve-moderata abbia un'ereditarietà diversa da quella elevata e patologica. Inoltre, dato che la rifrazione oculare è legata alla correlazione anatomica e funzionale di diverse strutture oculari – cornea, cristallino, vitreo, sclera, retina – è logico pensare che l'ereditarietà possa essere di diversi tipi.
- *Fattore "ambientale"*. A fine Ottocento è stata proposta la teoria dell'*uso-abuso:* la miopia comparirebbe per un uso eccessivo dell'accomodazione, in pratica per un eccesso di attività oculare nell'applicazione da vicino (lettura, cucito ecc.). Di questa teoria si sono sempre avuti sia detrattori sia sostenitori; a suo favore si possono considerare alcuni fatti.

Prima di tutto l'insorgenza della miopia può essere considerata come una strategia di adattamento; in condizioni normali usare la vista per un'attività da vicino è causa di affaticamento, cosa che non *accade* per la visione da lontano; nella condizione di miopia è più agevole l'attività ravvicinata, perché l'occhio miope è già a fuoco per vicino e quindi non si affatica in questo tipo di *lavoro*; ne deriva che chi è più dedito al lavoro continuato e prolungato nel vicino è potenzialmente più a rischio diventare miope.

In secondo luogo è frequente osservare, e in effetti i dati statistici lo confermano, che la miopia di grado lieve o medio inizia a comparire in età scolare, specialmente nel passaggio tra le classi elementari e le medie, cioè nel momento in cui le ore necessarie per lo studio e l'impegno visivo, e quindi accomodativo, aumentano.

Per di più, le statistiche confermano che la percentuale di soggetti miopi aumenta rapidamente e stabilmente nel corso degli anni di scolarizzazione e di vita universitaria e che la miopia è un difetto di riscontro comune nelle occupazioni in cui gli occhi vengono assiduamente impiegati, nello studio o nell'attento controllo di oggetti minuti.

In ogni caso l'età scolare sembra essere quella nella quale la miopia normalmente si sviluppa e, per il fatto che i bambini miopi tendono a stare in ambienti ristretti, cioè a casa, piuttosto che giocare all'aperto, sceglieranno di preferenza un'occupazione che comporti un lavoro per vicino. In effetti, i giapponesi, che sono in alta percentuale miopi, non considerano lo studio causa di miopia, ma considerano i miopi più intelligenti degli altri soggetti e quindi più portati allo studio. Bisogna però ricordare che la condizione di miopia si manifesta anche in soggetti analfabeti e in chi svolge lavori non da vicino, e che ci sono molte persone dedite a lavoro per vicino che non sviluppano mai miopia.

La teoria dell'iperlavoro da vicino come causa di miopia potrebbe anche confermare l'ipotesi che l'attività a distanza ravvicinata innesti meccanismi patogenetici, in grado di provocare da soli dei difetti della vista. È certo, per esempio, che la visione da vicino fa aumentare la pressione *nel vitreo* e questa condizione può causare l'allungamento del bulbo e quindi un'errata messa a fuoco. Inoltre, si ipotizza che l'alternanza tra lo stress meccanico di compressione durante l'accomodazione e lo stress tensivo quando si rilascia l'accomodazione possa essere causa della deformazione sclerale alla base dell'allungamento del bulbo.

Si sono anche ipotizzate influenze dell'illuminazione durante l'attività da vicino, perché si è potuto accertare che l'uso di aule adeguatamente illuminate ha fatto registrare la riduzione dei casi di miopia in alcune scuole sottoposte a screening.

Infine, un'ultima ipotesi: è possibile che una lunga applicazione da vicino causi uno spasmo accomodativo durevole e forse la miopia scolastica è interpretabile in questo senso.

Secondo una recente ricerca, un'attività fisica eseguita all'aperto sembra essere un fatto protettivo nei confronti della miopia. Una conferma a tale ipotesi arriva da un'analisi descrittiva concernente la miopia dei giovani francesi tra il 1987 e il 1993: nel periodo studiato il difetto è passato dal 6,96 al 17,58%, cioè è aumentato di due volte e mezza nei dipartimenti situati nella Francia del Nord; una delle spiegazioni di tale fenomeno suggerite dai ricercatori francesi è l'eccessivo uso di schermi informatici.

La difficoltà di trovare una sola o alcune cause certe per spiegare l'insorgere della miopia ha fatto pensare anche a un intreccio tra il fattore ereditario e quello "ambientale"; potrebbe trattarsi, per esempio, di una predisposizione congenita: se un occhio predisposto svolge attività da vicino diventerebbe miope, altrimenti no; al contrario, un occhio senza predisposizione non diventerebbe miope neppure con una forte attività visiva da vicino.

Seang-Mei Saw et al., dell'Università di Singapore, hanno presentato nel 2007 una ricerca dal titolo *Epidemiologia globale della miopia*; questo studio sul fattore Rischio della Miopia (SCORM) ha documentato la percentuale di progressione della miopia su 1979 bambini di età fra i 7 e i 9 anni.

È stata eseguita un'indagine su attività, data di nascita, miopia dei genitori e altri dati rilevanti; sono state effettuate visite annuali per determinare acuità visiva, biometria, rifrazione in cicloplegia (cioè blocco dell'accomodazione mediante somministrazione di appropriati colliri) ed è stato programmato di compiere questi esami ogni due anni per i prossimi vent'anni.

La percentuale di miopia è risultata essere del 28% per i bambini di 7 anni di età, del 34% per i bambini di 8 anni e del 43% per i bambini di 9 anni.

L'analisi evidenzia il rischio di maggiore possibilità di miopia tra i bambini che hanno i genitori miopi e tra coloro che ottengono un migliore test di IQ (quoziente di intelligenza).

La percentuale di persone miopi è risultata essere molto alta in città (piuttosto che in campagna), come a Singapore, Taiwan e Hong Kong; i risultati dello studio sono stati poi confrontati con quelli di città occidentali in Europa, Australia e Stati Uniti, esaminando soggetti di simile età, ed è risultato che in queste ultime c'è una minore percentuale di miopi.

I fattori che possono influenzare la maggiore insorgenza della miopia nelle città orientali includono, secondo gli studiosi, l'uso di computer, il sistema prescolare più intenso, l'istruzione più competitiva e fattori ambientali. Lo studio non ha evidenziato alcun gene responsabile della miopia, ma sono state riscontrate zone di maggior incidenza di miopia; alcuni fattori ambientali possono spiegare la maggior diffusione della miopia in un luogo piuttosto che in un altro.

Viste tutte le ipotetiche cause di miopia e la difficoltà di ridurle a un piccolo numero, sul quale sia possibile operare con interventi mirati, gli studiosi e i ricercatori hanno convenuto per molto tempo che la miopia non poteva essere prevenuta o curata, ma solo corretta con gli occhiali o le lenti a contatto; intorno agli anni Cinquanta si iniziò poi a intervenire chirurgicamente sul difetto utilizzando diverse metodiche, oggi di uso poco frequente o quasi del tutto abbandonate.

L'esempio più noto è la cheratotomia radiale, altrimenti detta "metodo Fyodorov": la tecnica consisteva nell'eseguire una serie di incisioni a raggio sulla cornea, effettuate con il bisturi, tramite le quali si riusciva a ridurre la miopia. Attualmente è una tecnica praticamente abbandonata.

L'arrivo del laser nella chirurgia rifrattiva ha cambiato la vita a milioni di miopi; attualmente la correzione della miopia viene effettuata quasi esclusivamente con il laser a eccimeri, e le tecniche sono principalmente due, la fotocheratotomia refrattiva (PRK) e la cheratomileusi instrastromale con laser a eccimeri (LASIK):

- *PRK*: chiamata anche fotoablazione corneale di superficie, utilizza il laser a eccimeri sulla superficie esterna della cornea, riducendone lo spessore di pochi centesimi di millimetro e modellandola per consentirle di mettere a fuoco correttamente i raggi della luce sulla retina e quindi fornire all'occhio la sua vista ottimale. Viene utilizzata soprattutto per miopie lievi.

- *LASIK*: ottiene lo stesso risultato ma agendo in modo diverso; utilizza sempre il laser a eccimeri ma all'interno della cornea, dopo aver aperto chirurgicamente o con un laser a femtosecondi una finestrella che poi si richiuderà autonomamente, senza bisogno di alcun punto di sutura; la LASIK viene utilizzata prevalentemente per miopie medie ed elevate, ma è validissima anche nelle forme lievi.

Altre tecniche utilizzate per correggere difetti miopici elevati o comunque miopie non trattabili con il laser sono:

- tecnica del doppio cristallino: consiste nell'inserire all'interno dell'occhio un cristallino artificiale senza rimuovere il cristallino umano;

- tecnica dello scambio di cristallino: è la sostituzione del cristallino umano con un cristallino artificiale; in pratica, come si vedrà, è lo stesso intervento necessario per la rimozione della cataratta.

Ricordando che la caratteristica anatomica fondamentale dell'occhio miope è la forma più lunga del bulbo oculare rispetto all'occhio emmetrope, va sottolineato che ciò comporta lo "stiramento" di tutti i tessuti che lo costituiscono con conseguenze negative particolarmente rilevanti a livello retinico e della coriocapillare, con riduzione di spessore di questi tessuti. Si ha, così, rarefazione dei fotorecettori, delle cellule dell'EPR e delle arteriole della coriocapillare. Si possono, inoltre, osservare trazioni vitreali con rischio di distacco di retina.

Tutto ciò rende la retina del soggetto miope estremamente sensibile a insulti endogeni ed esogeni.

Può essere utile, quindi, proteggere tali strutture con l'assunzione di sostanze naturali quali: antocianidine, oligomeri procianidolici, luteina, vitamina A e vitamina E.

Tale apporto può essere utile anche agli "ex miopi" trattati con chirurgia refrattiva in quanto la struttura generale del bulbo oculare non subisce alcuna modifica e conserva quindi la vulnerabilità precedentemente denunciata.

Psicologia del miope

Viste le diverse cause della miopia e i mezzi che la scienza e la tecnologia hanno messo a disposizione dei medici oftalmologi per contrastare questo importante difetto della vista, non va trascurato il riflesso psicologico che la condizione di miope esercita, e soprattutto esercitava, su chi ne era colpito, particolarmente in giovane età e in forma grave.

La miopia è stata considerata per secoli un difetto invalidante; chi ne era affetto trovava già in casa le prime difficoltà, anche solo a spiegare bene che cosa avesse e quali fossero i suoi problemi. Perché è facile dire "non ci vedo bene", ma se la risposta è "sarai stanco", il problema non viene certo risolto. Se poi le ripetute richieste non vengono ascoltate, allora è facile che il problema si trasformi in uno stato d'animo melanconico, sovente anticamera della depressione.

È difficile per un miope descrivere la sua condizione, specialmente se è molto giovane. In primo luogo non sa o non capisce perché non vede cose che gli altri vedono; di conseguenza si vergogna d'avere qualcosa in meno rispetto agli altri e ciò proprio negli anni in cui la competizione fisica comincia a spingere al confronto con i coetanei. È una fase delicatissima che si verifica di solito a cavallo dei primi anni scolastici e che richiede molta attenzione da parte dei genitori e degli insegnanti, perché la miopia potrebbe essere confusa con svogliatezza e aggravare pertanto il senso di colpa e d'impotenza del ragazzo. Un ragazzo che non riesce a leggere bene quanto è scritto alla lavagna, o deve avvicinare il libro al naso per vedere, già si sente in difficoltà di per sé, se poi si aggiungono lo scherno e la derisione dei suoi compagni la situazione peggiora.

Quando la miopia è particolarmente elevata e richiede l'uso di occhiali antiestetici, con lenti particolarmente spesse, il contraccolpo psicologico si aggrava e la reazione è una chiusura a riccio del soggetto, che un po' si autoisola, un po' viene isolato, e vive comunque la sua condizione come una menomazione dalla quale difficilmente può uscire da solo; bisogna a tutti i costi che qualcuno intervenga, e occorre tanta pazienza e a volte anche l'aiuto molto discreto dello psicoterapeuta o di un oculista intelligente e aperto, che dia il giusto valore al difetto.

Col passare degli anni, le lenti a contatto prima, e un intervento di chirurgia rifrattiva poi, riconcilieranno il miope con la sua vista e i suoi occhi, ma soprattutto con il mondo che lo circonda, ed egli così potrà finalmente godere tutte le capacità e potenzialità che prima gli erano negate.

Anche nell'adulto la miopia è causa di problemi psicologici, e anzi le ripercussioni sono talvolta più pesanti. Basta riflettere sull'importanza che lo sguardo ha assunto nella vita sociale, per comprendere come un paio di lenti spesse possa isolare il miope da importanti relazioni con le altre persone, privandolo di una delle più efficaci modalità di contatto. Con gli occhi si asserisce e si nega, si conquista e si minaccia, si provoca e si seduce, si fa l'amore ben prima che si riesca a tradurre in azione l'intenzione dell'animo.

Un miope grave socializza con molta difficoltà; molte vie gli sono precluse, per cui si può sentire escluso da rapporti interpersonali che non solo possono riflettersi in una posizione di rilievo nella società, ma essere anche significativi per la conquista di un partner. Anche per gli adulti, quindi, l'aiuto di un bravo psicoterapeuta può essere di grande aiuto; ma il rimedio migliore rimane la possibilità di ricorrere ai numerosi strumenti moderni che, eliminando gli antiestetici occhiali, ridanno fiducia e qualità della vita.

Astigmatismo

È un difetto della vista in seguito al quale la cornea assume una forma ovoidale invece che sferica; tale tipo di curvatura fa sì che la messa a fuoco delle immagini sulla retina non avvenga in un solo punto ma su diversi piani. Ciò comporta una scarsa e imprecisa visione sia da lontano che da vicino. Un punto luminoso viene percepito come allungato, e un cerchio come un'ellissi, più o meno schiacciata a seconda dell'entità del difetto (Box 5.1).

Il difetto di tipo astigmatico non presenta la progressione e il peggioramento tipico della miopia, ma l'uso di un occhiale o di una lentina a contatto è fondamentale per fornire una buona visione e prevenire i tipici disturbi da affaticamento visivo, che compaiono anche dopo brevi periodi di applicazione alla lettura, al videoterminale o alla guida; bruciori e arrossamenti, accompagnati da irritazione del bordo delle palpebre e cefalea, sono i segni persistenti di un difetto astigmatico non adeguatamente corretto.

Prima dell'arrivo del laser, l'astigmatismo veniva corretto con un intervento esclusivamente chirurgico detto cheratotomia astigmatica, che consisteva in una o più incisioni sulla periferia della cornea effettuate solitamente con

Box 5.1 L'astigmatismo

Si distingue in *astigmatismo regolare*, in cui i due meridiani principali sono perpendicolari tra loro, l'uno con il potere diottrico massimo, l'altro con quello minimo, e *astigmatismo irregolare*, in cui vi è differenza di curvatura tra i diversi punti dello stesso meridiano.
Si dice essere *secondo regola* se il meridiano di potere maggiore è verticale o vicino a esso, o *contro regola*, quando il potere maggiore è quello orizzontale o vicino a esso.
È considerata fisiologica, cioè normale, la presenza di astigmatismo di 0,5 diottrie lungo il meridiano verticale.
L'astigmatismo può essere:
- *semplice*, quando un'immagine si forma sulla retina e l'altra davanti; in tal caso si parla di astigmatismo miopico semplice; se invece un'immagine è sulla retina e un'altra dietro, si parla di astigmatismo ipermetropico semplice;
- *composto*, quando le due immagini non sono sulla retina ma sono davanti (astigmatismo miopico) o dietro (astigmatismo ipermetropico);
- *misto*, quando un'immagine si forma davanti e l'altra dietro la retina.

un bisturi metallico o meglio di diamante (le lame dei bisturi chirurgici sono quasi sempre di metallo, salvo alcune realizzate con pietre preziose dure
come il diamante).

Per correggere i difetti astigmatici di lieve entità con il laser si adotta la
tecnica *PRK astigmatica* che consiste nell'ablazione della superficie della cornea in alcuni punti predeterminati con modalità similare alla correzione della miopia, in modo da far riassumere all'occhio la sua conformazione naturale. Per astigmatismi di media e forte entità viene utilizzata abitualmente la
LASIK astigmatica, che comporta l'utilizzo del laser a eccimeri all'interno
della cornea, con modalità differenti e con programmi dedicati e personalizzati per ogni singolo difetto.

Ipermetropia

L'ipermetropia è un difetto rifrattivo molto diffuso; è presente in più del
20% della popolazione ma, trattandosi per lo più di un difetto lieve, spesso
chi ne è affetto non sa di esserlo fino al momento di un'accurata visita oculistica. Le lenti correttive sono di tipo positivo, convergenti, e vanno usate sempre, sia da vicino che per lontano.

L'ipermetropia è considerata lieve fino a 1 diottria e media circa fino alle 3 diottrie, elevata se supera questi valori.

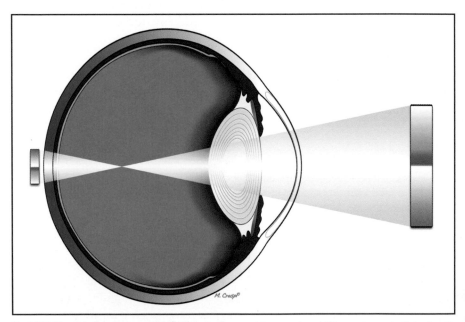

Fig. 5.3 Nell'occhio ipermetrope, che è più corto di un occhio emmetrope, l'immagine cade dietro la retina, per cui viene percepita come annebbiata; una lente positiva (su occhiale o lente a contatto) fa cadere
l'immagine sulla retina e quindi consente di vedere chiaramente

Nell'ipermetropia il bulbo oculare è più corto della norma, per cui l'immagine si forma posteriormente alla retina; aumentando l'accomodazione (o mettendo occhiali con lenti positive, cioè convergenti) si riesce a riportare l'immagine sulla retina e quindi a vedere bene.

Il difetto è quasi sempre congenito, e il soggetto, soprattutto giovane, vede bene sia lontano che vicino, ma a prezzo di un continuo sforzo di messa a fuoco (definito di accomodazione).

Con l'aumentare dell'età, a seconda dell'entità del difetto, l'ipermetrope continua a vedere bene o relativamente bene per lontano ma con difficoltà e sempre peggio per vicino. Se il difetto non viene corretto con gli occhiali, a lungo andare si manifestano disturbi come mal di testa, rapido affaticamento visivo alla lettura e al computer, arrossamento degli occhi, bruciori, stancabilità alla guida. Il disturbo si accentua verso i quarant'anni, per riduzione della capacità accomodativa dell'occhio e la comparsa della presbiopia.

La correzione avviene con l'utilizzo del laser a eccimeri, con modalità però differenti rispetto alla correzione della miopia. Se il difetto è lieve, si può affrontare con la *PRK ipermetropica*; la *LASIK* invece è utilizzata con molta efficacia per i difetti medi e forti, ma anche per quelli lievi. L'ipermetropia, per difetti che superino le 4-5 diottrie, può essere corretta anche con l'impianto di cristallino artificiale, con o senza rimozione di quello umano, ma tale tecnica è utilizzabile soltanto in casi ben selezionati dal chirurgo, dopo un'accurata visita preliminare.

Presbiopia

È uno degli inconvenienti visivi più comuni, forse il più diffuso in assoluto nel mondo occidentale, ed è legato al naturale processo di invecchiamento dell'occhio: il risultato è un'aumentata difficoltà nella visione da vicino.

La presbiopia non è un vero e proprio difetto di vista, ma rappresenta la fisiologica e naturale evoluzione dell'occhio negli anni. È dovuta alla perdita di elasticità del cristallino, cioè della lente biconvessa contenuta all'interno dell'occhio. Nell'occhio sano e normale del bambino e del giovane questa lente permette di vedere chiaramente sia da lontano che da vicino, perché attraverso l'*accomodazione* essa consente una precisa messa a fuoco delle immagini sulla retina.

Dopo i quarant'anni circa questa elasticità comincia a venir meno, e per vedere da vicino nitidamente si deve allontanare l'oggetto da vedere; tipico è l'allontanamento del giornale da leggere. Tutti quindi diventano presbiti, con gli anni, e per correggere tale difetto devono usare lenti appropriate di tipo positivo, cioè convergente; oppure occhiali (o lenti a contatto) di tipo bifocale o progressivo, che possano consentire una buona visione per lontano e per vicino anche per distanze intermedie.

5

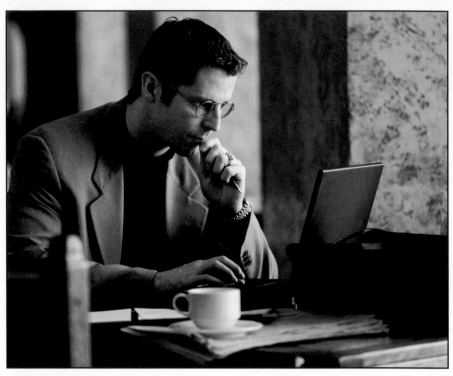

Fig. 5.4 Negli ultimi decenni la visione da vicino è diventata sempre più importante per le attività quotidiane

Visti i presupposti, è comprensibile che la ricerca stia spendendo molte energie per trovare soluzioni chirurgiche o laser o di altro genere per risolvere questo problema, che interessa centinaia di milioni di persone; per ora i risultati non sono del tutto soddisfacenti. Ricercatori e studiosi danno però per certo che, entro qualche anno, i progressi delle tecniche d'intervento consentiranno soluzioni definitive.

Ecco la situazione attuale:

- interventi chirurgici: esistono diverse possibilità di trattamento chirurgico della presbiopia, ma tutte sono in via di perfezionamento; per ora solo l'intervento con l'inserimento di un cristallino artificiale multifocale o accomodativo è ben sperimentato e offre risultati positivi;
- laser: sia quello a eccimeri, sia quello a femtosecondi, sia altri tipi di laser hanno ancora bisogno di studio e di affinamento per consentire una qualità della vista soddisfacente per lontano e per vicino.

Come si vede, quindi, la presbiopia è rimasto l'unico difetto della vista umana contro la quale non si sia ancora trovato un rimedio definitivo, neppure col laser.

Le congiuntiviti

Che cos'è la congiuntiva

La congiuntiva è una membrana mucosa sottile e trasparente che riveste la superficie anteriore dell'occhio, sino alla cornea, e la superficie interna delle palpebre: essa è come una "tappezzeria" che protegge la parte esposta del bulbo oculare (salvo la cornea). All'interno della congiuntiva vi sono numerosissime piccole ghiandole lacrimali che contribuiscono alla produzione delle lacrime, il liquido che lava, protegge e difende l'occhio.

A causa della sua posizione esposta, la congiuntiva viene in contatto con numerose sostanze esterne e con microrganismi, in misura molto maggiore rispetto alle altre mucose.

La congiuntivite (o infiammazione della mucosa congiuntivale) è la più comune tra le malattie degli occhi in tutto l'emisfero occidentale. È in genere esogena, cioè provocata da cause esterne, ma ve ne possono essere di endogene.

Cause

Le cause della congiuntivite possono essere diverse e molteplici, ma possiamo classificarle in:
- batteriche, virali;
- allergiche;
- fisiche;
- associate a malattie sistemiche.

Congiuntiviti batteriche, virali

La congiuntivite batterica è la più frequente, e può essere causata sia da batteri che normalmente risiedono sulla congiuntiva (flora batterica congiuntivale) sia da batteri provenienti dall'esterno. Molto spesso ha una guarigione spontanea in 7-10 giorni, altre volte necessita di una terapia antibatterica appropriata.

La congiuntivite virale è anch'essa comune e può essere provocata da svariati virus; alcune forme sono gravi e debilitanti (Herpes virus), altre sono relativamente meno importanti e localizzate (Adenovirus). Spesso le congiuntiviti virali sono accompagnate da sintomi generali (febbre, dolori, malessere). I farmaci antivirali locali e generali nella maggioranza dei casi risolvono la congiuntivite senza esiti invalidanti.

Congiuntiviti allergiche
Le congiuntiviti allergiche sono causate da agenti irritanti (allergeni) esterni o interni che provocano infiammazione congiuntivale quasi sempre bilaterale (allergia alle graminacee, allergia ai pollini in genere, allergia ai cosmetici ecc.).

Congiuntiviti fisiche
Le congiuntiviti fisiche possono essere determinate da corpi estranei, da agenti chimici o da altri irritanti in genere.

La congiuntivite chimica è una malattia abbastanza comune, specialmente tra gli uomini con un'occupazione che espone al rischio di ricevere sostanze irritanti negli occhi. Qualsiasi sostanza irritante che penetra nel sacco congiuntivale può dare luogo a una congiuntivite. Alcuni irritanti di uso comune, come sapone, fertilizzanti, acidi, alcali e farmaci, possono provocare congiuntivite, e così lo smog che in alcuni paesi industrializzati è diventato la causa più comune di congiuntivite chimica.

Congiuntiviti associate a malattie sistemiche
Alcune malattie sistemiche, come per esempio l'artrite reumatoide, il diabete ma anche affezioni della ghiandola tiroide (ipertiroidismo), possono essere causa di congiuntiviti.

Sintomi generali della congiuntivite
Il sintomo più comune è il rossore dell'occhio, accompagnato quasi sempre da un'aumentata formazione di lacrime. La lacrimazione abbondante ha la funzione meccanica di lavaggio dell'occhio, oltre a una funzione antibatterica. Può esserci dolore e fotofobia (fastidio alla luce).
Altri disturbi sono il prurito (congiuntiviti allergiche), la secrezione (congiuntiviti batteriche), come anche il gonfiore delle palpebre e l'appiccicamento delle palpebre tra loro al risveglio.

Diagnosi e terapia

Quasi sempre i sintomi presenti e l'obiettività sono sufficienti per la diagnosi di congiuntivite. In alcuni casi si fa un tampone congiuntivale (piccolo prelievo di secrezione congiuntivale) con il quale si esegue un'analisi batteriologica o virale (ricerca di batteri e virus o parassiti) o tissutale (analisi del tessuto congiuntivale).

La terapia antibatterica antibiotica locale e antivirale risolve nella quasi totalità dei casi le infezioni congiuntivali. Si possono inoltre effettuare irrigazioni saline o acquose nel sacco congiuntivale (per esempio con BLUsalA, ideale per la pulizia, perché nutritivo per il contenuto in sali minerali e aminoacidi) ed è necessaria un'attenta igiene personale (anche per evitare contagi con altre persone). Per pulire le palpebre si possono utilizzare apposite salviettine monouso (Iridium® garze o Iridium® baby garze per i più piccoli), specificatamente studiate, a base di prodotti naturali e indicate anche per occhi sensibili, che consentono una buona pulizia con azione decongestionante e lenitiva.

Nelle congiuntiviti allergiche sono utili i farmaci topici antistaminici e una terapia a base di steroidi (cortisonici); è però di fondamentale importanza allontanare la causa di allergia o meglio evitarne il contatto.

Nelle congiuntiviti fisiche è importante evitare l'esposizione all'agente irritante ed effettuare un'immediata irrigazione del sacco congiuntivale mediante acqua o soluzione fisiologica. La gravità della congiuntivite e del danno congiuntivale dipende dall'aggressività dell'agente chimico.

Problemi palpebrali

Ectropion

L'ectropion consiste nell'eversione del margine libero della palpebra inferiore, che perde il contatto con il bulbo oculare; ciò provoca l'esposizione cronica della superficie oculare e in particolare della congiuntiva e della cornea.

Queste due strutture, non più protette né lubrificate dalle lacrime, vanno incontro a una modificazione dei tessuti che può avere diversi gradi di evoluzione in relazione alla gravità dell'ectropion e al tempo di esposizione; ne conseguono lacrimazione, fastidio, dolore, sensazione di corpo estraneo, irritazione oculare e – negli stadi più avanzati – lesioni alla congiuntiva (congiuntiviti croniche) e alla cornea (cheratiti da esposizione, abrasioni corneali, ulcerazioni corneali).

L'ectropion conduce a un sintomo ben preciso, che è la fuoriuscita di lacrime dall'occhio (epifora).

Il trattamento consiste nell'utilizzo farmacologico di prodotti lubrificanti sostitutivi delle lacrime (colliri, gel) e protettivi e riepitelizzanti (pomate).

La terapia dell'ectropion è prevalentemente chirurgica.

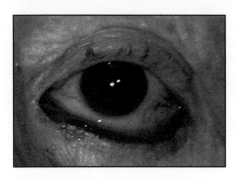

Fig. 6.1 Ectropion: la palpebra è lassa e le ciglia sono verso l'esterno; può provocare la non perfetta chiusura delle palpebre

Entropion

L'entropion consiste nel rivolgimento verso l'interno del margine libero palpebrale, che colpisce soprattutto la palpebra inferiore aumentando il contatto del bordo palpebrale e, quindi, delle ciglia con la superficie del bulbo oculare.

L'azione meccanica delle ciglia porta a uno strofinamento continuo che provoca irritazione cronica della congiuntiva e della cornea, con conseguenti fastidio, lacrimazione, dolore e, negli stadi più avanzati, lesioni della congiuntiva e della cornea (congiuntiviti ricorrenti, cheratiti e ulcere corneali), con blefarospasmo e retrazione palpebrale.

Ptosi

La ptosi palpebrale è la condizione per cui la normale apertura dell'occhio è modificata dalla posizione della palpebra superiore, che si abbassa. La posi-

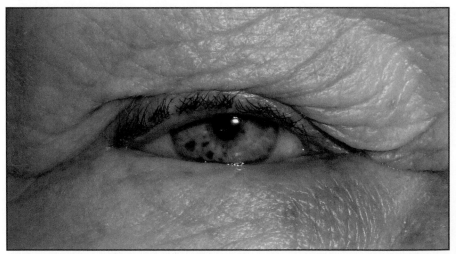

Fig. 6.2 Entropion: la palpebra si rivolta verso l'interno, le ciglia vanno a graffiare la cornea creando fastidio e in alcuni casi anche abrasioni

zione abbassata della palpebra superiore interferisce con la visione (riduzione del campo visivo).

La ptosi può essere congenita neurologica, indotta da traumi o ferite, ma la causa più frequente è l'indebolimento della muscolatura, che si verifica soprattutto nell'età avanzata.

Se la ptosi interferisce con la funzionalità dell'occhio o se non accettata esteticamente va corretta chirurgicamente.

Neoformazioni

Le palpebre possono essere colpite da un'ampia gamma di lesioni, benigne e maligne. La cosa più importante è sempre differenziare quelle benigne da quella maligne; ed è l'esame bioptico che consente la diagnosi.

Le forme più comuni e frequenti di alterazioni palpebrali sono il calazio, l'orzaiolo e la verruca.

Calazio

È un'alterazione infiammatoria della palpebra causata dall'ostruzione di una ghiandola sebacea. Si presenta quasi sempre con edema palpebrale ed eritema, evolve in un nodulo; a volte si può svuotare spontaneamente, ma per lo più permane come nodulo cronico visibile o percepibile al tocco palpebrale.

Le forme acute vanno trattate con impacchi caldi per favorirne il drenaggio; quelle cronicizzate vanno incise e curettate.

Orzaiolo

È un'infiammazione acuta purulenta della palpebra; è causata da un'infezione del follicolo delle ciglia e delle ghiandole sebacee circostanti.

L'alterazione si presenta con dolore, arrossamento ed edema localizzato; spesso l'orzaiolo drena spontaneamente entro 5-6 giorni e ciò può essere facilitato da impacchi caldi e antibiotici per uso locale.

Verruca

È un'infezione della cute palpebrale causata dal virus del papilloma. L'alterazione ha un aspetto rilevabile, con superficie papillomatosa, irregolare con ispessimento e degenerazione della cute soprastante. Il trattamento consiste nell'asportazione chirurgica e nella crioterapia.

Problemi lacrimali

Cenni di fisiologia delle vie lacrimali

Le lacrime vengono prodotte dalla ghiandola lacrimale principale e dalle numerose e piccolissime ghiandole lacrimali accessorie. Dopo aver bagnato unifor-

6

memente la superficie anteriore dell'occhio, il liquido lacrimale si raccoglie nell'angolo interno delle palpebre (lago lacrimale); da qui viene continuamente aspirato verso le cavità del naso dal sistema di deflusso rappresentato dalle vie lacrimali (si spiega quindi perché, quando si piange, si ha la necessità di soffiarsi il naso). Le vie lacrimali prendono origine in corrispondenza dei due puntini lacrimali, superiore e inferiore, che sono situati sul bordo interno della palpebra vicino al naso e appaiono come due piccole protuberanze. Le continue contrazioni palpebrali, fenomeno noto come "ammiccamento", hanno la funzione di ridistribuire continuamente le lacrime sulla superficie oculare in forma di un sottile film liquido; hanno anche la finalità di determinare contrazioni e dilatazioni ritmiche dei puntini e delle prime vie lacrimali, in modo da aspirare le lacrime e convogliarle verso le vie lacrimali successive, e infine verso il naso.

Vie lacrimali
1. Canalini lacrimali superiore e inferiore: prendono origine con un piccolo orifizio (puntino) a livello del bordo palpebrale in prossimità dell'angolo palpebrale interno e dopo un decorso ad angolo retto si fondono a formare il tratto comune.
2. Tratto lacrimale comune: dopo un brevissimo decorso si immette in una dilatazione sacciforme detta sacco lacrimale.
3. Sacco lacrimale: la sua parte superiore è situata nell'angolo infero-interno del contorno orbitario, in posizione diametralmente opposta a quella della ghiandola lacrimale.
4. Dotto naso-lacrimale: fa seguito al sacco lacrimale dopo un lieve restringimento e termina nella parte inferiore delle cavità nasali. Il suo sbocco all'interno di queste è ristretto da una membranella di mucosa nasale, nota come valvola di Hasner.

Si veda anche la Figura 1.2 nel Capitolo 1.

Alterazioni delle vie lacrimali
La produzione e la circolazione di lacrime può essere alterata in diverse condizioni.

In alcuni casi (in verità rari) la ghiandola lacrimale può essere irritata e produrre lacrime in modo eccessivo, portando a una condizione nota come "iperlacrimazione".

In altri, ben più frequenti, il sistema di drenaggio può subire alterazioni, che portano tutte a un diminuito scarico delle lacrime prodotte; queste, non più convogliate nelle vie di deflusso, bagnano eccessivamente l'occhio e dal lago lacrimale "straripano" per scendere giù lungo la guancia; tale situazione, detta "epifora", può essere causata da un restringimento parziale o da un'occlusione completa delle vie lacrimali a uno dei vari livelli; altre volte da un'eversione dei puntini lacrimali, che allontanandosi dal lago lacrimale non pescano più in esso. Queste situazioni possono essere risolte con un intervento chirurgico.

In questo capitolo, invece, prenderemo in considerazione soprattutto i disturbi dovuti a scarsa produzione di lacrime: essi sono dovuti per lo più al fatto che, a causa di un'atrofia totale o parziale, le ghiandole non producono sufficiente liquido, e ciò conduce a una condizione chiamata "ipolacrimia".

Ipolacrimia

Come accade in tutte le funzioni di ogni organismo vivente, anche per le lacrime esiste un perfetto equilibrio fra la produzione e il riassorbimento, in modo da mantenere la giusta quantità di liquido a bagnare la superficie oculare.

Se la produzione è in difetto, l'occhio è più o meno asciutto e ciò genera problemi, sia per il maggior traumatismo causato dal continuo movimento delle palpebre sulla sua superficie a ogni ammiccamento, sia per l'insufficiente detersione della stessa dai germi e dai corpi estranei, complicata anche dal fatto che in siffatte condizioni sono carenti anche i componenti delle lacrime (gli anticorpi e il lisozima) che hanno una potente azione battericida.

Tutto ciò si traduce in un continuo fastidio, nella sensazione di sabbia negli occhi, in un perenne arrossamento della congiuntiva e nella maggiore facilità che questi occhi "asciutti" abbiano a contrarre infezioni, anche da germi normalmente innocui.

I disturbi sono più pronunciati in ambienti secchi o ventosi o in ambienti con aria condizionata; particolare cura va quindi usata nell'umidificazione delle stanze d'inverno, quando il riscaldamento funziona a tutto combustibile; bisogna fare attenzione in macchina con i finestrini aperti, nelle giornate particolarmente ventose e asciutte e negli ambienti con aria condizionata.

In casa è molto utile avere un umidificatore, soprattutto quando il riscaldamento o il condizionamento funzionano; è importante pure che chi è affetto da "occhi asciutti" beva liquidi in quantità superiore al normale per favorire un aumento di produzione lacrimale.

A volte, paradossalmente, i pazienti che hanno la "sindrome dell'occhio secco" lacrimano molto (soprattutto quando ci sono piccoli danni alla superficie della cornea, come la cheratite); le lacrime prodotte non sono però lacrime normali in quanto sono molto acquose, contengono poche componenti mucose e non sono sufficientemente viscose per lubrificare veramente l'occhio, quindi scivolano via e comunque evaporano facilmente dalla cornea, lasciandola esposta alle "intemperie" o, in ogni caso, agli agenti esterni.

Cause di ipolacrimia

L'ipolacrimia (così si chiama la condizione in cui vengono prodotte meno lacrime del necessario) ha cause congenite e cause acquisite, ma soprattutto cau-

6

se involutive: in quest'ultimo caso, nell'età senile, e particolarmente nelle donne dopo la menopausa le ghiandole lacrimali vanno incontro a una progressiva atrofia della loro porzione secernente.

Una causa molto frequente di ipolacrimia è l'uso esagerato e continuativo di lenti a contatto; ogni portatore di lenti a contatto dovrebbe perciò fare una visita periodica dal medico oculista.

Lenti a contatto e "occhio secco"

Le lenti a contatto, siano esse rigide o morbide, in materiale gas-permeabile o non, a uso continuativo o saltuario, sono da non usare quando l'occhio ha poche lacrime; infatti, in tale condizione sono poco lubrificate, tendono ad aderire alla cornea, a limitarne l'ossigenazione e a provocare danni oculari che possono essere anche di una certa gravità.

Nei casi, invece, in cui la produzione di lacrime sia solamente scarsa, migliori risultati di tolleranza delle lenti a contatto possono essere ottenuti con lacrime artificiali prive di conservanti; è però opportuno sentire prima il parere dello specialista oculista.

Terapia

Non esistono medicinali o terapie in grado di ristabilire la produzione normale di lacrime.

Il rimedio, in questi casi, consiste per lo più nella terapia sostitutiva: vengono cioè prescritte lacrime artificiali, ovvero colliri a base di sostanze (più o meno viscose e dense) che possiedono l'azione detergente, lubrificante e umettante delle lacrime naturali; molte sono prodotti da banco o non sono registrate come farmaci ma come parafarmaceutici, per cui sono acquistabili senza ricetta. Se sono sotto forma di monodose non contengono conservanti, che possono essere dannosi per l'occhio in caso di somministrazioni prolungate, e quindi sono utilizzabili con frequenza e per lunghi periodi. Tra le forme multidose ve ne sono alcune che si comportano come le monodose, sono cioè prive di conservanti, altre, al contrario, ne contengono e devono perciò essere usate, possibilmente, variando la qualità ogni mese o due.

Questi prodotti sono oggi usati largamente, e sempre di più con l'avanzare dell'età; quanto più frequentemente sono usati nell'arco della giornata, tanto più danno sollievo all'occhio e lo mantengono privo di fastidi o disturbi. Attenzione però, perché l'uso sconsiderato di lacrime artificiali (si hanno a disposizione oltre 150 tipi di confezioni) o di altri colliri può essere causa di cheratiti o di forme irritative di congiuntivite, per cui è sempre bene che sia il medico oculista a suggerire la giusta terapia.

In casi evoluti può essere necessario usare gocce ogni ora o mezz'ora, o applicare gocce piuttosto dense; se il disturbo è presente anche di notte, prima di coricarsi è necessario instillare un gel appropriato.

Qualora ciò non sia sufficiente, e si presenti il rischio potenziale di danni alla cornea (cheratocongiuntivite secca), si possono usare particolari lenti a contatto terapeutiche, ma, per lo più, si ricorre all'occlusione dei puntini lacrimali con piccoli "tappi" in materiale plastico riassorbibile, per diminuire il drenaggio delle poche lacrime presenti.

Se viene provato che questo rimedio permette una certa lubrificazione della superficie dell'occhio, i puntini possono anche essere definitivamente chiusi per mezzo di un piccolo intervento chirurgico in corrispondenza del loro orifizio esterno.

Conclusioni

Come tutte le funzioni nel nostro organismo, anche la produzione e il drenaggio delle lacrime sono sottoposti a un rigido equilibrio, che può spezzarsi, a scapito del comfort visivo.

La ridotta produzione di lacrime (ipolacrimia) viene per lo più controllata con la continua instillazione di lacrime artificiali; nei casi più resistenti alla terapia è utile l'occlusione dei canalini lacrimali per mezzo di piccoli tappi di materiale sintetico (un tempo erano in argento).

È anche necessario evitare ambienti fumosi o polverosi o inquinati da vapori chimici; il trucco palpebrale (per le signore) va limitato o addirittura evitato; le creme cutanee per il viso vanno usate con cautela, evitando accuratamente che entrino in contatto con l'occhio; in ambienti ventosi o in presenza di sole o luce forte, gli occhi vanno protetti con adeguati occhiali.

Importante comunque è la prevenzione; bisogna bere sufficienti quantità di liquidi e mantenere un'adeguata umidità negli ambienti ove abitualmente si vive, specialmente se sono asciutti, riscaldati, raffreddati o ventilati.

Le cheratiti

Che cosa sono

La cheratite è un'infiammazione della cornea che può essere di tipo infettivo o non infettivo.

Le cheratiti non infettive più comuni sono dovute a deficit lacrimali (cheratite secca), a cause meccaniche (ciglia che toccano la cornea, cioè ciglia in trichiasi), oppure a ectropion e altri difetti palpebrali, ad allergie.

Le cheratiti infettive rappresentano una delle principali cause di cecità nel mondo e in particolare nei paesi in via di sviluppo. I pazienti presentano riduzione della vista, dolore, fotofobia e arrossamento oculare; spesso c'è edema delle palpebre, lacrimazione e secrezione.

6

Le cheratiti virali sono meno frequenti; la più conosciuta è quella da *Herpes simplex*, che è una delle principali cause di cecità corneale nei paesi sviluppati; essa provoca infezioni corneali ricorrenti che conducono a diminuzione dell'acutezza visiva, fortunatamente, per lo più, unilaterale.

Pinguecola

È un ispessimento della congiuntiva bulbare che compare più nasalmente e meno temporaneamente nell'area dell'apertura palpebrale; è di colore biancogiallastro, lievemente rilevato, di aspetto adiposo; compare più frequentemente nell'età avanzata.

Le pinguecole non danno sintomatologia ma possono essere esteticamente sgradevoli; in tal caso vanno tolte chirurgicamente.

Pterigio

È una formazione di tessuto fibrovascolare che cresce dalla congiuntiva sulla cornea dal lato vicino al naso.

Lo pterigio è associato all'esposizione alla luce ultravioletta, infatti si osserva prevalentemente nelle aree tropicali, soprattutto in aree con forte riflesso di

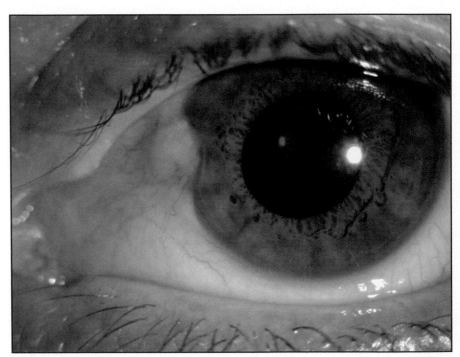

Fig. 6.3 Pterigio: è una crescita anomala della congiuntiva che può arrivare a invadere la cornea periferica e la zona visiva

luce (proveniente da sabbia o acqua). L'uso di occhiali da sole, di cappello e comunque la limitazione all'esposizione alla luce ne riduce l'aggressività.

La terapia consiste nell'asportazione chirurgica, che va effettuata nel momento in cui provoca disturbi visivi, e quindi quando tende a invadere estesamente la cornea; la rimozione viene eseguita spesso anche per motivi estetici, sebbene non siano rare le recidive.

Cheratocono

La cornea è quella sottile membrana trasparente, posta nella parte anteriore dell'occhio, davanti all'iride, che ha lo scopo di far passare le immagini all'interno dell'occhio e, assieme al cristallino, di focalizzarle sulla retina, come fa l'obiettivo della macchina fotografica.

È una lamella di tessuto, dallo spessore di poco più di mezzo millimetro, specchiante e dalle superfici regolari. È la struttura dell'occhio che ha maggior potere diottrico.

Il potere rifrattivo di una lente è inversamente proporzionale alla sua distanza focale, alla distanza, cioè, in cui tutti i raggi incidenti sulla lente che arrivano dall'infinito si incrociano in un unico punto, detto fuoco principa-

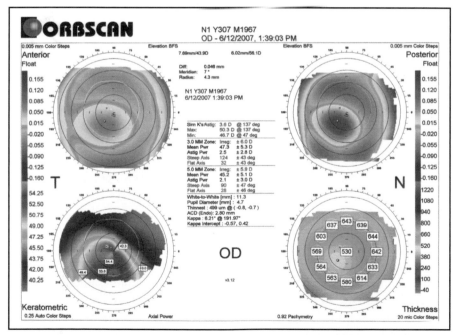

Fig. 6.4 Immagine topografica di un cheratocono: si osservi in particolare nell'immagine in basso a sinistra il diverso colore delle varie zone della cornea; l'area più rossa indica l'apice del cono, cioè il punto di maggior cedimento della cornea

6

le. Si è stabilito quindi che una lente con distanza focale di 1 metro ha un potere rifrattivo di 1 diottria; se la distanza focale è di 50 centimetri, il potere rifrattivo sarà di 2 diottrie. Il potere diottrico di una lente è, cioè, il reciproco della lunghezza focale: d = 1/f.

Quando la cornea perde la sua regolarità o la sua trasparenza, le immagini non possono più essere messe a fuoco correttamente sulla retina: ebbene, nel cheratocono possono verificarsi ambedue questi problemi.

Il cheratocono (cherato = cornea + cono) è una malattia degenerativa non infiammatoria della cornea a esordio puberale (tra i 12 e i 15 anni) e generalmente bilaterale: si tratta di una malattia progressiva ad andamento capriccioso. Essa provoca una modifica dell'architettura regolare della cornea, causandone uno sfiancamento progressivo (ectasia) con assottigliamento, e rendendola quindi strutturalmente e biomeccanicamente "debole" e "deformata"; la perdita della regolarità architettonica conduce a disturbi e a calo della vista.

L'evoluzione della malattia può portare anche alla perdita della trasparenza corneale e, in casi rari, alla perforazione.

L'incidenza del cheratocono riportata in letteratura è di 1 ogni 2000 persone nella popolazione generale, anche se i dati più recenti evidenziano una significativa sottostima. Esso rappresenta la maggior causa di trapianto di cornea in Italia e in Europa.

Sintomi

Nella diagnosi, l'oculista si avvale di strumenti molto sofisticati, quale l'analisi cheratoscopica computerizzata (topografia corneale computerizzata), capace di fornire una mappa dettagliata dei raggi di curvatura della cornea in ogni suo distretto; tale mappa permette di scoprire, anche precocemente, un cheratocono in formazione. A essa si aggiunge lo studio dello spessore corneale, con tecniche sia ottiche (OCT = tomografia ottica a radiazione coerente) sia ultrasoniche (pachimetria corneale), che possono rilevare variazioni dell'architettura corneale, cioè fornire ulteriori informazioni per la diagnosi.

Terapia

La terapia del cheratocono è strettamente legata al grado evolutivo della malattia.

Nelle fasi iniziali della patologia è possibile la correzione dei difetti indotti (astigmatismo e miopia) con occhiali e lenti a contatto; ambedue, però, non correggono difetti di grado elevato, né risolvono le alterazioni di trasparenza della cornea; la terapia vera e propria si può ottenere essenzialmente con quattro tecniche:
- cross linking del collagene corneale;
- inserimento di anelli intrastromali corneali (INTACS);

- trapianto di cornea lamellare (cheratoplastica lamellare);
- trapianto di cornea perforante (cheratoplastica perforante).

Nelle fasi iniziali del cheratocono lo sfiancamento causa un'alterazione della superficie corneale che provoca nell'occhio colpito un grado più o meno elevato di miopia e di astigmatismo: in questa fase della malattia si possono impiantare nello spessore della cornea (anche se è minimo) uno o due semianelli di materiale plastico biocompatibile, che hanno la funzione di stabilizzare e di sostenere la cornea, rallentando l'evoluzione della malattia, e contemporaneamente migliorare l'acuità visiva.

L'intervento avviene in anestesia locale, in modo ambulatoriale e si serve di un nuovo laser detto a "femtosecondi" (Intralase®).

Qualora invece la cornea sia già stata assottigliata o distorta dalla malattia, o l'astigmatismo non sia correggibile con lenti a contatto e non siano ancora presenti opacità, o esse siano localizzate soltanto nella parte anteriore dello spessore corneale, allora si ricorre alla cheratoplastica lamellare.

Cheratoplastica lamellare
Consiste nella sostituzione degli strati anteriori alterati od opachi della cornea malata con equivalenti strati trasparenti di una cornea sana di donatore.

Questo intervento ora può trarre beneficio anche dall'uso del laser a femtosecondi, la grande novità di questa chirurgia. Il laser consente di ottenere superfici più lisce e regolari e un intervento più standardizzabile di quello eseguibile con lame chirurgiche.

I vantaggi di questa tecnica (rispetto a una cheratoplastica perforante) sono i seguenti:
- non viene aperto il bulbo, poiché l'intervento rimane in superficie, e ciò evita tutte le complicanze infiammatorie, settiche ed emorragiche che sono invece possibili con una procedura a "cielo aperto";
- essendo un intervento in cui il bulbo rimane "chiuso", il bulbo stesso non teme danni o complicazioni in seguito a traumi o contusioni (come avviene invece nella cheratoplastica perforante);
- l'intervento è più semplice e più rapido e la possibilità di rigetto del tessuto trapiantato è molto bassa.

Nelle fasi evolute della malattia, cioè quando la cornea è molto sottile ed è molto "sfiancata", oppure quando presenta opacità centrali e profonde o astigmatismo elevato, l'intervento di scelta è il trapianto perforante.

Cheratoplastica perforante
La cheratoplastica perforante, comunemente definita "trapianto perforante di cornea", è l'intervento in cui tutti gli strati della cornea vengono sostituiti con un lembo corneale trasparente a tutto spessore.

6

Stabilito il diametro del lembo da trapiantare, si prende la cornea del donatore e, con un piccolissimo trapano da chirurgia oculare o con laser a femtosecondi, vi si intaglia il lembo delle dimensioni volute (solitamente 7-8 mm di diametro).

Si esegue quindi lo stesso procedimento sulla cornea del paziente ricevente.

I due lembi vengono poi scambiati, cioè il lembo trasparente del donatore viene messo al posto di quello malato. Si farà in modo che i margini del lembo e quelli del "letto" (la cornea residua) del ricevente coincidano il più possibile su tutta la loro circonferenza.

Quindi, con un sottilissimo filo in nylon e ago con caratteristiche particolari, si suturano fra loro il lembo e il letto sui 360°, cercando di mantenere costanti la tensione, la profondità, la simmetria e l'orientamento della sutura stessa.

In tutti questi casi si usa un lembo di donatore, cioè un disco di forma circolare di cornea trasparente prelevato a tutto spessore da un bulbo di donatore subito dopo il decesso; esso prima di venire utilizzato viene sottoposto a un periodo breve di conservazione, disinfezione ed esame.

La novità degli ultimi anni sta nel fatto che, con il laser a femtosecondi, è possibile prelevare il lembo da trapiantare sia dall'occhio del paziente che da quello della banca. Il lembo "tagliato" con laser presenta maggior precisione di diametro e di forma, oltre che bordi più lisci e regolari.

Il recupero funzionale dopo un intervento di cheratoplastica perforante è generalmente molto lento. Sono necessari parecchi mesi prima che ne conseguano una visione discreta e una stabilizzazione della cicatrice (circa un anno), che determina anche la stabilizzazione funzionale, cioè dell'acuità visiva.

Dopo un trapianto perforante esiste sempre il rischio di rigetto; la sorveglianza del paziente deve perciò essere continua, frequente, scrupolosa. Il minimo segno (arrossamento, senso di corpo estraneo, diminuzione dell'acuità visiva ecc.) deve essere prontamente riferito dal paziente, in modo che lo specialista possa accertarsi della sua causa e mettere in atto i provvedimenti più idonei per contrastare il rigetto.

Cross linking corneale

Recentemente, è stata messa a punto una tecnica di cura del cheratocono in fase iniziale (cioè, quando ancora lo spessore e le curvature della cornea sono discretamente o completamente conservate). Questo metodo, denominato cross linking del collagene corneale, consiste nell'applicazione sulla cornea di un prodotto chiamato riboflavina, o Vitamina B2; esso viene poi attivato, essendo una sostanza fotosensibile, da una luce ultravioletta della famiglia dei raggi UVA. L'azione della luce, associata al farmaco, stimola la cornea ad aumentare la rigidità e la resistenza delle proprie fibre e, di conseguenza, a rallentare l'evoluzione della malattia.

È una tecnica semplice e poco invasiva, rispetto alle altre proposte terapeutiche riguardanti il cheratocono, che si è dimostrata efficace nel rallentare lo sfiancamento della cornea affetta da cheratocono progressivo; in alcuni casi il cross linking ha avuto buoni risultati anche nel ridurre l'astigmatismo
indotto dal cheratocono e nel migliorare la tolleranza delle lenti a contatto;
perciò si consiglia di eseguirlo per tutte le forme di cheratocono ai primi stadi di malattia.

Conclusioni
Attualmente i chirurghi oculisti hanno a disposizione alcune tecniche chirurgiche semplici (impianto di anelli) e più complesse (cheratoplastica) che
consentono di sostituire porzioni alterate e più o meno estese di cornea, di
spessore parziale o totale, con lembi corneali sani e trasparenti.

Nel decorso post-operatorio il mantenimento della trasparenza della cornea e della regolarità della sua superficie anteriore sono i presupposti indispensabili per una riuscita dell'intervento anche a lungo termine.

Il cheratocono è una malattia che non trova nella chirurgia tecniche veramente risolutive, come invece, per esempio, la cataratta. Ma i risultati delle
procedure oggi in uso sono sufficientemente soddisfacenti, soprattutto se
migliorati dall'esperienza del chirurgo, dalla tecnica chirurgica adottata, da
tutte le precauzioni messe in atto per il prelievo e la conservazione del lembo da trapiantare.

Sempre di più, tuttavia, diventa importante diagnosticare la malattia molto precocemente, onde poter mettere in pratica terapie semplici (cross linking)
in grado di arrestarne o rallentarne la progressione (anche in previsione del
fatto che la scienza è alla costante ricerca di terapie sempre più efficaci).

La cataratta

Che cos'è
All'interno dell'occhio c'è una piccola lente, poco più grande di una lenticchia: è il cristallino.

Il cristallino è posizionato appena dietro all'iride (la parte colorata dell'occhio) e ha la funzione di far convergere la luce e le immagini sulla retina, la
sottile membrana posizionata nella parte profonda dell'occhio che trasmette
le immagini al cervello.

Il cristallino, per consentire alla luce di passare, deve essere trasparente;
se diviene opaco, cioè se perde la trasparenza, si ha la cataratta e, quindi, l'annebbiamento della vista.

In Italia ogni anno vi sono circa 300.000 nuovi casi di cataratta.

La cataratta compare prevalentemente dopo i cinquant'anni; in questi ul-

6

timi decenni, l'età di insorgenza si è però man mano abbassata, tanto che oggi la cataratta a quarant'anni non è rara.

Essa si può sviluppare rapidamente, cioè nel giro di pochi mesi, oppure formarsi lentamente in parecchi anni. Solitamente il problema compare prima in un occhio e, successivamente, si verifica nell'altro.

I diversi tipi di cataratta hanno cause diverse, possono infatti:

- essere presenti alla nascita: sono, cioè, congenite e possono essere il risultato di un alterato sviluppo del cristallino o essere legate a malattie metaboliche o infiammatorie;
- comparire in seguito a ferite o traumi;
- verificarsi in seguito a uso di farmaci (cortisone, chemioterapici);
- essere legate a malattie sistemiche (diabete);
- infine, essere di natura sconosciuta.

La maggioranza però compare in seguito al naturale processo di invecchiamento dell'occhio.

Sintomi della cataratta

Il disturbo più comune è l'annebbiamento della vista; per lo più il calo visivo insorge in maniera lenta e progressiva, ma a volte compare in modo rapido e improvviso.

Frequenti sono pure il fastidio provocato dalla luce, la visione di aloni intorno alle sorgenti di luce, la sensazione di sdoppiamento delle immagini, la comparsa o l'aumento della miopia (che induce un apparente miglioramento della visione durante la lettura).

Intervento chirurgico

La cataratta va operata quando disturba la vista, quando cioè impedisce alla persona che ne è affetta di svolgere normalmente le sue attività visive e generali quotidiane.

Con i risultati che la chirurgia attuale consente di ottenere, la cataratta può essere rimossa durante un qualunque stadio di evoluzione; non è più quindi necessario attendere la sua "maturazione", anzi conviene operare precocemente; ciò semplifica l'intervento, ma, soprattutto, evita al paziente di dover convivere per lungo tempo con i fastidi provocati dall'opacità situata all'interno dell'occhio.

Esistono parecchie tecniche per operare la cataratta in base al tipo di situazione clinica e alle apparecchiature disponibili; la più utilizzata, quella meno traumatica e che fornisce i migliori risultati operatori e visivi è la facoemulsificazione a ultrasuoni; di recente introduzione è la facoemulsificazione ad acqua che però non ha fornito i risultati attesi. Grandi aspettative per il futuro si hanno per il laser a femtosecondi.

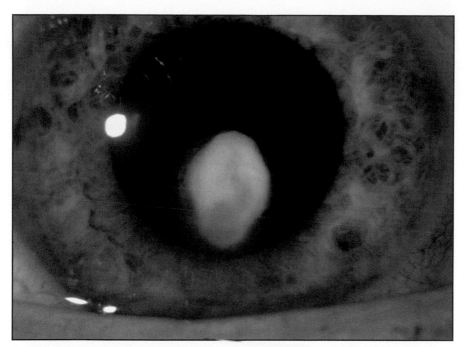

Fig. 6.5 Cataratta localizzata: l'area bianca opaca riduce la capacità e la qualità visiva dell'occhio

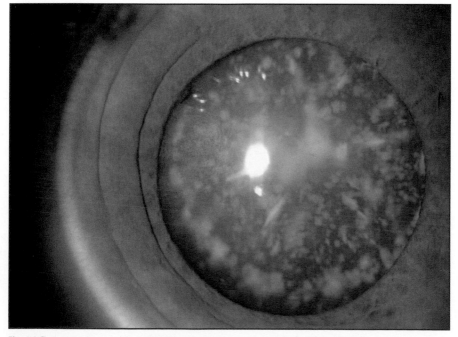

Fig. 6.6 Cataratta: le opacità della cataratta possono avere varia forma e densità

6

L'operazione si compone sostanzialmente di due parti:
- la rimozione della cataratta vera e propria;
- la sostituzione con un cristallino artificiale.

Rimozione mediante facoemulsificazione

Attraverso un'incisione di 2 o 2,5 mm viene estratto prima l'involucro anteriore, poi la parte centrale della cataratta viene frammentata in piccolissimi pezzi, infine viene aspirata la parte periferica molle. Attraverso la stessa piccola incisione viene poi inserito un cristallino pieghevole (in tal caso non vi è quasi mai necessità di sutura).

La facoemulsificazione a ultrasuoni è la tecnica:
- più sicura e precisa di chirurgia della cataratta;
- che comporta la guarigione più rapida e il recupero visivo più precoce.
  Inoltre presenta numerosi altri vantaggi:
- il trauma chirurgico, per la limitata apertura dell'occhio, è ridotto;
- non è necessaria, nella maggioranza dei casi, l'applicazione di punti di sutura, per cui si evita l'insorgenza di fastidiosi astigmatismi post-operatori e di irritazioni locali dovute alla sutura;
- l'assenza di punti consente inoltre un recupero visivo più rapido e una più veloce stabilizzazione rifrattiva;
- mobilizzazione immediata: il paziente dopo l'intervento non ha bisogno di stare a letto;
- rapido ritorno alle abituali attività personali, lavorative, sociali.

Sostituzione del cristallino

L'operazione di cataratta provvede alla rimozione della lente opaca, preparando l'occhio alla fase successiva dell'atto chirurgico: l'inserimento del cristallino artificiale.

La preparazione consiste nel lasciare in sede l'involucro anteriore periferico e quello posteriore della cataratta (che sono generalmente trasparenti); essi formano una specie di "sacco", che serve appunto ad accogliere il cristallino artificiale; questo viene quindi collocato esattamente nella stessa posizione di quello naturale.

La lente intraoculare, o cristallino artificiale, è senza ombra di dubbio il metodo più usato ma soprattutto il migliore per ristabilire la visione dopo l'operazione di cataratta. È costituita di una speciale plastica che ha dato ampie garanzie di tolleranza per l'intero arco di vita del paziente.

Dopo l'impianto di un cristallino artificiale, possono essere necessari gli occhiali per aiutare l'occhio a ottenere la miglior visione per vicino o per lontano.

Ma la tecnologia delle lenti intraoculari ha fatto, in questi ultimi anni, passi da gigante. Ora, l'obiettivo non è più soltanto di far recuperare ai pazienti la visione per lontano con una lente monofocale, ma di migliorarne la capacità visiva riducendo al minimo la dipendenza dagli occhiali, inclusi quelli da lettura o bifocali. Sono infatti disponibili lenti intraoculari in grado di assicurare la qualità della visione a tutte le distanze: vicino, intermedio e lontano, minimizzando o eliminando così l'uso di occhiali; sono i cristallini "accomodativi" e "multifocali", in grado cioè di consentire una buona acuità visiva, sia per lontano che per vicino, eliminando o riducendo enormemente la necessità di utilizzare gli occhiali.

Dopo l'operazione, la malattia può tornare?

Esiste la "cataratta secondaria", od opacità secondaria della capsula del cristallino, che si manifesta solo in chi è stato già operato di cataratta. È legata al fatto che, durante l'intervento, viene lasciato nell'occhio il "sacco", o capsula del cristallino catarattoso, utile per accogliere il cristallino artificiale: a volte succede che questa si opacizzi, riducendo i vantaggi dell'intervento.

Fortunatamente, esiste un laser a ittrio e alluminio, YAG laser, che consente di rimuovere, in pochi secondi, l'opacità del sacco o capsula, permettendo al paziente di vedere nuovamente.

Conclusioni

Ogni mese migliaia di cataratte vengono operate in Italia con ottimi risultati.

Le moderne tecniche chirurgiche consentono di operare in anestesia topica, in ambulatorio, con strumentazioni altamente sofisticate, eseguendo una piccolissima incisione e inserendo un cristallino artificiale pieghevole, senza necessità di sutura a fine intervento. Tutto ciò comporta una guarigione anatomica e funzionale rapida e un precoce ritorno alle normali funzioni quotidiane.

Il glaucoma

Che cos'è

Il glaucoma è una malattia caratterizzata dalla progressiva riduzione della vista e del campo visivo, causata dall'aumento della pressione interna dell'occhio a causa dell'accumulo di umore acqueo.

L'umore acqueo è un liquido, simile all'acqua, che viene prodotto nella parte anteriore dell'occhio (corpo ciliare) per nutrire e dare consistenza al bulbo oculare; esso lascia l'occhio attraverso apposite vie di uscita (sistema trabecolare).

Il rapporto tra la quantità di umore acqueo che viene prodotto e quello che esce deve essere tale da mantenere all'interno dell'occhio una pressione costante (il valore medio statistico per una persona di 40 anni deve essere di circa 18 millimetri di mercurio).

6

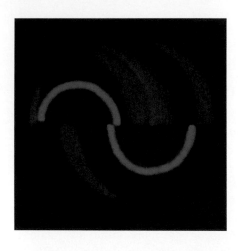

Fig. 6.7 Tonometria ad applanazione. È il metodo più efficace per misurare la pressione dell'occhio, esame importantissimo al fine di controllare il glaucoma

Qualunque anomalia che provoca una variazione di questo rapporto può determinare un aumento di pressione dell'occhio; ciò, in tempi più o meno lunghi, provoca una sofferenza delle fibre nervose che convergono nel nervo ottico, e quindi una riduzione della capacità visiva che inizialmente interessa in genere le parti periferiche del campo visivo, e poi progressivamente le altre.

Il glaucoma è una malattia di una certa gravità; se diagnosticata precocemente e curata opportunamente può però essere ben controllata e quindi permettere una vista confortevole per tutto l'arco della vita.

Tipi di glaucoma

Il glaucoma può essere primario o secondario:

- è primario quello causato da alterazioni delle zone attraverso le quali l'umore acqueo esce dall'occhio (sistema trabecolare);
- è secondario quello causato invece da fattori oculari, o generali, al di fuori del sistema di deflusso dell'umore acqueo (trauma, farmaci come per esempio il cortisone, diabete, malattie circolatorie).

Fra i glaucomi primari esistono due grandi categorie: il glaucoma cronico ad angolo aperto e il glaucoma primario ad angolo stretto o chiuso.

Glaucoma cronico ad angolo aperto

È il tipo di glaucoma più frequente; in questo caso l'umore acqueo raggiunge senza ostacoli l'angolo formato da iride e cornea all'interno dell'occhio, tuttavia non viene adeguatamente filtrato dal sistema trabecolare di deflusso (cioè non riesce a passare in maniera sufficiente attraverso questa struttura, che funziona un po' come il sistema delle griglie dei tombini dello scarico dell'acqua nelle strade), in quanto quest'ultimo è strutturalmente alterato; la pressione quindi aumenta e ciò si traduce in un danno progressivo al nervo ottico; l'entità del danno e la rapidità con cui esso si instaura dipende dall'entità della pressione oculare, dal tempo in cui essa rimane elevata, dall'età del paziente e da altri fattori.

Il glaucoma insorge prevalentemente dopo i 40 anni e nella grande maggioranza dei casi colpisce ambedue gli occhi.

Glaucoma ad angolo stretto o chiuso

È un tipo di glaucoma meno frequente del precedente (circa il 10% dei glaucomi) e lo si riscontra più spesso negli anziani e nei pazienti ipermetropi, specialmente di sesso femminile.

In questo caso l'accesso dell'umore acqueo al sistema trabecolare di deflusso è ostacolato dal fatto che l'angolo formato da iride e cornea ha un'ampiezza ridotta rispetto al normale.

La particolarità di questa patologia è che, in determinate condizioni (lettura protratta, emozioni improvvise, permanenza al buio, uso di farmaci locali o generali che dilatano la pupilla), si può scatenare un attacco acuto di glaucoma, evento molto grave che può portare a una notevole compromissione, non reversibile, della funzione visiva e di alcune strutture dell'occhio.

L'attacco acuto di glaucoma è caratterizzato da un violento dolore in regione orbitaria, spesso associato a nausea e a notevole abbassamento della vista.

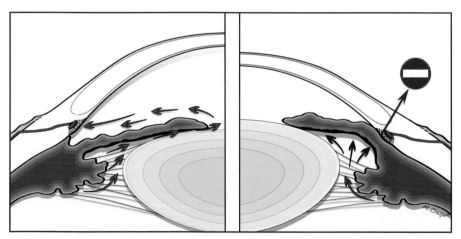

Fig. 6.8 Glaucoma acuto: nell'immagine di sinistra, in assenza di glaucoma l'umor acqueo prodotto dal corpo ciliare trova un normale deflusso; nell'immagine di destra, ove il cristallino è aumentato di dimensioni e l'angolo esistente tra cornea e iride è ristretto, l'umor acqueo spinge in avanti l'iride e provoca impedimento all'uscita dell'umor acqueo con improvviso aumento della pressione oculare (attacco acuto di glaucoma)

6

Diagnosi

Il glaucoma è una malattia subdola, poiché nella gran parte dei casi il paziente non avverte alcun sintomo se non quando le alterazioni visive sono già molto avanzate. Diventa quindi fondamentale la prevenzione sia sulla popolazione in generale (almeno dopo i 40 anni), sia sulle categorie a rischio per familiarità o per presenza di fattori predisponenti.

Una normale visita oculistica può già dare importanti indicazioni sulla presenza o meno della pressione oculare tipica della malattia; la misura della pressione oculare (tono oculare) è l'esame più semplice e più comune.

Se si sospetta un glaucoma è necessario eseguire alcuni altri semplici esami, i più importanti dei quali sono:
- la misura della pressione oculare ripetuta varie volte nella stessa giornata (curva tonometrica giornaliera);
- l'esame computerizzato del campo visivo, che informa in modo dettagliato sullo stato della funzione visiva globale del paziente, ma soprattutto sul danno indotto dal glaucoma al nervo ottico;

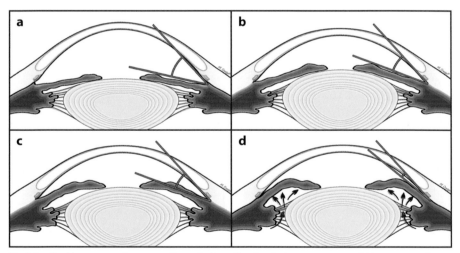

Fig. 6.9 a Occhio con angolo aperto: l'angolo è quello che si viene a creare tra iride e cornea: la sua apertura "normale" varia dai 15 ai 35° circa. Nel glaucoma cronico ad angolo aperto sono soprattutto le maglie del trabeculato sclerocorneale che ostacolano la normale fuoriuscita dell'umor acqueo e quindi sono responsabili dell'aumento di pressione. **b** L'angolo si è stretto per vari fattori concomitanti; aumento di spessore del cristallino, appiattimento della cornea e ispessimento dell'iride. L'iridectomia laser agisce prevenendo ed evitando l'attacco acuto. **c** L'angolo è ancora più stretto ma l'apertura consente ancora un regolare deflusso dell'umor acqueo fino a quando la pupilla è stretta, quindi l'iride non va ad accumularsi nell'angolo. In questo stadio l'iridectomia laser previene ancora l'attacco di glaucoma. **d** Con l'angolo ostruito, l'umor acqueo non può uscire dall'occhio e si accumula dietro all'iride facendola avanzare ancora di più e accentuando così la chiusura dell'angolo con conseguente forte aumento della pressione dentro l'occhio e comparsa di attacco acuto di glaucoma: occorre un intervento chirurgico

- gonioscopia: osservazione dell'angolo irido-corneale e del trabecolato, cioè delle strutture addette al deflusso dell'umor acqueo;
- osservazione della papilla ottica nel fondo dell'occhio per valutarne le condizioni (nel glaucoma avanzato è molto scavata e ha perso il suo caratteristico colore roseo per divenire pallida);
- esistono poi altri esami che si richiedono in casi particolari (OCT; analisi delle fibre del nervo ottico, GDX) e che servono a studiare la papilla ottica e le fibre del nervo ottico.

Questi esami, o alcuni di essi, vanno eseguiti con una frequenza che dipende dalla gravità della malattia: nei glaucomi di una certa gravità anche ogni 2-3 mesi; nelle forme lievi basta anche una volta all'anno.

Terapia
La cura del glaucoma prevede almeno tre modalità. La prima è la terapia medica, che si basa principalmente sull'uso di colliri; la seconda è parachirurgica e avviene mediante l'uso del laser; la terza è chirurgica e consiste nell'eseguire interventi che mirano a ripristinare un normale deflusso dell'umore acqueo.

Quando la terapia medica è sufficiente a ridurre il tono oculare a valori giudicati normali, la si continua fino a quando la situazione globale dell'occhio rimane sotto controllo; attualmente esistono in commercio numerosi ottimi farmaci che consentono di limitare fortemente i danni potenziali della malattia; occorre però che la diagnosi sia fatta precocemente e che la terapia venga seguita correttamente dal paziente.

Importante è anche il concetto di neuroprotezione, un ulteriore aiuto per ridurre le conseguenze dovute alla sofferenza delle fibre nervose.

Quando la terapia medica non è più sufficiente a compensare il glaucoma, si ricorre a un trattamento laser (che fornisce risultati apprezzabili solo in situazioni particolari); quando neppure questo è sufficiente si utilizza una procedura chirurgica.

Questa è la normale sequenza quando la diagnosi è precoce e il glaucoma si scompensa gradualmente con il passare del tempo; tuttavia, se la diagnosi è tardiva o se il caso è grave, si passa direttamente alla seconda o alla terza fase; in ogni caso, le varie modalità di cura vengono integrate come è di volta in volta necessario.

La retina e i suoi problemi

Degenerazione maculare senile
È una malattia che colpisce la retina, per l'esattezza la sua parte più importante per la visione, cioè quella centrale, chiamata macula. Grazie alla ma-

cula è consentita la visione distinta, la lettura dei caratteri più piccoli, la percezione dei colori.

Questa regione può andare incontro a vari processi traumatici, infiammatori e degenerativi anche in giovane età (si pensi, per esempio, alla miopia elevata, in cui l'acuità visiva è spesso ridotta proprio a causa dell'interessamento maculare); ma più frequentemente la regione maculare viene colpita dai processi di invecchiamento della retina e dei tessuti vicini, e per questo è comunemente chiamata degenerazione maculare senile o degenerazione maculare legata all'età (DMLE).

Questa patologia, che di solito compare a partire dal sesto decennio della vita, costituisce una delle cause più frequenti di cecità legale nel mondo occidentale.

L'affezione infatti colpisce il 18-20% della popolazione anziana, con prevalenza per il sesso femminile.

Perché si verifica

Con i processi di invecchiamento, si alterano i delicati meccanismi che sovrintendono alla nutrizione delle cellule retiniche, con il risultato che ha luogo un accumulo di "scorie" al di sotto della macula; esse alterano la funzionalità delle cellule deputate alla visione. I disturbi e il calo dell'acuità visiva sono in funzione della conseguente riduzione o scomparsa (atrofia) di queste cellule.

Può anche capitare, però, che al di sotto della macula indebolita si formino vasi sanguigni anomali, i quali, moltiplicandosi, alterano la struttura della retina e danno origine a emorragie; se i vasi anomali, chiamati neovasi, interessano la macula, il calo visivo è grave.

I sintomi

La sintomatologia iniziale è costituita dalla visione distorta degli oggetti (metamorfopsia), seguita dalla riduzione graduale e progressiva della visione centrale, cioè della visione nitida degli oggetti e dei colori, che crea disturbi soprattutto alla lettura e al lavoro per vicino e, successivamente, determina l'incapacità a svolgere queste attività. La visione periferica viene invece conservata, per cui il paziente non corre il rischio di divenire completamente cieco.

La terapia

Per quanto riguarda la prevenzione e la terapia medica della DMLE, l'assunzione di sostanze quali la luteina, gli Omega-3, la vitamina A e la vitamina E, è da ritenersi utile per la protezione dei tessuti retinici, come anche l'utilizzo dell'estratto di ginkgo biloba per migliorarne l'emodinamica.

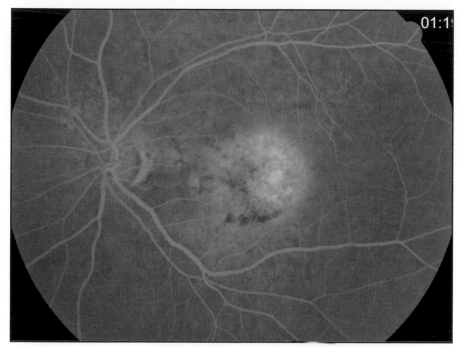

Fig. 6.10 Maculopatia senile: comporta un importante calo della funzione visiva centrale

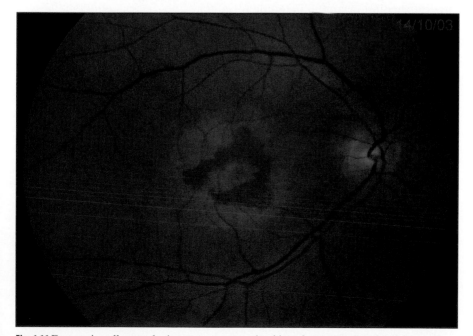

Fig. 6.11 Emorragia nella macula: è un evento grave che riduce fortemente l'acuità visiva

6

Attualmente una terapia valida della degenerazione maculare, quando ve ne è la possibilità, è il trattamento con il laser, una particolare forma di energia luminosa, selettiva per le regioni retiniche malate.

È di fondamentale importanza, per questa terapia, la diagnosi precoce, perché il successo terapeutico è direttamente proporzionale alla precocità del trattamento. La procedura consiste nell'iniezione endovenosa di sostanze che si legano al tessuto patologico; esso, quindi, può essere aggredito e curato più efficacemente con laser specifici; esistono infatti alcuni laser le cui radiazioni vengono assorbite direttamente dalle sostanze iniettate e legate al tessuto patologico (terapia fotodinamica), e che quindi consentono di effettuare il trattamento con estrema precisione, indirizzandolo solo sul tessuto malato.

Quando vi è una componente edematosa marcata (liquido negli strati retinici) è possibile una terapia a base di sostanza antiedema (corticosteroidi, quale, per esempio, il triamcinolone) mediante iniezione nel bulbo.

Sempre con somministrazione mediante iniezione nel bulbo, esistono sostanze che inibiscono lo sviluppo dei vasi anomali responsabili del danno. Sono sostanze già utilizzate in medicina, molto simili ai chemioterapici.

In casi selezionati è possibile una terapia chirurgica molto delicata, che permette l'asportazione degli strati vitreali che alterano la retina (peeling retinico; vitrectomia = asportazione del vitreo).

È attualmente allo studio una possibile utilizzazione, in un prossimo futuro, delle cellule staminali (cellule totipotenti) per la riparazione delle parti retiniche alterate.

Retinopatia diabetica

Il diabete mellito è una malattia che colpisce soprattutto il sistema circolatorio sanguigno, con preferenza per i piccoli vasi. Un organo ricco di questi piccoli vasi è proprio l'occhio, e precisamente la retina, cioè la membrana visiva. Il rischio di danni (retinopatia diabetica) aumenta con la durata del diabete, perché il danno a livello retinico può essere considerato come espressione di un'alterazione cronica; anche la gravità del diabete facilita l'insorgenza precoce dei danni della retina. La prevalenza di questa malattia e le probabilità di cecità sono quindi correlate alla durata e allo stato di compenso della malattia diabetica.

La retinopatia diabetica è una delle principali cause di cecità nei paesi più sviluppati; secondo dati statistici sarebbe responsabile dell'11% dei casi di cecità riconosciuta legalmente tra tutti i gruppi di età, e del 19% di quelli d'età compresa tra i 20 e i 64 anni.

Dei circa 2 milioni di persone affette da diabete in Italia, si calcola che il 25% sia affetto da retinopatia; dopo i 15 anni di malattia, la frequenza tende a salire al 75-80%.

Meccanismo di insorgenza della retinopatia

La retinopatia diabetica provoca uno stato di sofferenza del circolo sanguigno retinico, che degenera in una condizione di ipossia retinica (rallentato e ridotto apporto d'ossigeno alla retina).

Come in altri distretti del corpo umano, quando un tessuto non riceve più sangue, e quindi ossigeno, degenera. A livello retinico i vasi sanguigni diventano più deboli, modificano la loro morfologia, danno origine a edema (liquido nella retina) e a emorragie ripetute, che a lungo termine alterano il tessuto retinico.

Se queste alterazioni di tipo ischemico, cioè da mancanza di irrorazione sanguigna, sono accentuate o durano a lungo, si può instaurare un processo per cui a livello retinico si formano vasi sanguigni anomali (neovasi) per sopperire alla mancanza di ossigeno; la struttura di questi nuovi vasi, anomali, è però molto debole, per cui vanno incontro a ripetuti processi emorragici.

Questi vasi anomali, o neovasi, proliferano e distruggono il tessuto retinico, dando origine a processi fibrotici (cicatriziali), con possibile rottura e distacco retinico (retinopatia proliferante).

Accanto all'esame del fondo oculare, la fluorangiografia è la metodica più adatta per l'esatta valutazione della malattia; evidenzia, infatti, le iniziali alterazioni del microcircolo retinico, accerta la presenza di aree di ischemia e fornisce quindi indicazioni indispensabili al trattamento laser. Anche l'OCT è utile per monitorare la patologia retinica.

Terapia

La fotocoagulazione della retina con il laser è indicata nella retinopatia diabetica per bloccare le alterazioni vascolari, distruggere cioè i vasi anomali e le aree retiniche ischemiche che, altrimenti, potrebbero degenerare in emorragie ripetute, con conseguente perdita della visione.

È importante sapere che il trattamento laser "distrugge" tessuti potenzialmente a rischio, e quindi non serve a migliorare la vista ma anzi a volte la peggiora; la sua funzione è quella di trattare "ora" il tessuto malato e fare un "danno controllato e limitato", invece di lasciare che la malattia progredisca ineluttabilmente.

Solo nei casi più gravi e avanzati, quando la retinopatia coinvolge anche la struttura vicina (vitreo), è utile un approccio chirurgico finalizzato alla rimozione delle strutture alterate del vitreo (vitrectomia).

Va poi sottolineato che alcuni principi attivi, contenuti nell'estratto di gingko biloba e nell'estratto di corteccia di pino marittimo, sono indicati per rallentare il danno vascolare in corso di retinopatia diabetica. Sono infatti particolarmente attivi sul microcircolo, ostacolando la fuoriuscita dei liquidi dai capillari, rafforzandone l'integrità delle pareti e nello stesso tempo migliorando il flusso ematico e la deformabilità eritrocitaria, garantendo così il miglior metabolismo retinico.

Anche l'acido lipoico è utile a rallentare l'evoluzione della retinopatia diabetica, per la sua spiccata attività antiossidante e chelante, oltre alla capacità di riattivare il metabolismo glucidico.

La letteratura internazionale suggerisce anche l'integrazione di oligoelementi come il cromo, il resveratrolo e gli acidi grassi Omega-3, per il supporto terapeutico in caso di diabete.

Prevenzione

Il soggetto diabetico, oltre a mantenere un buono stato generale e un buon compenso metabolico, evitando soprattutto i cosiddetti sbalzi glicemici – in particolare le ipoglicemie –, mediante controllo glicemico, dieta, terapia generale ecc., deve sottoporsi periodicamente a un'analisi del fondo oculare ed eventualmente a un esame fluorangiografico, onde rimediare tempestivamente alle alterazioni retiniche sopravvenute.

Principali sintomi della retinopatia diabetica

Sono genericamente scarsi, anche perché la malattia si evolve per lo più lentamente; quando la patologia arriva a coinvolgere la regione maculare si possono avere allora:
- difficoltà di ottimale messa a fuoco, specialmente nella lettura per vicino, visione annebbiata, difficoltà di vedere bene i "dettagli" con normale nitidezza;
- senso di fastidio alla luce, sia naturale che artificiale (fotofobia);
- aloni intorno alle sorgenti luminose;
- difficoltà di adattamento passando da ambienti luminosi ad ambienti scarsamente illuminati (per esempio entrando in una galleria);
- sensazione di vedere come attraverso uno strato acquoso (segno di edema retinico centrale);
- perdita di alcune aree del campo visivo (scotomi centrali o periferici).

Distacco di retina

Sulla superficie profonda dell'occhio, internamente, è situata la retina, che è la membrana visiva dell'occhio; essa "fotografa" tutto quello che avviene all'esterno.

È formata da due foglietti, uno esterno, chiamato epitelio pigmentato, aderente alla parete esterna del bulbo, e uno interno, denominato retina nervosa, aderente al corpo vitreo.

Affinché la visione sia normale, occorre che la retina sia integra, ben aderente alla parete posteriore. Ciò è possibile grazie ai legami che la retina pos-

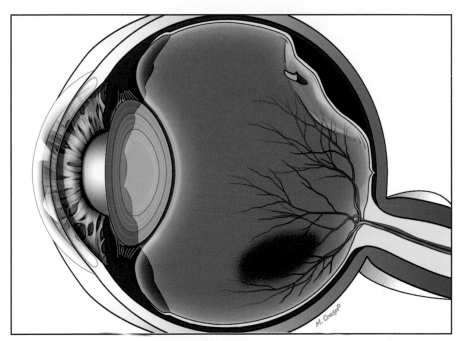

Fig. 6.12 Rottura retinica: dal foro entra liquido e stacca la retina anteriore dagli strati profondi sottostanti; avviene il distacco della retina

siede posteriormente con la parete dell'occhio e grazie al sostegno di una sostanza gelatinosa presente nella porzione centrale dell'occhio, chiamata vitreo, che, non avendo un supporto vascolare e quindi potendo disporre di un metabolismo limitato, deve adattare la sua struttura al volume della camera.

Quindi, i rapporti che la retina ha con le strutture adiacenti – cioè parete posteriore dell'occhio e vitreo – sono di fondamentale importanza per la sua integrità e, di conseguenza, per una visione corretta.

Nel distacco di retina il foglietto interno si stacca dall'epitelio pigmentato.

Il distacco può essere parziale, cioè coinvolgere solo alcuni settori della retina, o totale, compromettendo la visione in modo parziale o totale.

Cause del distacco di retina
Le condizioni in cui il distacco di retina avviene con più frequenza sono sostanzialmente quattro.
- La miopia: nell'occhio miope la retina è più sottile e i legami prima descritti sono più deboli; inoltre, il vitreo ha caratteristiche diverse da quelle dell'occhio normale: è più fluido, ha una densità meno uniforme, con rapporti modificati nei confronti della parete retinica adiacente. Ciò predispone alla formazione di fori o di rotture retiniche, che compaiono so-

prattutto nella retina periferica, conseguenti appunto ad alterazioni degenerative. Attraverso queste rotture si infiltra il liquido di provenienza vitreale e progressivamente si verifica il distacco.
- I traumi.
- Il diabete.
- La chirurgia: alcuni interventi chirurgici oculari (cataratta, glaucoma ecc.)
  possono predisporre al distacco di retina; anche gli interventi laser YAG,
  per le opacità secondarie legate a interventi di cataratta, possono (in occhi predisposti) favorire l'insorgenza del distacco.

I sintomi

I sintomi sono direttamente dipendenti dalla zona e dall'estensione della retina colpita. Nel caso in cui esista un piccolo foro, o una piccola lesione retinica, il paziente può anche non accusare alcun disturbo. È solo l'osservazione da parte dell'oculista che ne rileva l'esistenza.

Se la lesione è più importante possono comparire "mosche volanti", o macchie scure mobili (miodesopsie), visibili soprattutto in ambienti molto luminosi o quando si osserva una parete chiara come sfondo. Frequenti sono i lampi luminosi (fosfeni), soprattutto quando il paziente si trova in ambiente poco
luminoso o al buio, e quando muove l'occhio.

La comparsa di tende scure grigie o nere in uno o più settori del campo visivo deve mettere in allarme: esse corrispondono alle aree di retina staccate, che
non sono più in grado di percepire la luce. Di solito, le aree oscure compaiono
inizialmente perifericamente, nei settori laterali del campo visivo, ma possono
estendersi e coinvolgere la retina centrale, che è la porzione più importante per
una vista corretta; se ciò avviene l'acuità visiva viene sensibilmente ridotta.

La diagnosi

Oltre a eseguire l'esame dell'acuità visiva, è necessario osservare il fondo oculare, dopo aver dilatato bene la pupilla; di grande aiuto è la lampada a fessura con il supporto di lenti particolari, come la lente di Goldman che, essendo dotata di vari specchietti con differenti angolazioni, consente l'esame
anche dei recessi più nascosti della retina.

La terapia

È direttamente dipendente dalla gravità ed estensione del distacco. Quando
la retina non è ancora staccata, ma presenta fori o rotture retiniche sufficientemente localizzate, il trattamento può essere fatto con il laser.

L'azione del laser si chiama "fotocoagulazione"; in pratica, con una luce
particolare che trasporta energia è possibile cicatrizzare la lesione. In questo
caso si mettono dei "rinforzi" alla zona colpita per delimitare la rottura. Que-

sto intervento si esegue in anestesia topica (qualche goccia di anestetico nell'occhio), non richiede il ricovero e ha una durata di pochi minuti.

Quando invece la retina si è proprio staccata il laser non basta più.

I casi lievi possono essere trattati con la criocoagulazione, cioè mediante sonde che sfruttano la bassa temperatura per cicatrizzare la zona retinica lesa; in tal caso, dopo un'anestesia locale (iniezione di anestetico), la sonda a bassa temperatura viene appoggiata direttamente sull'occhio in corrispondenza della rottura o del piccolo distacco; il freddo provoca una reazione della retina e dei tessuti vicini, causando la cicatrizzazione dell'area interessata e quindi l'accollamento.

Quando la retina è staccata estesamente, solo il vero e proprio intervento chirurgico può permetterne il riaccollamento; talvolta è sufficiente l'anestesia locale, ma spesso è necessaria l'anestesia generale.

L'operazione può essere effettuata intervenendo dall'esterno o dall'interno dell'occhio. In ambedue i casi è necessario in primo luogo chiudere e cicatrizzare il foro o la rottura che ha provocato il distacco, in modo da ristabilire l'integrità della retina; ciò può essere fatto con la criocoagulazione o con il laser; poi si procede al vero e proprio riaccollamento.

Nell'intervento dall'esterno, dopo aver trattato la rottura mediante un'apposita siringa si aspira il liquido depositato sotto la retina, allo scopo di facilitare il riaccollamento; ciò di solito non è però sufficiente per ottenere la guarigione; perciò il riaccollamento retinico va aiutato dall'esterno, utilizzando speciali e appositi rinforzi sulla superficie esterna, detti "cerchiaggi" e "indentazioni", che avvicinano la parte dell'occhio alla retina.

Nei casi in cui non sia possibile distendere e riattaccare la retina dall'esterno, il chirurgo procede dall'interno dell'occhio; utilizza sostanze da iniettare all'interno (soluzione salina, aria, olio di silicone) che spingono la retina verso la parte esterna dell'occhio. Queste sostanze prendono il posto del vitreo, che viene preventivamente rimosso (vitrectomia).

Conclusioni

Come in ogni malattia, anche nel distacco di retina è importante una diagnosi precoce per evitare danni gravi.

Infatti, il recupero visivo post-operatorio di interventi per distacco di retina è direttamente proporzionale alla gravità della lesione. Se le lesioni sono periferiche e il distacco è localizzato, il recupero visivo è totale o pressoché totale. Se il distacco, viceversa, ha interessato le parti più importanti della retina dal punto di vista funzionale (macula o retina centrale), e soprattutto se si tratta di un distacco di lunga data, il recupero funzionale è decisamente ridotto o anche quasi nullo. La tempestività nel trattamento delle lesioni è di fondamentale importanza.

I problemi del vitreo: le cosiddette "mosche volanti", più tecnicamente chiamate "miodesopsie"

Il vitreo è una massa gelatinosa trasparente, semifluida (per avere un'idea si pensi all'albume dell'uovo crudo), che occupa la maggior parte della cavità del bulbo oculare, compresa tra il cristallino e la retina. Il vitreo ha una funzione sia meccanica che ottica.

Che cosa sono le miodesopsie o corpi mobili o mosche volanti?

Le miodesopsie sono disturbi visivi caratterizzati dalla sensazione di oscuramento circoscritto del campo visivo, come se minuscoli corpi puntiformi, cilindrici o di forme irregolari, si interponessero tra l'occhio e l'oggetto guardato.

Il paziente, infatti, riferisce di vedere oggetti di varia forma e tipo che fluttuano dentro l'occhio e che sfuggono quando cerca di fissarli.

Possono presentarsi sotto forma di anello, di linea, di ragnatela, di fiocchi di cotone o avere altre forme. Il soggetto continua a vedere tutto, ma con la sovrapposizione di ombre più o meno piccole in determinate aree. I corpi mobili risultano particolarmente evidenti quando la persona rivolge lo sguardo verso superfici chiare, luminose, come le pareti bianche di una stanza o il cielo azzurro.

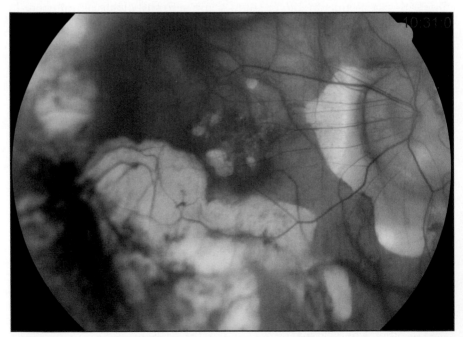

Fig. 6.13 Retina in una forma elevata di miopia. Si notino le aree biancastre che sono aree di atrofia, zone cioè in cui la retina è praticamente assente

Questo fenomeno è dovuto al deterioramento del corpo vitreo che, inizialmente, è una sostanza trasparente e compatta, ma che con il tempo, sia per cause naturali (età), sia per altre cause (miopia, traumi, infiammazioni), perde la sua integrità facendo intravedere parte delle proteine che costituiscono il reticolo vitreale. Pertanto, le mosche volanti e i corpi mobili non sono altro che alcune proteine vitreali o addensamenti di queste, non più trasparenti ma visibili, che fluttuano nel vitreo davanti alla retina.

Cause

La principale causa delle miodesopsie è sicuramente l'invecchiamento: con l'età infatti si assiste a una degenerazione delle molecole e delle fibrille di collagene dello strato gelatinoso del vitreo. Esso cambia consistenza, tendendo a diventare sempre più fluido (fluidificazione e collasso del vitreo con successivo distacco). I cambiamenti possono iniziare già in giovane età. In particolare, si è visto che nel 15% della popolazione tra i 20 e i 40 anni iniziano a esservi fenomeni di degenerazione vitreale; tale percentuale aumenta al 19% nella popolazione tra i 41 e i 50 anni, al 63% tra i 51 e 60 anni, oltre l'80% nella popolazione oltre i 60 anni.

Anche la miopia, se di media-elevata entità (maggiore di 6-7 diottrie) può causare l'accelerazione dei processi di degenerazione vitreale; ciò sembrerebbe essere in relazione con l'allungamento anormale del bulbo miope.

Le terapie attualmente utilizzate sono:
- la terapia medica;
- la terapia chirurgica o vitrectomia.

Per quanto riguarda la terapia medica, non vi sono attualmente in letteratura prove scientifiche che dimostrino la sua reale efficacia; di aiuto può essere aumentare l'idratazione dell'organismo e migliorare l'alimentazione, fornendo i principali elementi per la ricostituzione del collagene vitreale che ne ripristinino la normale fisiologia, come aminoacidi (lisina e arginina), carnicina, potassio, magnesio, e sostanze come la bromelina, che bloccano l'attività delle metalloproteasi.

In casi estremi si può prendere in considerazione l'intervento di vitrectomia, in particolare quando la patologia primaria lo richieda come unica soluzione possibile alla malattia in atto (per esempio, emorragia nel vitreo), e non come soluzione al sintomo delle miodesopsie da degenerazione vitreale senile o miopica.

Il nervo ottico

Che cos'è

Il nervo ottico è quel "cordone", situato posteriormente al bulbo oculare, che collega l'occhio con la corteccia cerebrale (corteccia visiva o calcarina). È costituito da un fascio di fibre nervose, circa 800.000-1.000.000, che provengono dalle cellule della retina; è come se tanti piccoli rami di un albero, distribuiti nello spessore della retina, si riunissero per formare il tronco (il nervo ottico); la parte più anteriore del nervo, dove questi rami confluiscono, situato quasi al centro della retina, ha forma rotonda e prende il nome di disco o papilla ottica.

Il nervo ottico con le sue fibre nervose ha la funzione di trasportare gli impulsi visivi dalla retina alla corteccia visiva, che è il centro di elaborazione dell'immagine. Tra le fibre del nervo ottico corrono anche alcuni vasi sanguigni.

Malattie del nervo ottico
Le malattie del nervo ottico possono essere:
- neurologiche;
- infiammatorie infettive;
- vascolari;
- tossiche;
- traumatiche.

Neurologiche
La malattia neurologica che più frequentemente colpisce il nervo ottico, provocando una neurite ottica (infiammazione posteriore del nervo ottico), è chiamata sclerosi multipla o sclerosi a placche. Si tratta di una malattia degenerativa, provocata da cause sconosciute, che può interessare, oltre all'occhio, anche porzioni del sistema nervoso centrale. Questa malattia colpisce soprattutto il "rivestimento" del nervo ottico, provocandovi infiammazioni a settori (placche). È di solito monolaterale. Altre malattie neurologiche provocano meno frequentemente neurite ottica: per esempio, le infiammazioni che coinvolgono l'encefalo possono diffondersi interessando il nervo ottico (encefaliti, encefalomieliti).

Infiammatorie infettive
Anche se molto rare, sono provocate per lo più da infezioni virali o batteriche, che si presentano come estensioni locali di malattie infiammatorie che coinvolgono l'orbita e le regioni attorno agli occhi (sinusiti, meningiti).

Vascolari
Qualsiasi malattia, che provochi un'alterazione della circolazione del sangue nei vasi del nervo ottico, può determinare una sua sofferenza.
Alcune malattie sistemiche, come diabete, ipertensione arteriosa, patologie tumorali espansive, malattie del sangue (anemie), possono dare stati di sofferenza del nervo ottico.

Tossiche

Varie sostanze di origine interna o esterna al corpo possono essere causa di neuropatie ottiche; la più comune è la neuropatia tabagica (fumo eccessivo) o alcolica (continuativa assunzione di prodotti alcolici in quantità smodata). Queste due sostanze esogene influiscono sul corretto assorbimento di sostanze nutritive (grassi, proteine, vitamine) indispensabili per il funzionamento del sistema nervoso.

Traumatiche

Qualsiasi trauma cranico (automobilistico, motociclistico in particolare) sopraciliare o frontale può determinare una frattura del canale osseo in cui transita il nervo ottico, causando un edema con conseguente danno della capacità visiva, fino alla completa sua perdita se non si interviene.

Sintomi

Il sintomo più comune di uno stato di sofferenza del nervo ottico è, quasi sempre, la diminuzione dell'acuità visiva, che può presentare gradi diversi in relazione alla gravità e al tipo di malattia. Se la sofferenza del nervo ottico è di tipo cronico, cioè prolungata nel tempo, si può arrivare anche all'atrofia del nervo (assenza di visione). In alcuni casi è presente un dolore in regione oculare, specialmente se si muove il globo, oppure una cefalea. Possono comparire i deficit del campo visivo che possono essere localizzati (scotomi) o diffusi a interi settori del campo visivo (emianopsia = deficit di metà campo visivo). Frequentemente c'è alterata o difettosa visione dei colori.

Diagnosi

Qualsiasi noxa patogena (fattore nocivo) che agisca sulle vie ottiche comporta quasi sempre la comparsa di deficit del campo visivo. L'esame computerizzato del campo visivo informa in modo dettagliato sullo stato della funzione visiva globale del paziente.

L'osservazione del fondo dell'occhio, e in particolare del disco o papilla ottica, è di fondamentale importanza per la diagnosi della malattia. Esistono anche esami di tipo elettrofunzionale, cioè che verificano la capacità di conduzione dello stimolo visivo (potenziali evocati visivi, PEV).

Anche la tomografia ottica a radiazione coerente (OCT, GDX) fornisce importantissime informazioni sullo stato del nervo ottico.

Terapia

La terapia essenzialmente consiste nella cura della malattia sistemica (cortisonici nelle malattie demielizzanti e sclerosi multipla), antibiotici e/o antivirali nelle infettive, eliminazione delle sostanze tossiche (fumo, alcool, veleni ecc.).

6

Nelle patologie vascolari la cura è indirizzata alle malattie causali, quali l'ipertensione arteriosa e il diabete.

Nelle fasi acute delle malattie demielinizzanti, compresa la sclerosi multipla, sono invece molto utili i cortisonici.

Lo strabismo

Che cos'è

Il bulbo oculare, situato all'interno dell'orbita, si muove grazie all'azione di 6 muscoli (detti muscoli extraoculari) posti intorno a esso. L'azione combinata e ordinata di questi muscoli fa sì che i due occhi si muovano in "simmetria", cioè che ambedue gli assi visivi degli occhi si dirigano contemporaneamente verso uno stesso punto dello spazio. Esistono muscoli che, contraendosi, dirigono gli occhi verso l'alto, altri che dirigono gli occhi verso il basso, altri ancora che spostano gli occhi lateralmente e in altre posizioni intermedie. Si pensi che, durante la vita di ogni giorno, gli occhi si muovono contemporaneamente e cambiano di direzione circa 5 volte al secondo.

L'asse visivo è una linea che unisce la retina (nella sua parte principale e centrale, detta macula) con l'oggetto fissato: i due assi visivi, paralleli fra di loro – cioè i due occhi – si accompagnano l'un l'altro ovunque si dirigano.

Tutti questi movimenti avvengono contemporaneamente e in egual misura nei due occhi.

La situazione in cui gli occhi appaiono in qualche modo "asimmetrici" è detta strabismo.

Tipi di strabismo

Lo strabismo può essere classificato nel modo seguente:
- strabismo convergente (o esotropia) quando uno o ambedue gli occhi deviano verso il naso;
- strabismo divergente (o exotropia) quando uno o ambedue gli occhi si dirigono verso l'esterno;
- strabismo verticale (ipo o ipertropia) a seconda che l'occhio deviato sia più basso o più alto rispetto al controlaterale.

Strabismo convergente

Dal punto di vista clinico, lo strabismo convergente può essere:
- congenito;
- accomodativo (legato a difetti rifrattivi, come per esempio l'ipermetropia);
- paralitico (legato alla paralisi di un muscolo).

Lo strabismo congenito compare di regola molto precocemente (entro il

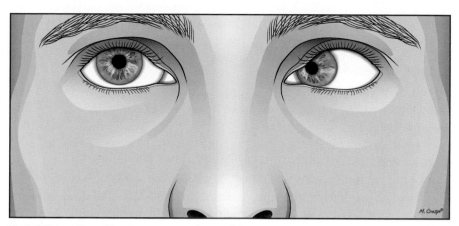

Fig. 6.14 Forma di strabismo convergente (esotropia)

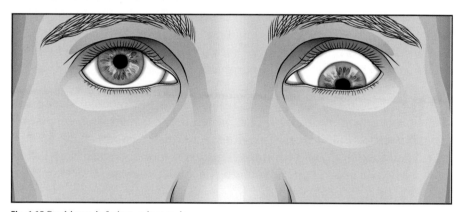

Fig. 6.15 Strabismo inferiore o ipotropia

sesto mese di vita); si tratta di una deviazione per lo più ampia e di evidente riscontro.

Lo strabismo accomodativo ha una comparsa più tardiva; esordisce in età prescolare, generalmente attorno ai 3-4 anni di vita; può essere intermittente e con un'ampiezza variabile.

L'instaurarsi di uno strabismo convergente accomodativo dipende, nella maggioranza dei casi, dalla presenza di un importante difetto di vista, quale l'ipermetropia non corretta, e quindi, se il difetto viene corretto in età infantile e comunque prima che si instaurino alterazioni permanenti, lo strabismo stesso può guarire.

Lo strabismo paralitico è causato dalla riduzione della forza sviluppata da uno o più muscoli. Questo è il caso in cui è presente una paralisi del muscolo, che causa un'attività ridotta o assente del muscolo stesso. Lo strabismo

6

paralitico insorge generalmente in età adulta (quando, cioè, il soggetto ha completato il processo di maturazione visiva) e può essere conseguenza di fatti vascolari, alterazioni neurologiche e altro.

Strabismo divergente

Dal punto di vista clinico, lo strabismo divergente può essere:
- primitivo;
- secondario;
- paralitico.

Lo strabismo divergente primitivo, generalmente, esordisce in età giovanile, è di solito intermittente e può essere aggravato dall'affaticamento visivo. Può essere legato a un difetto visivo elevato (per lo più miopia elevata).

Lo strabismo secondario si manifesta in presenza di importanti deficit sensoriali, per esempio una minorazione visiva importante o, comunque, patologie che causino gravi riduzioni dell'acuità visiva (cataratta congenita, difetto rifrattivo, miopia elevata), soprattutto se riguardano un solo occhio.

Questa minorazione visiva importante può dar luogo a strabismo a causa del non uso, perché, non vedendo correttamente, l'occhio non riesce a fissare o a seguire l'immagine, quindi devia.

Lo strabismo paralitico: la paralisi di un muscolo extraoculare determina la comparsa di una deviazione; cioè, nel caso in cui la forza sviluppata da uno o più muscoli di un occhio sia ridotta (paresi), il bulbo oculare interessato avrà difficoltà a compiere il movimento che normalmente viene effettuato grazie alla contrazione del muscolo, e quindi compare la deviazione.

Sintomi

L'alterato parallelismo tra i bulbi oculari comporta una serie di problemi, diversi a seconda dell'età del soggetto al momento dell'esordio dello strabismo.

Dal momento che i due occhi non sono paralleli, ogni immagine si forma su aree retiniche non corrispondenti, cioè diverse, nei due occhi e l'immagine viene pertanto percepita e vista come doppia (diplopia). Si tratta di una sensazione soggettiva, che consiste nel vedere doppi gli oggetti che ci circondano; è un sintomo tipico dello strabismo che compare in un individuo che abbia già completato la propria maturazione visiva.

Nel bambino, invece, questo sintomo è meno frequente. Infatti, qualora lo strabismo compaia durante il periodo "plastico" della maturazione visiva (all'incirca nei primi sei anni di vita) il bambino è inconsciamente in grado di evitare i disturbi (diplopia), ricorrendo a particolari meccanismi di compenso come la soppressione (eliminazione dell'immagine peggiore); in conseguenza di ciò userà preferibilmente l'occhio migliore e tenderà a escludere l'altro, che andrà quindi incontro ad ambliopia (occhio pigro).

Altri sintomi tipici possono essere la chiusura volontaria di un occhio (che elimina la diplopia) o la posizione anormale del capo (che rappresenta un meccanismo di compenso alla fastidiosa sintomatologia); il paziente, infatti, ruotando la testa nella direzione del campo di azione del muscolo leso, modifica la posizione degli occhi, limitando così la diplopia.

Lo strabismo può essere la conseguenza di una minorazione visiva importante ma, nello stesso tempo, può influire sulla normale capacità visiva di un occhio (ambliopia o occhio pigro), soprattutto nei primi anni di vita, quando cioè la vista si sta "ancora formando".

Terapia dello strabismo

Il sospetto di uno strabismo, da parte dei genitori o del medico curante, richiede sempre una valutazione dello specialista oculista: è infatti importante porre una diagnosi precoce per iniziare tempestivamente un trattamento antiambliopia (contro la "pigrizia" dell'occhio).

Il percorso diagnostico consiste nell'esame dei riflessi luminosi corneali (riflessione di una sorgente luminosa da parte della cornea), nell'esecuzione del cover test (chiusura alternata dell'occhio), nell'esame della stereopsi (capacità di visione tridimensionale) e dell'acuità visiva, oltre ad altri metodi più sofisticati (test di Lang ecc.).

La terapia si concentra essenzialmente su tre punti:
- la correzione di un eventuale difetto rifrattivo;
- il trattamento di un eventuale deficit funzionale dell'occhio (ambliopia);
- il riallineamento chirurgico dei bulbi.

Le importanti sequele sensoriali (deficit visivi), che possono presentarsi nella fase plastica dello sviluppo funzionale degli occhi (sviluppo della capacità visiva), devono essere tempestivamente trattate nei primi anni di vita mediante l'occlusione dell'occhio dominante (quello che vede meglio) per stimolare l'occhio pigro.

Ovviamente, il trattamento occlusivo va instaurato previa correzione totale del difetto visivo rifrattivo (con occhiali o lenti a contatto). Molto spesso il riconoscimento della natura rifrattiva (ipermetropia, miopia, astigmatismo) del difetto e la sua completa correzione riportano gli assi visivi a essere paralleli. Altre volte occorre l'intervento chirurgico.

Nello strabismo di tipo paralitico la terapia è rivolta alla causa scatenante (malattie neurologiche, traumi, diabete, ipertensione ecc.), e può prevedere anche l'utilizzo di lenti particolari (lenti prismatiche) che determinano lo spostamento e la regolarizzazione dell'immagine; la terapia chirurgica ha, nella forma paralitica, soprattutto un intento estetico e tenta di riallineare, nel modo più preciso possibile, i bulbi oculari.

Per ulteriori informazioni sullo strabismo si veda il Capitolo 30.

L'inquinamento dell'aria a opera dell'uomo nasce dai fuochi accesi, per la cottura del cibo e la protezione dal freddo, nelle capanne dei nostri antenati. Si è poi insediato nei villaggi, nelle città piccole e grandi – Seneca e Orazio se ne lamentavano già allora –, favorito, con l'avvento dell'era industriale, dalle emissioni per combustione del carbone e dalla grande disponibilità di prodotti petroliferi.

L'azione di agenti tossici di origine naturale o umana, in gran parte secondari alla crescita economica e della popolazione, ha portato, in questi ultimi secoli, a un importante *inquinamento atmosferico* dell'ambiente. Le piogge acide, l'assottigliamento dello strato di ozono, l'aumento dell'effetto serra, che ne derivano, causano danni agli esseri viventi e alla natura. Si tratta di un inquinamento ambientale *esterno*, di natura chimica, termica, luminosa, radioattiva.

Nel 1976, tra i partecipanti a un raduno di legionari americani, tenutosi a Filadelfia, scoppiò un'epidemia di polmonite che si rivelò essere assai temibile, e che venne chiamata appunto *malattia dei legionari*. Si scoprì in seguito che era causata da un batterio – *Legionella pneumophila* – presente negli impianti di ricircolo dell'acqua calda degli impianti idro-sanitari e per l'aria condizionata della struttura che li ospitava.

Questa polmonite fa parte delle cosidette *malattie legate agli immobili* (Building Relate Illnesses o BRI), che presentano caratteristiche precise: vi è un numero limitato di persone interessate, quelle presenti all'interno di un ambiente circoscritto, ed è possibile stabilire una diretta correlazione di causa ed effetto tra specifici agenti biologici contaminanti e la patologia individuale.

La pneumopatia da ipersensibilità, la febbre da umidificatore, l'asma legata agli immobili sono altre malattie di questo tipo, e ciò evidenzia che anche l'interno degli edifici, divenuti spesso a loro volta depositi e fonti supplementari di inquinanti, può essere contaminato. Si tratta di un inquinamento *interno*, o *indoor pollution*.

Gli inquinanti presenti nell'atmosfera esterna si aggiungono così agli inquinanti dell'atmosfera interna.

La sindrome degli immobili malsani

La *sindrome degli immobili malsani* o *Sick Building Syndrome (SBS)*, o *sindrome degli uffici ermetici*, talora fonte di inquietudine e perplessità per la sintomatologia che può essere di autentica sofferenza, è invece un'entità patologica assai diversa per molti aspetti (in linguaggio medico si chiama *sindrome* un complesso di sintomi che denunciano una situazione morbosa che non costituisce di per sé una "malattia autonoma").

L'Organizzazione Mondiale della Sanità, nel 1983, la definì ufficialmente come "un eccesso di sintomi irritativi della pelle e delle mucose e di altri sintomi come fatica, mal di testa, difetto di concentrazione, in una popolazione che occupa un immobile". Fu riconosciuta, dapprima timidamente, a partire dagli anni Settanta, quando la crisi del petrolio portò a inventare nuovi mezzi per ridurre il consumo energetico destinato al riscaldamento e alla climatizzazione. Per economizzare energia furono costruiti immobili impermeabili agli scambi d'aria con l'esterno, del tutto "sigillati", e forniti di sistemi di ventilazione adatti a riutilizzare l'aria, evitando di riscaldarla e raffreddarla ogni volta. Venne ridotto anche il tasso di ventilazione, immettendo aria nuova solo nella quantità minima indispensabile per evitare l'aria viziata (il 30% circa).

All'interno della sindrome degli immobili malsani trova posto un certo numero di disturbi avvertiti, nel 10-20% di soggetti, durante la permanenza per almeno due settimane in determinate stanze o settori di un edificio, più raramente riferiti agli ambienti in generale dell'intera costruzione; sono disturbi ripetitivi, senza alcuna causa apparente e alcuna specificità, se non per il fatto che colpiscono particolarmente occhi e mucose respiratorie e scompaio-

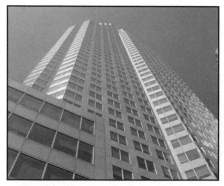

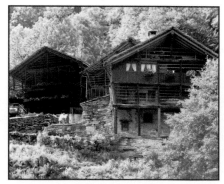

Fig. 7.1 Negli uffici l'aria è condizionata e filtrata ma anche riciclata

Fig. 7.2 L'aria di montagna è preferibile a quella del miglior ufficio

no o si attenuano dopo che l'interessato è uscito dall'ambiente di lavoro per la durata almeno di un fine settimana o di una vacanza.

Gli uomini, che un tempo vivevano prevalentemente all'aria aperta, ora si rinchiudono in spazi limitati e protetti, divenendo, come dice la metafora di Lucien Fèvre, "uomini di serra". In effetti la vita attuale ci obbliga a trascorrere la maggioranza del nostro tempo (tra l'80 e il 90%) all'interno di aree dedicate – in ufficio, in casa, in automobile – che dovrebbero essere progettate e costruite con l'obiettivo primario di essere sane e confortevoli, ma la cui aria interna, in realtà, talora è in condizioni di qualità tali da farla dichiarare insalubre o "malata". Vivendo in quest'aria 24 ore su 24, si viene interessati dagli inquinanti che contiene, che agiscono sul nostro organismo per contatto o per assorbimento.

È naturale che l'occhio, per la sua posizione anatomica, sia particolarmente esposto a ogni genere di aggressioni ambientali. Il film lacrimale, la superficie corneale e congiuntivale sono in contatto diretto con l'ambiente esterno e possono pertanto venirne direttamente influenzati con manifestazioni di tipo diverso, quali irritazione e bruciori oculari, congiuntiviti, intolleranza all'uso di lenti a contatto. I sintomi oculari sovente precedono altri problemi, quali asma, complicazioni otorinolaringoiatriche, allergie.

È un fatto ben noto che la popolazione, in generale, lamenti con frequenza una sintomatologia da irritazione oculare di tale gravità da avere effetti sulla qualità della vita, ed è opinione comune che ciò sia una conseguenza inevitabile dell'intenso coinvolgimento degli occhi nelle attività quotidiane.

Tuttavia è curioso che ne siano colpite in maniera più significativa le persone che frequentano certi ambienti di lavoro, circoscritti, tipici appunto delle aree dedicate a ufficio, situati all'interno di edifici anche recenti e magari architettonicamente attraenti, talora costruiti o mantenuti in maniera non conforme alla progettazione o all'originale destinazione d'uso.

È stato notato che esiste una forte correlazione tra questa irritazione oculare e i problemi riscontrati nell'aria all'interno dell'edificio.

Numerose indagini hanno evidenziato che i sintomi di disagio, che contribuiscono a dar vita alla sindrome degli immobili malsani, sono più frequenti negli immobili di tipo moderno, dotati di aria condizionata, rispetto a quelli collocati in costruzioni tradizionali, con ventilazione naturale. In molti casi, effettivamente, la causa più frequente pare legata a difetti di ventilazione. La patogenesi dei disturbi non è chiara: forse è il sistema di ventilazione a diffondere agenti inquinanti. oppure costituisce di per sé una sorgente di disagio. Un fattore che sfugge a qualsiasi apprezzamento potrebbe anche essere la combinazione di più elementi che, da soli, non sarebbero sufficienti a provocare una risposta irritativa, ma in associazione supererebbero il valore critico minimo che è necessario per arrecare danno.

7

Questo stato di malessere, a parte l'impressione che sia indiscutibilmente legato alla permanenza fisica in un locale, è di eziologia complessa e non rivela alcuna causa specifica. Spesso non viene nemmeno preso in considerazione in occasione di discussioni mediche o sindacali poiché, pur causando una certa invalidità temporanea, di solito presenta sintomi benigni, incerti e non molto appariscenti.

Per questi motivi, e poiché i parametri ambientali che possono nuocere al comfort fisiologico e alla salute sono numerosi, per un certo tempo questa sindrome è stata anche ritenuta una semplice incapacità di adattamento a un nuovo ecosistema. Anzi, secondo alcuni psicologi che hanno pubblicato i risultati dei loro studi su *Occupational and Enviromental Medicine*, la vera causa della sindrome dell'edificio malato non sarebbero le sostanze che inquinano l'ambiente di lavoro, reso insalubre da difetti di aerazione e dalla presenza di composti volatili, ma piuttosto la mancanza di supporto psicosociale, l'eccessivo impiego visivo, le richieste pressanti dei superiori, l'insofferenza verso colleghi antipatici. L'impatto dei fattori presenti nell'ambiente fisico ne esce ridimensionato e invece si punta il dito contro cause di natura psicologica dovute all'ambiente umano.

Negli USA un immobile è detto *malsano* se negli occupanti, in percentuale superiore al 20%, sono presenti sintomi di disagio. Certe persone sembrano predisposte più di altre a subire questi effetti: i fattori di rischio includono aver sofferto di allergie pregresse, essere di genere femminile, patire stress psicologici o sociali, maneggiare carta chimica, lavorare al videoterminale, frequentare ambienti con ventilazione meccanica o aria condizionata o con mancanza di prese per l'aria esterna fresca. Dell'ampio corteo dei sintomi di disagio fanno parte l'irritazione oculare, della cute e delle mucose respiratorie, la fatica, la difficoltà di concentrazione, il mal di testa e altro ancora. Sono sintomi molto variabili non legati, almeno a breve termine, a una minaccia grave per la salute e la loro presenza e durata appaiono correlate e proporzionali al tempo di esposizione: dopo sei anni si può arrivare al 42% di persone colpite e il fenomeno da transitorio può diventare anche cronico.

Sindrome oculare da uffici

Sulla stampa di questi ultimi anni sono comparse segnalazioni di una curiosa specie di influenza battezzata *febbre del lunedì*, caratterizzata da una sintomatologia che compare tipicamente il primo giorno della settimana lavorativa per poi regredire successivamente. Si è ipotizzato che si tratti di una forma acuta di polmonite da ipersensibilità, scatenata da microrganismi che hanno avuto modo di proliferare durante la pausa di fine settimana e che vengono diffusi dalla riaccensione degli impianti di climatizzazione.

Questa febbre del lunedì costituirebbe la punta di un iceberg, l'espressione acuta di un disagio a largo spettro detto genericamente *mal d'ufficio* e che comprende un certo numero di affezioni.

Una delle più note di queste è la *Sindrome oculare da uffici, Office Eye Syndrome (OES),* termine proposto da C. Frank nel 1986 per definire un gruppo di sintomi e segni clinici oculari, per lo più leggeri o moderati, ma molto frequenti, che si manifestano, raramente in forma acuta, nel 25% degli impiegati che operano in immobili non industriali di recente costruzione o restaurati, climatizzati, e che si lamentano, una o più volte alla settimana, di irritazione oculare. Sono sintomi banali che si manifestano entro l'edificio e spariscono all'esterno e sono comuni agli impiegati di uno stesso immobile: irritazione congiuntivale, sensazione di sabbia, bruciore, prurito, specie all'angolo interno dell'occhio che diviene arrossato, palpebre gonfie, difficoltà a portare lenti a contatto.

Sembra, per la verità, che si sia inteso dare la dignità di sindrome a un semplice disagio costituito da un insieme di sintomi, che sono specifici per l'apparato visivo ma che si ritrovano, confusi con altri, nella più vasta e nota sindrome degli immobili malsani.

Uno dei meccanismi di sviluppo più comune di questa sindrome oculare "da ufficio" è certamente l'instabilità della pellicola lacrimale, e in particolare la destabilizzazione del suo strato lipidico, che fisiologicamente protegge dall'evaporazione.

I cambiamenti microclimatici prodotti dagli impianti di climatizzazione – del flusso d'aria, dell'umidità relativa e della temperatura – possono aumentare l'evaporazione del film lacrimale, modificandone le proprietà ottiche e la struttura architettonica. Ciò consente agli inquinanti ambientali di esercitare un'azione irritante sulle terminazioni nervose e di provocare lesioni epiteliali sulla congiuntiva bulbare, creando un quadro di irritazione della cornea e della congiuntiva.

Bassi livelli di umidità favoriscono i disturbi oculari; se ne lamentano soprattutto i portatori di lenti a contatto morbide, in particolare di quelle che hanno un contenuto di acqua elevato, tra il 40 e l'80%.

La stabilità del film lacrimale è diminuita negli impiegati che lavorano in un ambiente con aria condizionata e la frequenza della Sick Building Syndrome è significativamente più elevata (52% dei casi), rispetto agli impiegati che lavorano negli immobili areati naturalmente.

Normalmente, grazie a un battito palpebrale veloce, efficiente e inavvertito si ha il ricambio del film lacrimale ogni 16 minuti. In questo modo è garantita la presenza di una superficie corneale liscia e di alta qualità ottica e gli epiteli della superficie oculare sono difesi dalle normali radiazioni ultraviolette e infrarosse; l'attività nociva di sostanze tossiche che fortuitamente possono venire in contatto con la superficie corneale è ridotta; viene attiva-

7

ta un'azione antimicrobica e di allontanamento di scorie e detriti; si garantisce l'osmolarità del film lacrimale; si apportano principi nutrienti e si veicola l'ossigeno indispensabile al metabolismo corneale.

Gli inquilini degli immobili con aria condizionata mostrano una frequenza di disturbi significativamente più elevata di quelli che abitano in immobili con aria ventilata naturalmente. La maggior parte dei sintomi svanisce o si attenua fortemente quando ci si allontana dall'edificio. I sintomi sono correlati al tempo trascorso in un determinato immobile, si risolvono quando l'individuo ne è fuori, ricorrono stagionalmente in periodi in cui sono attivi il riscaldamento o il raffreddamento. I colleghi di lavoro accusano sintomi simili.

Gli impianti per la climatizzazione sono destinati a controllare le condizioni di umidità dell'aria, di ricambio controllato e di cattura delle polveri e delle altre particelle trasportate. Nella pratica, esistono molti casi in cui gli impianti non svolgono in modo adeguato queste funzioni, e per giunta trasportano contaminanti microbiologici, polveri, gas. L'aria che si respira all'interno di certi edifici può rivelarsi nettamente più inquinata (fino a 1000 volte di più) dell'aria esterna.

Agli agenti fisici che sembrano essere responsabili dei disturbi oculari possono trovarsi associati agenti biologici, attivi nel contribuire al microinquinamento dell'ufficio.

La riduzione al minimo della circolazione dell'aria e l'uso di finestre ermeticamente sigillate facilita infatti l'accumulo, negli ambienti interni, di elementi inquinanti di origine biologica e di agenti chimici la cui concentrazione dipende, in buona parte dei casi, dalla contaminazione proveniente dall'aria esterna (gas o particelle di ossido di zolfo, ozono, pollini e metalli per combustione di carburanti, scarichi industriali, reazioni fitochimiche, monossido di carbonio, particelle di polvere) e da fonti di contaminazione interna (fibre minerali e polvere, composti organici volatili derivanti da mobilio e da materiali edili, dalle persone, connessi all'uso di videoterminali, di fotocopiatrici, condizionatori, filtri, riscaldamento). Altri fattori biologici inquinanti, come muffe, funghi, batteri, derivano da fonti interne, per esempio con la dispersione di germi provenienti dai locali igienici.

I fattori inquinanti sono generalmente in concentrazioni tali da non provocare effetti acuti (gli effetti immediati sono solitamente di breve durata e comunque curabili), e in dosi molto inferiori a quelle in genere tollerate, ma a lungo termine causano egualmente effetti negativi sulla salute, per l'esposizione prolungata.

Possono destare qualche riflessione i numerosi studi condotti dall'US Environmental Protection Agency (EPA) che, negli ultimi 25 anni, hanno riscontrato livelli misurabili di oltre 107 agenti cancerogeni noti, presenti nei composti organici volatili (*volatile organic compounds*, VOC) emessi da materiali e prodotti utilizzati negli edifici moderni, in uffici e abitazioni. I VOC evaporano a temperatura ambiente, si spandono nell'aria e sono presenti in particolare nella formaldeide dei mobili, nei prodotti usati per i tappeti, per le pitture e le vernici, o per l'igiene personale.

La diagnosi di questa *sindrome oculare da uffici*, una volta accertato che non vi siano cause oggettive oculari, è sovente fatta per esclusione, ed è conseguenza di quattro parametri maggiori, determinanti o quanto meno favorenti:

- la forte attenzione visiva, per esempio durante l'uso del videoterminale, che modifica il funzionamento palpebrale riducendo la frequenza del battito (mediamente si esercitano 20 ammiccamenti al minuto); in particolare, la posizione alta dello schermo raddoppia la superficie oculare esposta e ciò comporta maggior evaporazione lacrimale;
- la cattiva ergonomia dell'illuminazione, che disturba la funzione visiva: comunemente le persone che operano per lungo tempo in stabili interamente illuminati da lampade fluorescenti lamentano sensazioni di disagio che scompaiono ottimizzando l'illuminazione;
- l'inadeguatezza del rinnovamento dell'aria e delle condizioni igrometriche ambientali, colpevole di favorire l'aggressione diretta della superficie oculare;
- l'azione di diverse sostanze irritanti o nocive per l'occhio presenti nell'aria ambientale, che costituisce un vero e proprio aerosol tossico, al quale si aggiunge, per le donne, l'eventuale azione locale di cosmetici tossici o incongruamente applicati.

Oltre ai sintomi irritativi, altre conseguenze, meno visibili, di questa condizione consistono nella diminuzione della concentrazione mentale e delle prestazioni lavorative, nell'aumento dell'assenteismo, nella minore produttività e nel ricambio più frequente dei dipendenti.

Certamente la sensazione di benessere è una questione soggettiva e molti sintomi che si ritrovano frequentemente in questa sindrome non possono essere collegati a cause precise, tuttavia è altrettanto sorprendente che le persone che ne soffrono vedano i loro sintomi sparire non appena abbandonano l'immobile incriminato.

È probabile che l'importanza e la frequenza di questo *inquinamento interno*, o *indoor pollution*, siano sottostimate, sia perché gli effetti sono poco specifici, sia perché gli eventuali fattori irritanti non vengono in genere percepiti immediatamente. Più spesso, in virtù della bassa quantità di agenti lesivi ai quali l'occhio è esposto, il malessere si manifesta dopo un prolungato periodo di tempo.

L'attenzione alla qualità dell'aria *indoor*, cioè dell'aria degli ambienti confinati, all'interno dei quali si svolgono attività umane e di lavoro, è di nascita recente, ma negli anni a venire sarà necessario predisporre misure difensive contro l'inquinamento non solo all'esterno, ma anche all'interno dei luoghi dove abitiamo, poiché, nella convinzione di ottenere una miglior protezione da abitazioni sovrariscaldate e superisolate, abbiamo al contrario, paradossalmente, creato un ambiente ostile al benessere e alla salute dell'essere umano.

In ultimo, vale la pena di ricordare che tra non molto tempo le aziende pubbliche e private dovranno dotarsi di strumenti per la misurazione e la valutazione del cosidetto "stress lavoro-correlato".

Ciò in ottemperanza all'art. 28 del DLgs. 81/2008 che, recependo una direttiva europea, stabilisce l'obbligo per il datore di lavoro di valutare tutti i rischi per la sicurezza e la salute dei lavoratori. Le fonti di stress da lavoro sono certamente più di una: relazionali, organizzative e molte altre, ma quella ambientale è sicuramente la più immediata da percepire e forse la più semplice da rimuovere.

Anche per non incorrere in sanzioni, le condizioni ambientali che incidono sul benessere, visivo in particolare, dovranno essere prese in esame da tutti i Responsabili della Sicurezza, obbligati non solo ad affrontare a breve termine la valutazione e la prevenzione dello stress lavoro-correlato, ma a rimuoverne le cause.

Come si suol dire, "l'uomo ha tre pelli: la sua, naturale, quella formata dagli indumenti che indossa e la terza, costituita dall'abitazione in cui vive".

E non ci sarà da sorprendersi se in futuro capiterà di leggere, negli annunci pubblicitari delle migliori agenzie immobiliari, qualche annuncio non del tutto eccentrico del tipo "Cercasi/Offresi immobile con spifferi".

L'occhio secco

8

Massimo Ferrari

Il termine disidratazione è oggi comunemente utilizzato, non solo per indicare le ben note situazioni carenziali di cibo e acqua, veri e propri flagelli del mondo in via di sviluppo, ma anche nell'ambito di civiltà e insediamenti ad alto tenore industriale e tecnologico.

Provoca non poco stupore pensare che in epoche evolute e supertecnologiche come quelle odierne esistano sindromi disidratative che possono interessare più distretti del nostro organismo, che dell'acqua si serve per la maggior parte delle sue funzioni cellulari e per mantenere l'ottimale stato di salute.

Per meglio spiegare la situazione bisogna pensare che oggi moltissimi fattori possono interagire fra loro, favorendo una situazione disidratativa del nostro organismo a livello sia generale che distrettuale, ossia limitatamente a uno o più organi che subiscono maggiormente la scarsa idratazione dei loro tessuti.

Stili di vita e alimentari non corretti, stati di stress, disfunzioni metaboliche e ormonali, aumento dell'età media della popolazione, aumento delle temperature medie ambientali, presenza di aree a elevato inquinamento, dispersione di fumi e sostanze tossiche nell'aria sono alcune fra le più frequenti cause degli stati disidratativi; situazioni che colpiscono molto spesso anche l'organo della vista che, per la sua delicata posizione di "finestra sul mondo esterno", risente più di altri organi delle variazioni dell'ambiente, che mettono a dura prova il suo sistema di difesa, per buona parte rappresentato dallo strato di lacrime che costantemente, giorno e notte, separano la superficie oculare dall'esterno ("film lacrimale precorneale").

Che cosa si intende per occhio secco? Si tratta della riduzione, quantitativa o qualitativa o di entrambe le componenti, del "film lacrimale precorneale", cioè di quello strato di lacrime che è fisiologicamente sempre presente sulla superficie dell'occhio (cornea) con la funzione di separarla dall'ambiente esterno, di proteggerla dagli stimoli e di mantenerla costantemente umidificata e ben bagnata, al fine di agevolare anche lo scorrimento palpebrale, e

8

che offre un'adeguata nutrizione e idratazione alla cornea stessa, il cui stato di benessere ne assicura la trasparenza e la vitalità cellulare e, in ultima analisi, la capacità di fornire una visione di buona qualità.

Le forme disidratative a carico dell'apparato visivo sono patologie multifattoriali in cui entrano in gioco numerosi fattori predisponenti: alimentari, idratativi, metabolici, reumatologici, immunologici, ambientali, professionali, genetici, ormonali, posturologici, tossici, iatrogeni ecc., per cui è difficile, se non impossibile, interrompere totalmente la cascata di eventi che sostengono dall'inizio alla fine l'instaurarsi di queste affezioni.

Un doveroso accenno va fatto alle disidratazioni oculari secondarie alle disfunzioni ormonali, soprattutto correlate con il periodo premenopausale e menopausale nella donna, sia per la frequenza di associazione con le problematiche oculari sia, oggi, per la significativa anticipazione di tale fenomeno, che coinvolge sempre più frequentemente donne ancora in giovane età, procurando loro non poche problematiche personali.

Le patologie disidratative a carico dell'organo della vista sono denominate *Dry eye syndromes*; oggi sono molto frequenti e comportano notevoli disagi ed elevati costi per coloro che si trovano in condizione di doversi curare in maniera continuativa, mediante colliri, unguenti e pomate che vanno a integrare e a sostituire la lacrimazione deficitaria.

La disidratazione della superficie corneale comporta intenso e continuo fastidio oculare, senso di corpo estraneo, prurito e bruciore, fotofobia, crisi di lacrimazione intensa intervallate a momenti di sensazione di secchezza oculare, dolenzia ai movimenti oculari, difficoltà ad aprire gli occhi al mattino, arrossamento oculare, secrezione mattutina, disagio e sensazione di "sentire l'occhio", come se l'organo fosse divenuto pesante, una specie di presenza fastidiosa.

Inoltre, desiderio di lavarsi o strofinarsi spesso gli occhi, fastidio alle luci, maggiore affaticabilità oculare, specie con l'uso di videoterminali, estrema variabilità della sintomatologia da giorno a giorno ma anche fra le varie ore della giornata, talora fastidio o dolore anche notturno e al risveglio, spesso secrezione palpebrale al mattino.

Il fatto di notare, in modo ricorrente, occhi arrossati e meno luminosi è quasi sempre segnale di cattivo stato idratativo della superficie oculare.

Una categoria che soffre particolarmente della condizione dell'occhio secco è quella dei portatori di lenti a contatto che, nel caso di sindromi disidratative o di modificazioni qualitative dello strato lacrimale, spesso presentano scarsa tolleranza per l'uso delle lenti stesse fino, in alcuni casi, all'impossibilità assoluta di gestirle e, quindi, all'abbandono di questo utilissimo metodo correttivo.

Tuttavia è vero anche l'inverso, ossia che molti soggetti che utilizzano lenti a contatto di tipologia non adatta, o che non rispettano le indicazioni igie-

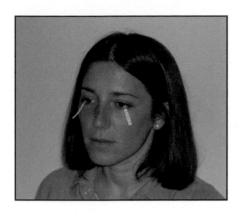

Fig. 8.1 Il test di Schirmer misura la quantità di lacrime; è un test importante per i portatori di lenti a contatto e prima di ogni chirurgia sulla cornea

niche dell'oculista e del contattologo, oppure indossano per troppe ore in maniera continuativa le lenti a contatto, vanno incontro a modificazioni spesso irreversibili dell'innervazione della cornea; a ciò consegue riduzione di sensibilità nei confronti della lente e delle impurità dell'ambiente esterno, che comporta a sua volta l'intuibile rischio di non avvertire per tempo i sintomi che dovrebbero indurre tempestivamente a rimuovere le lenti e a ricorrere al medico oculista per le valutazioni e le cure del caso, prima che si verifichino complicazioni anche gravi all'organo della vista.

Anche per i soggetti che utilizzano in maniera continuativa i videoterminali si può innescare un processo di tipo simile: in questo caso, la scarsa umidificazione dell'ambiente lavorativo, resa ancor più precaria dalle microventole di raffreddamento dei computer e delle altre apparecchiature a essi connesse, il prolungato senso di impegno e di attenzione, che provoca un netto rallentamento dell'ammiccamento palpebrale, infine lo stato di stress posturale provocano alla lunga una modificazione della lacrimazione, secondaria a un'aumentata evaporazione del film lacrimale precorneale.

Con il passare degli anni le forme disidratative determinano quadri di vere e proprie infiammazioni croniche a carico della superficie oculare: un disturbo che in un primo tempo poteva apparire banale diventa una vera e propria patologia.

La sofferenza cronica a carico della cornea, infatti, ne altera le preziose e delicate caratteristiche, riducendone l'ottimale trasparenza e la perfetta levigatezza; ciò mette a rischio la quantità e la qualità visiva del soggetto. Fino a oggi le cosiddette e numerose "lacrime artificiali" risultano essere l'unico vero rimedio, in quanto sostituiscono ciò che manca o risulta qualitativamente alterato: il film lacrimale precorneale.

Ogni azienda farmacologia ha una o più lacrime artificiali nel suo prontuario, ognuna delle quali con caratteristiche fisico-chimiche differenti nella composizione o più semplicemente nelle concentrazioni, nel tentativo (per ora di scarso successo) di mimare il più possibile la lacrimazione naturale al fine di ridurre il "discomfort" e il disagio di questi sempre più numerosi pazienti; per ora il traguardo è stato raggiunto solo in parte, in quanto risulta molto difficile simulare la reale lacrimazione che madre natura ci ha donato, e, soprattutto, creare un prodotto che non solo abbia la proprietà di "bagnare e idratare" le superfici, ma sia in grado di rispettare le severe leggi della fisica dei fluidi.

Forse un domani, neanche tanto lontano, il mondo emergente delle *new technologies*, e in particolare delle nanotecnologie, potrà imprimere una reale e concreta svolta a patologie come le *Dry Eye Syndromes*, offrendo inserti, farmaci o lenti a contatto a lento rilascio di prodotti idratativi e curativi che possano, quantomeno, preservare il tessuto corneale dagli insulti continui dell'ambiente esterno.

Coloro che sono afflitti da questo problema, oltre a utilizzaare i prodotti terapeutici che vanno a sostituire la delicata funzione lacrimale, carente in senso quantitativo o qualitativo, è bene che seguano alcune indicazioni generali per modificare le abitudini e gli stili di vita, con lo scopo di migliorare la condizione lacrimale riducendone di conseguenza i fastidi e i disagi: ne elenchiamo i più significativi:
- evitare l'esposizione diretta a sistemi di condizionamento, i luoghi ventosi, le aree molto ventilate;
-   evitare gli ambienti troppo secchi e scarsi di umidificazione;
-   ridurre o eliminare il fumo di sigaretta;
- evitare l'uso di creme irritanti o altri prodotti fastidiosi nella zona perioculare;
- sospendere o limitare l'utilizzo di lenti corneali; si impone inoltre un periodico controllo medico oculistico per evitare le più gravi evoluzione della malattia (intolleranza assoluta all'uso di lenti a contatto, infezioni, erosioni, ulcere o ascessi corneali, blefarocongiuntiviti croniche, perdita di trasparenza corneale, calo dell'acuità visiva ecc.);
- seguire le norme di igiene ed effettuare una pulizia frequente dei margini palpebrali;
- usare gli occhiali da sole in caso di forti esposizioni a raggi UVA o UVB o in caso di ambienti ventosi o polverosi;
- impiegare impacchi tiepidi nell'area perioculare (acqua e malva, bicarbonato o acqua borica);
- seguire un'alimentazione ricca delle vitamine B3, B6, B12, di Omega-3 e Omega-6 (alimenti consigliati per la ricchezza soprattutto di Omega-3: pesce azzurro, tonno, salmone, sgombro, frutti di mare, olio di colza o di noce, noci e nocciole, selvaggina, lattuga, spinaci, semi di lino, alte quantità di frutta e legumi, agrumi, kiwi, cavoli, germi di grano, margarine ve-

getali); è consigliata anche l'assunzione di almeno 1 litro e mezzo di acqua fuori dai pasti principali;

- terapie con cicli di steroidi (prodotti a base di cortisone o derivati) o antinfiammatori non steroidi a livello oculare;
- sospendere o ridurre i farmaci che influiscono negativamente sulla secrezione lacrimale: beta bloccanti, ansiolitici, antidepressivi ecc.;
- aumentare l'assunzione di acqua e di liquidi in generale;
- usare sostituti lacrimali a livello topico: lacrime artificiali in quantità elevate e per uso quotidiano, costante, per sostituire la quantità lacrimale fisiologica carente o assente. Utili i sostituti lacrimali con funzioni eumetaboliche per l'epitelio corneale, come per esempio quelle arricchite con aminoacidi o con vitamine A ed E.

In conclusione: le lacrime sono molto importanti e durante tutto il corso della vita occorre mettere in pratica ogni accorgimento che consenta di preservarle.

Letture consigliate

Calabria G, Rolando M (1997) Il film lacrimale. Fogliazza, Milano
Kaiserman I, Kaiserman N, Nakar S, Vinker S (2005) Dry eye in diabetic patients. Am J Ophthalmol 139:498-503
Lecointre G, Le Guyader H (2002) La sistematica della vita. Zanichelli, Bologna
Li H, Pang G, Xu Z (2004) Tear film function of patients with type 2 diabetes. Zhongguo Yi Xue Ke Xue Yuan Xue Bao 26:682-686
Peduzzi M (2004) Manuale d'oculistica, 3a ed. McGraw-Hill, Milano, pp. 59, 61

Le visite mediche aiutano a tenere il bulbo oculare in salute e a prevenire o a curare le malattie, ma che cos'altro si può fare nella vita di tutti i giorni per evitare che l'occhio si infiammi, che si stanchi, che corra dei rischi? Portiamo ad esempio alcune situazioni caratteristiche della vita quotidiana.

Che cosa è utile fare per gli occhi al mattino, dopo il risveglio e durante il giorno?
Al mattino lavare gli occhi, rimuovendo eventuali secrezioni; utilizzare saponi non irritanti e non strofinare con violenza. Per l'igiene quotidiana è consigliabile usare prodotti specifici, come Iridium® garze, o Iridium® baby per i più piccoli.

Toccarsi le palpebre con le mani, soprattutto se non sono pulite, è mezzo il più sicuro per trasportarvi agenti irritanti, polvere, sporco e per indurre contagio, ed è anche il modo più rapido di arrivare a una congiuntivite; durante il giorno lavarsi quindi con frequenza le mani e, se possibile evitare di strofinare gli occhi, ciò può solo portare al peggioramento di un preesistente fatto irritativo.

Occorre pulire quotidianamente gli occhi dei bambini, e in particolare dei neonati, con fazzolettini sterili monouso; ciò per rimuovere le secrezioni e ridurre la possibilità di infezioni, in quanto i neonati sono privi di adeguate difese immunitarie.

Come fare se ci si deve toccare le palpebre?
Innanzitutto farlo con delicatezza e poi, soprattutto, con mani pulite.

Il lavaggio delle mani va effettuato tutte le volte che si toccano agenti potenzialmente contaminanti, in particolare liquidi organici (feci, urine, secrezioni, sangue e altro). Si può usare un semplice sapone, lavando le mani per almeno 10-15 secondi e sciacquando abbondantemente con acqua corrente. L'uso di un agente antisettico (prodotti a base di povidone iodio, clorexidi-

9

na o altro) sono da utilizzare solo dopo il lavaggio con sapone e solo quando vi sia un rischio significativo di contaminazione (per esempio, dopo aver instillato un collirio in una persona con congiuntivite infettiva).

Quando gli occhi si arrossano, bruciano o prudono, che cosa significa? Che cosa si può o si deve fare?

Questi segni indicano evidentemente che l'occhio ha qualche problema; nella maggior parte dei casi si tratta solo di un po' di affaticamento, dovuto a superlavoro, o di irritazione, dovuta agli agenti esterni (polvere, smog, aria condizionata, sole ecc.).

Sfregarsi gli occhi non fa altro che aumentare lo stimolo irritativo; è conveniente piuttosto mettere una goccia di lacrima artificiale o di collirio vasocostrittore e antisettico e, se la situazione non migliora, rivolgersi poi allo specialista per una valutazione delle cause e per le cure adeguate.

In caso di congiuntivite batterica o virale, come comportarsi?

Dopo aver consultato un medico oftalmologo e aver ricevuto l'appropriata terapia e le prescrizioni di comportamento, occorre prendere alcune precauzioni onde evitare di contagiare altre persone, soprattutto i familiari, che sono più esposti.

A tale scopo occorre evitare contatti personali, e di toccare con le proprie mani il viso e le mani di altre persone. Occorre anche tenere separata la biancheria, soprattutto gli asciugamani e altri oggetti personali.

Se è un componente della famiglia a medicare gli occhi affetti da congiuntivite, è importante che utilizzi guanti monouso (meglio se sterili, ma non è indispensabile) e che questi vengano scartati dopo ogni medicazione. Se non si usano guanti occorre che le mani siano lavate con estrema cura (prima ma soprattutto dopo la medicazione).

Quale collirio è bene tenere in casa, quando e come usarlo?

Un prodotto che è sempre bene avere sono le lacrime artificiali: inumidiscono e proteggono l'occhio da molti fattori irritanti; è utile applicarne una goccia prima che un potenziale elemento fastidioso entri a contatto con l'occhio… per esempio, prima di truccarsi o struccarsi, prima di esporsi al sole, prima di mettersi al lavoro al computer, prima di fare una passeggiata in una delle nostre inquinate città.

Se l'occhio è irritato, può essere messo un collirio vasocostrittore con tetrazolina cloridrato o costituenti simili, che sono contenuti nei colliri da banco di farmacia; l'effetto di benessere è immediato, se non esistono patologie. Molto utile utilizzare prodotti a base di estratto di echinacea (Iridium® collirio) ad attività immunomodulante, particolarmente indicati nell'occhio rosso.

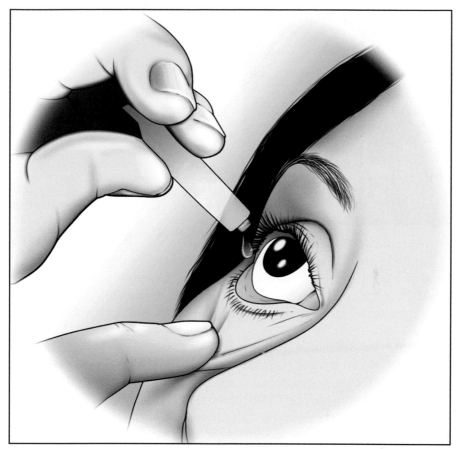

Fig. 9.1 Per applicare bene un collirio si abbassa la palpebra inferiore con il dito di una mano e con l'altra mano si instillano le gocce

Vanno comunque preferite le confezioni monouso, poiché i flaconi normali, oltre a contenere conservanti, rimanendo in uso dopo l'apertura possono essere soggetti a contaminazioni.

Ma fate attenzione a non scambiare la boccettina del collirio con una di colla! Sembra uno scherzo, ma purtroppo è un fatto che accade e che provoca danni seri.

Le confezioni monodose, oltre a evitare questi "errori", consentono di utilizzare sempre un prodotto sterile e dotato delle sue caratteristiche benefiche.

Prendere il sole senza occhiali può portare a qualche conseguenza?
L'effetto negativo che un'eccessiva esposizione alla luce solare ha sugli occhi è noto da molto tempo.

9

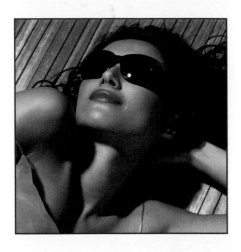

Fig. 9.2 In estate, e comunque sempre quando c'è una forte irradiazione solare, occorre proteggere gli occhi non solo dall'abbagliamento (colore della lente) ma anche dall'irradiazione UV (materiale della lente che assorbe queste radiazioni)

Esporre gli occhi, nelle giornate molto soleggiate, sia che ci si trovi al mare, in montagna o semplicemente anche in città, può infastidire l'organo della vista, irritarlo e/o provocare una congiuntivite; nei casi più gravi, la retina può venire danneggiata; vanno, quindi, protetti con appropriate lenti filtranti (vedi Capitolo 14).

In montagna, sulla neve, è importante portare sempre occhiali protettivi, perché gli UV arrivano con maggior intensità che in città; ciò vale anche per le giornate nuvolose, in quanto, ad alta quota, i raggi ultravioletti filtrano anche attraverso le nuvole e, per il riverbero della neve, possono causare con facilità danni alla cornea e alla congiuntiva.

Per una buona protezione occorrono lenti dotate di filtri per i raggi ultravioletti (di tipo B e di tipo A) e comunque colorate, per attenuare anche il fastidio dovuto a eccessiva luminosità.

Allo stesso modo, se ci si espone alla luce di una lampada abbronzante occorre "proteggere" adeguatamente gli occhi con occhialini appositi, perché una tale situazione equivale a prendere il sole in alta quota (non basta chiudere le palpebre!).

Molto importante è proteggere dal sole (con cappellini e altro) gli occhi dei neonati e dei bambini perché sono particolarmente vulnerabili.

Oltre all'utilizzo di difese di tipo fisico, è ritenuta importante l'assunzione orale di alcune sostanze per proteggere la retina dal danno fotossidativo, come ad esempio la luteina e in generale degli antiossidanti.

Che cosa dire del trucco? Può irritare l'occhio? Può fare danni?
La risposta è affermativa, perché una parte del prodotto può entrare in contatto con i tessuti della parte anteriore dell'occhio e irritarli, con comparsa di arrossamento e disturbi lacrimali; se tutto ciò perdura per giorni, settimane

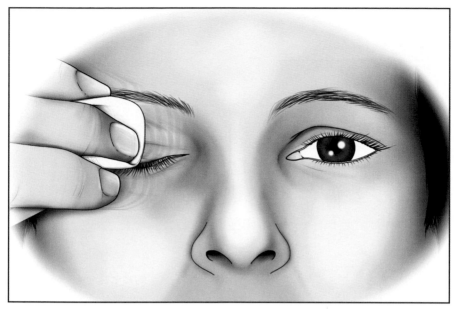

Fig. 9.3 Una salviettina detergente monouso è di grande praticità ed efficacia per pulire le palpebre

e mesi possono insorgere disturbi permanenti, magari non gravi ma certamente fastidiosi.

Conviene quindi sempre usare prodotti anallergici clinicamente testati ma, soprattutto, fare attenzione che nulla entri negli occhi (più esattamente dentro al sacco congiuntivale); se si usano prodotti in aerosol bisogna tenere sempre gli occhi chiusi.

Evitare anche che le varie creme per il viso vadano a contatto con l'occhio: possono essere molto irritanti e disturbare anche la lacrimazione.

Evitare di truccare l'occhio con le lenti a contatto già indossate, oppure farlo con molta attenzione. Non truccarsi in macchina poiché molti traumi alla cornea avvengono per frenate brusche, tamponamenti, sobbalzi.

Come ci si deve comportare davanti al computer o alla Tv?

Al pc, oltre a scegliere la giusta illuminazione ambientale e la giusta distanza di lavoro, occorre ricordare di fare regolarmente pause e di ammiccare frequentemente (cosa che tutti fanno poco!) per bagnare la superficie dell'occhio. Se si ha un difetto di vista occorre utilizzare la giusta correzione; se si sono superati i 40-45 anni (si è cioè entrati nell'età della presbiopia), occorre un occhiale che dia visione a distanza intermedia.

Se gli occhi sono irritati, pulirli con un fazzolettino detergente monouso sterile e instillare una goccia di lacrima artificiale; ripetere eventualmente l'in-

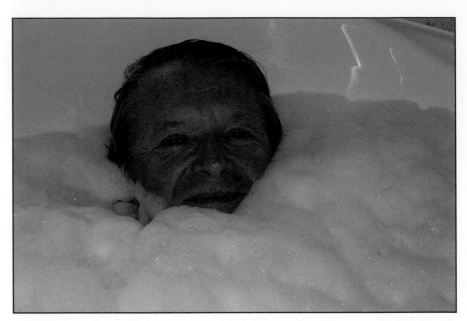

Fig. 9.4 Evitare la penetrazione di sapone, shampoo, bagno schiuma o creme negli occhi riduce la possibilità di irritazioni

stillazione più volte. A fine giornata, se necessario, fare un impacco con garze medicate decongestionanti.

Per quanto riguarda la televisione, se c'è un difetto di vista occorre un occhiale che corregga il difetto di vista per lontano, in quanto la Tv non dovrebbe mai essere vista a una distanza inferiore ai due metri.

Come ci si deve comportare durante la lettura a letto?

Per la lettura a letto, oltre alle considerazioni appena fatte (uso di occhiali correttivi se vi sono difetti rifrattivi), occorre seguire precisi accorgimenti: prima di tutto il capo non deve assumere angolature particolari con il corpo per non affaticarsi; il libro va tenuto a una distanza utile (intorno ai 30-35 centimetri) e lievemente al di sotto del proprio asse visivo frontale; l'illuminazione, poi, è opportuno che provenga da dietro o dal fianco, mai dall'alto, servendosi quindi di una lampada posta sul comodino e non di quella centrale.

Come comportarsi se si teme che qualcosa di pericoloso entri in contatto con gli occhi?

In caso di rischio di schizzi di prodotti vari o di penetrazione di materiale potenzialmente infetto occorre proteggere gli occhi con appositi occhiali o con uno schermo protettivo o mediante una mascherina. In caso di rischio di in-

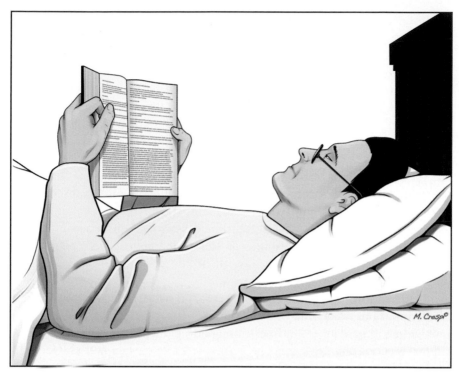

Fig. 9.5 Leggere a letto non è la cosa migliore per gli occhi, se sono costretti a farlo in condizioni disagevoli; occorre, oltre a una buona illuminazione, che l'occhiale, gli occhi e la testa siano in posizione adeguata rispetto al libro

gresso di corpi estranei (tramite l'uso di trapano elettrico, di martello o di attrezzi similari) occorre indossare occhiali ad alta resistenza (policarbonato o vetro temperato).

Se entrano in contatto con l'occhio sostanze chimiche che si usano in casa o sul lavoro, come per esempio detersivi, disinfettanti o prodotti chimici, che cosa si deve fare?
Innanzitutto è importante essere attenti nell'uso di tutti i prodotti chimici e anche agli schizzi di olio o altri prodotti quando si cucina.

In caso di contatto accidentale con queste sostanze bisogna "immediatamente" lavare con soluzione fisiologica sterile, se in dotazione; in assenza di questa, il rubinetto d'acqua più vicino andrà benissimo; bisognerà tenere gli occhi aperti con le dita, metterli bene sotto il getto di acqua fredda e lasciare che vengano abbondantemente irrigati; ritardare anche di pochi secondi può compromettere la vista. Durante tale procedura occorre evitare l'ammiccamento delle palpebre, anzi bisogna tenerle ben aperte, anche per favorire un miglior risultato. Per il lavaggio oculare si deve far ruotare la testa della persona di lato e fare scorrere il liquido di lavaggio dall'interno verso l'esterno, cioè dal naso verso la tempia. Immediatamente dopo ci si deve rivolgere a un centro oculistico per le eventuali cure del caso. È importante saper riferire al medico il nome della sostanza "incriminata" per aiutare a somministrare la terapia migliore.

Che cosa si deve fare se entra un corpo estraneo nell'occhio?

Una buona regola è sciacquarsi l'occhio con collirio antibiotico o con qualche goccia di lacrima artificiale o, al peggio, con un po' d'acqua. In genere questo è sufficiente per fare uscire granelli di polvere o piccoli insetti. Se il fastidio continua, bisogna ricorrere all'oculista; lo specialista rimuoverà eventuali corpi estranei e prescriverà, se necessario, la giusta cura.

Cercare di togliersi corpi estranei da soli o con l'aiuto di persone non specializzate può creare danni anche seri all'occhio.

Se si guida l'auto con il finestrino aperto, gli occhi ne risentono? L'aria condizionata in macchina può far male?

L'abitudine di guidare con il finestrino aperto è diffusissima, ma per gli occhi non è certo salutare. L'aria che entra a velocità elevata nell'abitacolo irrita l'occhio e provoca anche un'accentuata evaporazione delle lacrime; inoltre, spesso, l'aria contiene polveri irritanti. Maggiormente esposti sono i portatori di lenti a contatto, soprattutto se usano le lenti morbide.

L'aria condizionata in macchina è forse l'invenzione più importante per questo nostro mezzo vitale, dopo l'invenzione della stessa automobile; ma va usata con la dovuta precauzione: per esempio, non bisogna mai dirigere i getti direttamente verso gli occhi.

Come vanno portate le lenti a contatto?

I portatori di lenti a contatto purtroppo non usano sempre un sufficiente "rispetto" per il loro occhio; le usano troppo, specialmente quando le tollerano e le portano bene, e, spesso, non seguono le necessarie manutenzioni. Questo è un vero peccato, perché le lenti sono mezzi correttivi veramente straordinari e risolvono moltissimi problemi di ordine visivo e psicologico, ma, proprio perché offrono grandi vantaggi visivi, l'utilizzatore spesso le porta troppo e poi ne paga le conseguenze.

Sicuramente da evitare, per i portatori di lenti corneali, sono i locali molto fumosi o polverosi; sia la polvere che il fumo, infatti, irritano molto facilmente gli occhi; vanno evitati anche gli ambienti in cui vi sia un calore eccessivo o un'umidità insufficiente o eccessiva e quelli con vapori o polveri chimiche.

Un cenno a parte meritano le piscine e i bagni al mare: si può nuotare con le lenti a contatto solo se si evita, tramite una maschera, che l'acqua le bagni; se questo accade, le morbide possono assorbire le impurità e i microbi presenti nell'acqua, creando anche gravi problemi agli occhi; le rigide o semirigide invece vengono perse con facilità.

Importante è poi una corretta manutenzione delle stesse e la loro periodica sostituzione, oltre ai regolari controlli da parte del medico specialista.

Come prevenire le irritazioni e le infezioni oculari?

L'occhio è continuamente esposto a fattori irritativi sia ambientali (vento, aria condizionata, fumo, fumi di scarico delle macchine, inquinamento atmosferico, vapori chimici) sia infettivi (batteri, virus, parassiti e altri).

In parte questi agenti atmosferici irritanti/infettivi sono nell'aria circostante, altri raggiungono l'occhio involontariamente, altri sono trasportati con le mani e altri ancora arrivano tramite il contatto con altre persone o attraverso le lenti a contatto o il trucco. Per una prevenzione efficace occorre naturalmente evitare o ridurre il contatto con gli agenti sopramenzionati; ma è pure molto importante una buona igiene palpebrale, che è ottenibile soprattutto con fazzolettini o garze sterili in confezioni monouso.

Esse vanno prima applicate e lasciate in sede per 1-2 minuti a occhi chiusi, in modo da ammorbidire eventuali impurità e secrezioni; dopo di che le palpebre vanno accuratamente e delicatamente pulite.

Cosa fare in caso di contusioni all'occhio?

Se il trauma è lieve/medio e non si avvertono conseguenze sulla vista ma c'è solo un po' di gonfiore palpebrale e/o ematoma, può bastare un semplice impacco freddo.

A tale scopo si possono immergere due garze in acqua contenente alcuni cubetti di ghiaccio; mentre si applica sulla zona interessata l'una (strizzata dall'acqua) l'altra si raffredda; in alternativa si può utilizzare un sacchetto di plastica leggera, mettervi dentro 4-5 cubetti di ghiaccio e mezzo bicchiere d'acqua e appoggiare il tutto sull'area traumatizzata, di preferenza separando il sacchetto dall'occhio con una garza sterile o un fazzoletto pulito.

Se il trauma è più consistente e il paziente nota sintomi visivi deve invece fare al più presto una visita oculistica (nel frattempo comunque può procedere come sopra).

Che cosa fare agli occhi dopo un intervento di cataratta, glaucoma, distacco di retina, trapianto di cornea o più semplicemente dopo un intervento laser per la miopia, l'astigmatismo o l'ipermetropia?

Occorre molta cura nel prevenire infezioni che potrebbero compromettere seriamente il risultato dell'intervento!

9

Con molta delicatezza, anche perché l'occhio è sensibile, le palpebre vanno accuratamente pulite almeno due volte al giorno con fazzolettini sterili.

Occorre evitare il contatto diretto con acqua, saponi, shampoo, creme.

Occorre che i colliri siano conservati bene e non inquinati prima o durante l'uso; le medicazioni vanno eseguite dopo aver accuratamente lavato le mani.

Prima e dopo la medicazione è necessario utilizzare un fazzoletto asciutto per detergere eventuali gocce di collirio o lacrime che, scivolando giù per le palpebre, possono indurre ad asciugarle con la mano.

E infine l'occhio durante il giorno va protetto con un occhiale lievemente colorato e di notte con una conchiglia di plastica fissata con 3-4 cerotti e vanno evitati traumi e strofinamenti.

Alcune buone norme per ridurre il rischio di danno visivo

-   Programmare controlli periodici: farsi visitare da uno specialista almeno una volta ogni 1-2 anni.
-   Controllare periodicamente la pressione arteriosa e praticare esercizio fisico regolare: lo stress cardiaco e vascolare, come in caso di pressione alta del sangue, può danneggiare il sistema visivo e portare a perdita visiva.
-   Curare la dieta: è buona regola avere una dieta povera di grassi animali e ricca di frutta, cereali e vegetali, specialmente a foglia verde. È utile assumere anche integratori alimentari ma solo sotto il controllo medico. È importante, inoltre, mantenere l'organismo idratato bevendo 1,5-2 litri di acqua al giorno.
-   Mangiare con regolarità pesce: per un buono stato di salute dell'occhio e della circolazione è importante mantenere un equilibrato apporto di acidi grassi essenziali Omega-3 e Omega-6 di cui è particolarmente ricco il pesce, ma anche l'olio di oliva, di soia e di mais.
-   Proteggere gli occhi dal sole: la luce solare, specialmente quella ultravioletta (UV) è stata associata a numerosi disordini oculari. Nelle attività all'aperto indossare sempre occhiali da sole con il 100% di protezione contro gli UV-A e UV-B. Utile è anche l'uso di un cappello con visiera.
-   Smettere di fumare: il fumo di sigarette, oltre a nuocere gravemente alla salute e al portafoglio, comporta anche un elevato numero di patologie oculari più o meno gravi.
-   Proteggere gli occhi dai traumi oculari, che sono spesso causa di notevoli sofferenze con possibili perdite visive. In situazioni con rischio elevato utilizzare occhiali di protezione: per esempio durante alcune attività lavorative o durante gli sport.

Lavoro di coppia e postura

10

Massimo Ferrari, Adriana Angiolini

Nel nostro corpo sono presenti diversi organi che lavorano in coppia, basti pensare ai piedi, agli arti inferiori, a quelli superiori, alle mani ecc.; in particolare, gli occhi e gli orecchi hanno la peculiarità non solo di lavorare in coppia ma anche di comunicare e di confrontare fra loro le varie informazioni che ricevono dal mondo esterno in ogni unità di tempo, mettendo in atto un sistema funzionale efficiente e sincronizzato.

Nel caso dell'organo della vista, la natura ha provveduto a far sviluppare uno straordinario fenomeno, secondo il quale, a livello retinico, si proiettano le immagini rimpicciolite, capovolte e deformate di ciò che viene osservato con ciascun occhio, e il cervello riesce a elaborare in tempi brevissimi tali informazioni e a riprodurre le immagini nelle loro dimensioni spaziali e strutturali corrette, così come la realtà le offre.

Tutto ciò è legato alle fantastiche capacità dell'organo della vista, ma anche al perfetto gemellaggio fra i due occhi, che consente non solo di vedere quantitativamente bene ma di sovrapporre e fondere le immagini provenienti da ciascuno di essi.

Tutti noi oggi siamo talmente abituati a "vedere" che non ci rendiamo conto di quanto sia grande questo dono della natura, né dei meccanismi fisici, biochimici, elettrici, anatomo-fisiologici correlati a tale complesso processo che tendiamo a sottovalutare e a dare per scontato… almeno finché qualche elemento non venga a disturbare la perfetta resa visiva e la quiete dei nostri strumenti visivi: solo allora ci ricordiamo della presenza degli occhi e, poi, dei medici oculisti.

Tornando a considerare il lavoro di coppia svolto da entrambi gli occhi, è utile considerare che le immagini che si formano in ciascun occhio a livello retinico sono bidimensionali; il sistema visivo è poi in grado di sintetizzare le due immagini in un'immagine unica, fornendo quindi la percezione degli oggetti situati nello spazio tridimensionale.

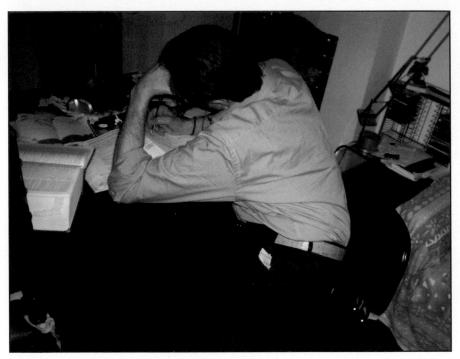

Fig. 10.1 C'è chi lavora in posizioni veramente assurde, e poi non si deve lamentare di mal di schiena, dolori alla cervicale e affaticamento visivo

Il lavoro di coppia presuppone inoltre il corretto movimento sincronizzato e il perfetto bilanciamento muscolare fra i due bulbi (ricordiamo che ciascun occhio ha ben sei diversi muscoli che inducono ciascuno movimenti diversi), ossia la corretta postura statica e dinamica nel corso delle varie escursioni del movimento oculare, al fine di ottenere la corretta unicità di visione, l'adeguata profondità di campo e l'ottimale visione binoculare, oltre che stereoscopica.

L'alterazione posturale di uno dei due bulbi oculari, cioè l'improvvisa manifestazione di uno strabismo, comporta il più delle volte l'insorgenza di un fastidiosissimo sintomo denominato "diplopia", cioè la visione doppia, a causa della perdita dei naturali fenomeni di bilanciamento e di equilibrio muscolare fra i due bulbi oculari, oltre che della fusione sensoriale.

Gli occhi giocano un ruolo generale importantissimo: le migliaia e migliaia di informazioni che nell'unità di tempo inviano al sistema nervoso centrale partecipano in maniera attiva al controllo adeguato della postura di tutto il corpo nello spazio e nell'ambiente in cui si vive, sia in condizioni statiche sia durante i processi di deambulazione. Ma gli occhi non sono gli unici organi di senso a essere importanti.

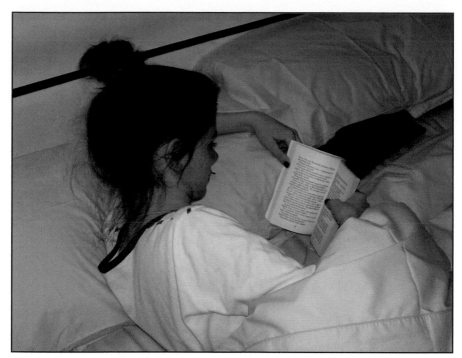

Fig. 10.2 Occuparsi dei propri figli non significa solo dar loro un piatto di minestra e un paio di jeans; occorre anche educarli a rispettare il proprio corpo e a farlo lavorare in condizioni ottimali

È noto e di comune riscontro come, per esempio, un'irritazione delle strutture a carico dell'organo dell'udito, in particolare del vestibolo e del labirinto (la cosiddetta e comune labirintite), una contrattura muscolare a livello della colonna vertebrale cervicale (per esempio nel caso di colpo di frusta), un'anomala chiusura dentale (sindromi malocclusive), un alterato appoggio plantare (piede piatto o varo), oppure ancora una paresi muscolare oculare acquisita (per esempio la "paresi a frigore") o uno scompenso di un preesistente strabismo latente portino tutti a disturbi dell'equilibrio e a sofferenze di vario tipo ed entità; oggi queste sono studiate e classificate da osteopati, chiropratici e fisiatri sotto il termine generico di "deficit posturali", sui quali è necessario agire coralmente, con studi e dinamiche allargate che tengano conto di un vero e proprio approccio diagnostico multispecialistico e di un adeguato lavoro di équipe.

È di riscontro comune che difetti visivi non corretti o corretti male con la prescrizione di lenti possano influire negativamente sulla performance scolastica o, semplicemente, ridurre la resa nelle quotidiane attività del bambino e dell'adulto.

Importanti difetti visivi, come miopie elevate, ipermetropie o consistenti

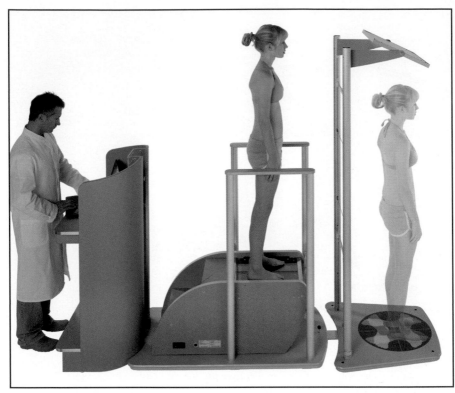

Fig. 10.3 In caso di squilibri motori od oculari una visita del posturologo può essere di grande utilità

astigmatismi, influiscono in maniera decisa sul dinamismo dell'essere umano, rallentandone considerevolmente le attività, nonché influenzandolo negli atteggiamenti posturali a vari livelli, anche in regioni anatomicamente lon-
tane dal distretto oculare; le cosiddette "PAC ", posizioni alterate del capo,
sono il più delle volte alterazioni posturali dell'asse collo-testa, che compen-
sano fenomeni di asimmetria oculare o sono conseguenti ad anisometropie
(differenze diottriche, cioè visive, tra un occhio e l'altro), e che, nel corso del-
l'età dello sviluppo, influendo su alcune fasce muscolari determinano alterazioni o contratture e, quindi, posizioni anomale del collo o di altre parti del
corpo.

   Gli occhi servono certo per vedere, ma giocano un ruolo di grande rilievo per lo stato di salute dell'organismo!

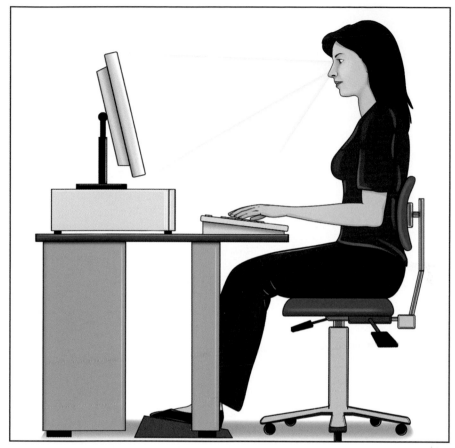

Fig. 10.4 Una buona seduta, il corpo in una corretta posizione, la tastiera e la schiena alle giuste distanza e altezza rendono il lavoro meno faticoso

Letture consigliate

Auquier O, Corriat P (1999) L'Osteopatia. Marrapese, Roma
Chusid JG (1975) Neuroanatomia correlazionistica e neurologica funzionale. Piccin, Padova
Federici E (1993) Basi della gnatologia neuromotoria.Uses, Firenze
Ferrari M (2009) Lo studio biomeccanico e funzionale nella posturologia oculare, principi e applicazioni. A.O.U. Meyer, Firenze
Ganong W (1979) Fisiologia medica. Piccin, Padova
Upledger JE (1997) Terapia cranio caudale. Marrapese, Roma
Zanardi M (1998) Posturologia clinica osteopatica. Marrapese, Roma

Ipovisione

11

Cristina Giordano

Non tutti hanno una vista che consenta di svolgere normalmente le attività visive quotidiane, una vista che permetta di essere a pieno titolo parte attiva del mondo del lavoro e della famiglia; purtroppo esiste un'elevata percentuale di persone che, per diversi motivi, possiede una vista molto ridotta che non è possibile migliorare con le normali lenti da occhiali né con la chirurgia.

Sarà capitato a tutti di notare persone che cercano di leggere avvicinando talmente il foglio al naso da sembrare voler far parte dello scritto stesso; a volte si vedono persone leggere lentamente con un solo occhio, spostando continuamente la pagina in varie direzioni per ricercare un punto dove percepire l'immagine. Questi soggetti in realtà hanno una capacità visiva talmente ridotta da non potersi servire efficacemente della visione; anzi, per loro qualsiasi movimento o azione divengono difficoltosi proprio a causa della scarsa efficienza visiva, che condiziona la loro vita in modo decisamente importante. Facile desumere che la percezione del mondo, per questi pazienti, assuma significati differenti rispetto a coloro che hanno una vista normale.

La cecità è la condizione per cui l'occhio non percepisce la luce, tuttavia, nonostante esistano differenze fra le leggi dei vari paesi, esiste una cecità, detta *legale*, definita come la condizione in cui l'acutezza visiva per lontano è minore o uguale a 1/10 per entrambi gli occhi.

Viene invece definita *ipovisione* la visione di 3/10 circa, di poco superiore a quella della cecità legale; tale condizione è per lo più dovuta a danni alla retina, causati da diverse patologie, e comporta la compromissione importante della funzione visiva con diverse modalità: visione marcatamente sfuocata, restrizione del campo di visione (come se si guardasse attraverso un tubo), presenza di zone scure che coprono le immagini e altro.

In queste situazioni gli occhiali aiutano poco, per cui diviene necessario l'utilizzo di sistemi ottici ausiliari che sono di non facile uso e richiedono perciò un discreto periodo di apprendimento.

11

Le cause possono essere molteplici: le maculopatie, che rappresentano la principale causa di ipovisione nel mondo e causano una marcata riduzione della capacità visiva centrale; la retinite pigmentosa ereditaria, che porta alla cecità notturna e a una progressiva riduzione del campo visivo; il glaucoma, che causa la progressiva perdita della visione periferica; la miopia grave, che nella sua lenta ma inarrestabile evoluzione danneggia irreversibilmente vaste aree di retina, e, non ultimo, il diabete, che provoca danni progressivi alla retina.

Nei paesi industrializzati gli ipovedenti rappresentano circa l'1,5% della popolazione; solo in Italia ve ne sono circa 1 milione e in Europa circa 11 milioni. Numeri destinati purtroppo a crescere, poiché si stima che nel 2018 il 25% della popolazione sarà costituita da anziani (gli ipovedenti sono localizzati prevalentemente nella fascia di età compresa tra i 65 e gli 85 anni).

Gli ipovedenti non riescono a percepire immagini definite o complete nel loro insieme né da lontano, né da vicino, per cui difficilmente riescono a leggere, scrivere, seguire le immagini della televisione. Per consentire a queste persone di svolgere tali attività, almeno parzialmente, è necessario stimolare un maggior numero di cellule visive ancora attive; ciò può essere ottenuto utilizzando ausili scelti in relazione al tipo di risultato che ci si prefigge di ottenere: si utilizzeranno dispositivi ottici ingrandenti per aumentare la capacità visiva, oppure sistemi ottici per aumentare il campo visivo. Ma non è così semplice come potrebbe sembrare; infatti, aumentando l'ingrandimento si riduce il campo visivo, mentre, cercando di aumentare il campo visivo, si ha una riduzione delle dimensioni delle immagini; questo spiega perché nella pratica si raggiunge maggiore efficacia con dispositivi ingrandenti per le attività a distanza ravvicinata, mentre è quasi impossibile far andare in giro qualcuno utilizzando una lente ingrandente.

A questo si deve aggiungere che una lente molto ingrandente sarà fortemente positiva e quindi molto spessa al centro, decisamente antiestetica ed enormemente pesante. Fortunatamente oggi la tecnologia ha permesso di realizzare lenti di ingrandimento inserite direttamente all'interno di lenti oftalmiche montate su comuni montature da occhiali. Queste moderne lenti di ingrandimento sono costituite da due lenti accoppiate (denominate doppietti acromatici), che consentono di raggiungere alti ingrandimenti con pesi molto ridotti e senza le deformazioni laterali procurate dalle vecchie lenti di ingrandimento manuali. Oltre a creare ingrandimenti maggiori e visioni più nitide, tali "doppietti acromatici" consentono all'utilizzatore di lasciare libere le mani (che non sono più impegnate a sostenere la lente di ingrandimento) e di svolgere quindi la propria attività con maggiore libertà.

Per dare sollievo agli ipovedenti, attualmente vengono impiegate due differenti modalità: o si ingrandisce ciò che si vuole vedere con un sistema ot-

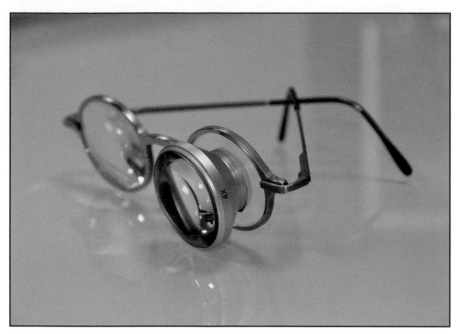

Fig. 11.1 Occhiali di Gullstrand: montano una lente che ingrandisce i caratteri ma obbligano a lavorare a una distanza molto ravvicinata

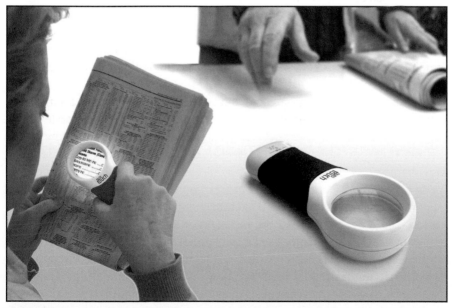

Fig. 11.2 Lente di ingrandimento con illuminazione: rende la lettura più facile ingrandendo i caratteri e migliorando la loro luminosità

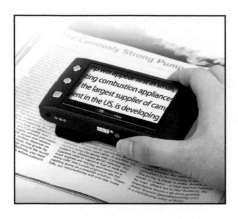

Fig. 11.3 Un altro semplice dispositivo da appoggiare sul materiale da leggere e che fornisce un buon
ingrandimento su una superficie piuttosto ampia

tico (come per esempio lenti di ingrandimento, doppietti acromatici, telescopi o dispositivi ingrandenti elettronici per la lettura), oppure si utilizzano oggetti con dimensioni superiori alla norma (per esempio libri stampati con grandi caratteri o schermi televisivi di ampie dimensioni). Sarà poi il paziente a
scegliere il sistema che meglio risponde alle sue personali esigenze.

I sistemi universalmente più usati sono quelli ingrandenti, che servono soprattutto per migliorare la visione da vicino, cioè per leggere, scrivere ecc.;
le lenti d'ingrandimento vengono utilizzate come scelta primaria per la loro
semplicità d'impiego e il basso costo.

Nelle forme più importanti di ipovisione si usano i telemicroscopi: sono
telescopi dotati di una lente di potere diottrico positivo aggiunta anteriormente, che forniscono una maggiore distanza funzionale per vicino; il loro effetto deriva dal potere del telescopio più quello della lente anteposta. Questi sistemi possono essere prescritti solo per l'occhio che fornisce le migliori
prestazioni funzionali, oppure per entrambi; a differenza dei microscopi,
producono un ingrandimento che consente di migliorare la visione non solo
per vicino ma anche a diverse distanze, come per esempio la distanza del televisore (ma sono utilizzabili solo se il paziente sta seduto, cioè se non è in
movimento).

Ovviamente l'ipovedente, per scegliere l'ausilio a lui più utile e conivenien-
te, deve rivolgersi a centri specializzati dove, prima di effettuare l'acquisto,
potrà anche provare vari dispositivi, valutare il risultato ottenibile e scielglie-
re poi l'apparecchio più adatto alle sue specifiche esigenze.

In un'epoca in cui i mezzi audiovisivi hanno subito uno straordinario sviluppo, la riabilitazione del paziente ipovedente è divenuta realtà, al contrario di quanto accadeva nel passato, quando i pazienti affetti da queste malattie, non trovando sostegno nella società, finivano per soccombere alle difficoltà
della vita.

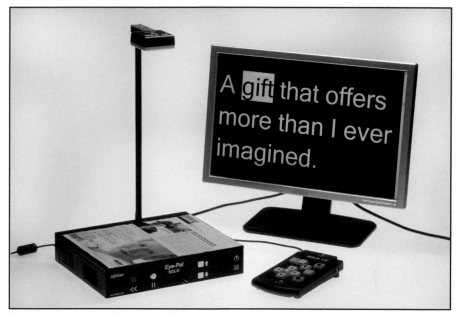

Fig. 11.4 Questo dispositivo ha una telecamera che "legge" le immagini e ne fornisce un ingrandimento digitale e poi la proiezione su uno schermo. È un ottimo apparecchio che consente a molti ipovedenti di leggere in modo confortevole

Oggi l'ipovedente, con il supporto e la comprensione dell'assistenza pubblica, può servirsi dell'aiuto non solo dell'oculista ma anche dell'ortottista e dell'ottico, per ricevere l'ausilio più adatto; e, qualora subentrino difficoltà, avrà a disposizione anche strutture più complete, dotate di medici in grado di fornire sostegno psicologico, oltre che di specialisti della rieducazione del senso dell'orientamento, del gesto e della manualità; tramite tali supporti egli sarà in grado di acquisire maggiore sicurezza e autonomia per quanto riguarda le attività e gli spostamenti quotidiani.

In queste sedi, inoltre, potrà apprendere l'uso del computer a refertazione vocale e, nei casi più gravi, il braille per un possibile reinserimento nel mondo del lavoro.

Lettura consigliata

Appleton B (1998) Ipovisione nella pratica clinica. Ottica clinica, Edilmedical, Roma

Un po' di storia

L'uomo ha ricevuto in dote uno strumento straordinario, la vista, ma, poiché non tutto nasce o rimane perfetto, nel corso dei secoli egli ha dovuto cercare i rimedi per restituire, o tentare di restituire, tutte le funzioni che madre natura ha dato a un occhio sano. Rimediare ai difetti che la natura stessa, o uno stile di vita, o una malattia hanno provocato non è facile, e per lunghissimi anni il desiderio, il sogno dell'uomo-medico-oculista si è sempre infranto contro le barriere del "troppo piccolo", "troppo difficile", "troppo pericoloso".

L'occhio era conosciuto abbastanza bene già dai tempi di Leonardo da Vinci, il quale, esaminando e sezionando corpi umani per i suoi studi di anatomia, si soffermò con accuratezza anche sugli occhi. I suoi disegni e gli appunti con la descrizione del funzionamento e dell'anatomia oculare potrebbero apparire ancora oggi, senza grandi variazioni, in un trattato di anatomo-fisiologia. Nonostante questi suggerimenti giunti da tanto lontano, e da fonte così autorevole, il tabù è resistito a lungo; ma i tentativi di alcuni chirurghi o presunti tali che sperimentarono *in corpore vili* fantasiosi tentativi di interventi sugli occhi non sono mancati nel corso dei secoli, sia pure con risultati deludenti. L'uomo è tuttavia un ricercatore e uno studioso, e pian piano ha trovato rimedi che gli restituissero almeno parte di quello che aveva perso o che la natura non gli aveva concesso: nacquero così le prime lenti, poi gli occhiali, e poi le lenti a contatto, che oggi consentono di correggere contemporaneamente diversi difetti della vista, fino ai modelli multifocali che consentono di vedere a varie distanze.

Si trattava comunque sempre di interventi "esterni" all'occhio, che aggiungevano "strumenti" che potessero in qualche modo compensare alcune imperfezioni. Nel tempo, anche la chirurgia ha fatto progressi; si è cominciato a intervenire non solo per curiosità scientifica o per studio o per ricerca, com'era avvenuto per secoli; le probabilità di eliminare o ridurre i difetti esi-

12

stenti sono andate aumentando. Solo per fare un esempio, i primi "moderni" interventi sulla cataratta, una delle più comuni cause di cecità, risalgono all'inizio del Novecento e furono giustamente salutati come miracoli della tecnica chirurgica; ma poiché la scienza avanza a passi giganteschi, la tecnica è poi andata affinandosi nei decenni, fino ad arrivare alla facoemulsificazione che negli anni Ottanta si è diffusa rapidamente per il mondo portando, con una tecnica operatoria sempre più rapida, raffinata e sicura, a risultati eccezionalmente positivi.

Negli anni Cinquanta, in Giappone, un chirurgo oftalmologo poco noto al consesso scientifico internazionale, il dottor Tsutomo Sato, comincia a ottenere risultati interessanti nella correzione della miopia praticando incisioni sulla superficie posteriore della cornea. Va ricordato che in quegli anni il Giappone era a malapena sopravvissuto a una guerra mondiale persa in maniera devastante, con due delle sue città rase al suolo dalle bombe atomiche americane. Ma, evidentemente, quello che restava in piedi dell'antico Sol Levante aveva ancora energia...

Pochi anni dopo, un giovane ma già affermato oftalmologo ucraino, Svyatoslav "Leo" Fiodorov, sentì la necessità di partecipare al congresso della Società oftalmologica giapponese per studiare più da vicino questa prima e rivoluzionaria tecnica d'intervento per correggere la miopia ed eventuali altri difetti della vista, anche perché era egli stesso reduce da un'osservazione clinica particolare: a seguito di un incidente, un giovane miope si era tagliato la cornea in più punti e, stranamente, la sua miopia si era ridotta.

Dopo qualche anno di studi e di ricerche nacque così il "metodo Fiodorov", la cheratotomia radiale, una tecnica chirurgica che consentiva di correggere la miopia con sottili incisioni radiali sulla cornea, diverse a seconda del grado di miopia (preferibilmente lieve).

Fiodorov la presentò nel 1973 ed essa trovò subito applicazione in tutto il mondo, favorita anche dalla chiara fama che lo studioso ucraino si era conquistato nella cura del glaucoma e nella progettazione e utilizzazione di nuovi cristallini artificiali, con la sua "scuola", il Centro di microchirurgia dell'occhio di Mosca. Oggi il "metodo Fiodorov" è superato ed è stato abbandonato, anche perché al culmine della sua diffusione irruppe nel mondo della chirurgia rifrattiva quella che doveva rappresentare la vera rivoluzione epocale: il laser a eccimeri.

Il laser

Il laser apparve per la prima volta nel mondo, esclusivamente come strumento di morte per usi militari, nel 1954. Era, in effetti, un raggio di potenza devastante, che inizialmente fu chiamato Maser, acronimo di *Microwave Amplification by Stimulated Emission of Radiation,* cioè amplificazione di

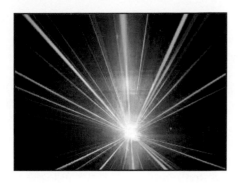

Fig. 12.1 Luci laser in una discoteca

microonde attraverso l'emissione stimolata di radiazioni, e nel 1960 divenne Laser, quando le microonde furono sostituite dalla luce, *Light*.

Si comprese subito, dall'entusiasmo con cui la scoperta fu accolta nel mondo scientifico, che ci si trovava davanti a qualcosa di straordinario, perché, oltre all'uso che era apparso più rispondente alla sua potenza, si era immediatamente intuita la sua efficacia in diversi campi della scienza, dalla medicina alla biologia, alla chimica.

Trascurando gli impieghi che se ne sono ricavati in mille campi e in soli quarant'anni, oggi il laser in medicina costituisce una frontiera che si credeva difficilmente superabile. Ha dato ai medici la possibilità di intervenire in aree del corpo umano difficilmente accessibili con le tecniche tradizionali, evitando il contatto diretto con i tessuti, e ha sostituito il bisturi in molti delicati interventi; ma, soprattutto, il laser è intervenuto e si appresta sempre più a intervenire nella diagnosi e nella terapia delle più gravi malattie, vale a dire che può e soprattutto potrà, in un futuro molto prossimo, anche individuare le malattie oltre che aiutare a curarle.

Le sue caratteristiche già oggi sono efficaci nell'individuazione e nella distruzione di alcuni tipi di cellule cancerogene, e lo saranno ancora di più domani, quando il laser sostituirà o farà da complemento a strumentazioni utili per esaminare a fondo, come finora non è stato possibile, il nostro organismo. Le premesse perché il laser diventi nei prossimi anni il protagonista assoluto della medicina, insomma, ci sono tutte.

Ma che cosa è, in sostanza, un laser? È una fonte di luce intensa a forte energia, molto concentrata. L'energia della luce laser, al contrario della luce convenzionale, si concentra in un punto assai limitato, dove agisce, essendo assorbita dal tessuto; nell'occhio le diverse lunghezze d'onda sono assorbite in modo diverso dall'acqua, dall'emoglobina e dal pigmento melanina.

Gli effetti biologici dei laser sono vari: effetti termici, fotochimici, ionizzanti e altri. Esistono quindi differenti tipi di laser, e diversi sono quelli che si impiegano in oculistica.

Nel laser a effetto termico la radiazione viene assorbita e trasformata in calore, fotocoagulando i tessuti; nel laser a effetto fotomeccanico la radiazione di altissima intensità causa formazione di onde d'urto meccaniche, e si ottiene la distruzione dei tessuti; mentre con i laser a effetto fotochimico la radiazione ultravioletto UV provoca rottura di legami molecolari, con formazione di prodotti volatili e ablazione del tessuto. Il laser a eccimeri appartiene a questa ultima categoria.

Con i vari laser sono nate e si sono affermate così parecchie tecniche operatorie, che hanno permesso ai chirurghi oculisti di affrontare i difetti e le malattie della vista più diffusi nel mondo, di sconfiggerli, nella stragrande maggioranza dei casi, o, almeno, di ridurre nettamente la loro influenza negativa sulla qualità della vista e della vita dell'uomo.

I laser nella pratica clinica in oftalmologia

Nella pratica clinica più diffusa oggi si opera con il *laser ad argon*, ad azione termica, soprattutto per trattare alcune lesioni della retina, la retinopatia diabetica e alcune forme di maculopatia nonché il glaucoma.

In presenza di lesioni della retina periferica un trattamento focale sulla lesione ne impedisce la rottura: l'effetto viene ottenuto creando una serie di minuscole cicatrici che fissano la retina e impediscono il suo scollamento.

Nel caso di vasculopatie occlusive o ischemiche, occlusioni venose, occlusioni arteriose, vasculiti, retinopatie da malattie del sangue, retinopatia diabetica, si possono formare nella retina zone ischemiche (cioè dove non arriva più sangue). Per un meccanismo di compenso si formano in queste zone nuovi vasi (neovasi), che, essendo molto fragili, provocano facilmente emorragie (molto dannose per la delicata struttura della retina). Con il laser si coagulano le zone ischemiche e i neovasi, producendo cicatrici che impediscono il sanguinamento. In certi casi di retinopatia diabetica è necessario un trattamento di tutta la retina periferica: si parla allora di panfotocoagulazione. È importante far notare che il laser serve a distruggere vasi o tessuti e quindi a limitare i danni che la malattia potenzialmente può procurare; il laser quindi non serve a migliorare la situazione visiva, ma aiuta a evitare che peggiori.

Un altro grande campo di applicazione del laser è nel trattamento delle maculopatie. Ricordiamo che la macula è una zona molto piccola della retina, ma è anche la parte più importante e delicata per la vista umana, quella che permette di leggere, di scrivere, di guidare, di vedere la televisione. Le lesioni della macula sono una delle cause di cecità legale più comuni nella popolazione sopra i 45 anni.

In effetti, la maculopatia più comune è quella senile o, come si preferisce definirla oggi, la degenerazione maculare legata all'età (DMLE); essa si può presentare in forma umida o secca. Le forme umide, cioè con edema

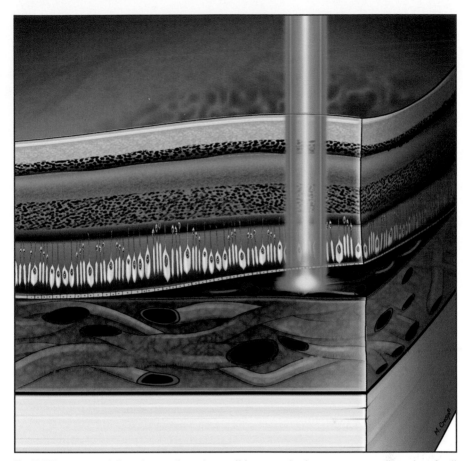

Fig. 12.2 Trattamento della retina con laser Argon: il laser va ad agire soprattutto sugli strati profondi

dei tessuti, sono quelle trattabili con il laser. Il trattamento laser è però possibile solo se la lesione da trattare non è troppo centrale, in caso contrario il laser distruggerebbe anche le parti retiniche utili per la visione. Da alcuni anni si è aggiunto un perfezionamento con la terapia fotodinamica; si immette nell'organismo attraverso una vena del braccio una sostanza fotoattiva (cioè attivabile con la luce, ematoporfirina); questa sostanza si raccoglie solo nelle cellule patologiche della retina; poi con un laser costituito da luce a bassa intensità di un'appropriata lunghezza d'onda si tratta il tessuto e la luce viene assorbita solo dalla retina malata.

Nei soggetti portatori di glaucoma cronico ad angolo aperto, nei quali non si riesce a tenere sotto controllo la pressione intraoculare con i colliri, si agisce con il laser a livello del trabecolato sclerale, creando spazi più ampi per facilitare il passaggio di liquido verso l'esterno e riducendo così il tono oculare.

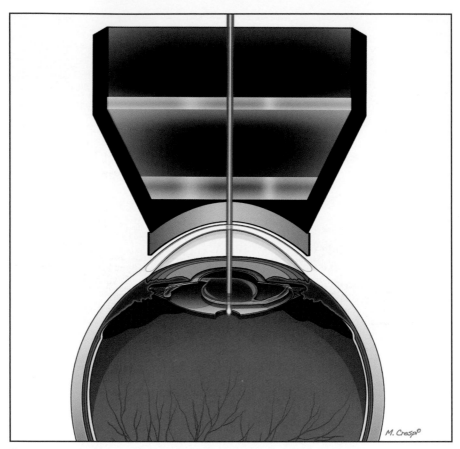

Fig. 12.3 Trattamento con laser Nd:YAG per eliminare la "cataratta secondaria", cioè l'opacamento della capsula posteriore dopo l'intervento di cataratta e l'impianto di cristallino artificiale

Un altro tipo di laser è il *Nd:YAG* (Neodymium Yttrhium, Alluminium, Garnet), che viene utilizzato invece per il trattamento della cataratta secondaria e altri tipi di glaucoma. Alla fine dell'intervento si inserisce nell'involucro capsulare della cataratta, rimasto vuoto, un cristallino artificiale (vedi Capitolo 21). Questo "contenitore" con inserito il nuovo cristallino artificiale può opacizzarsi, in tal caso con il laser Nd:YAG si elimina questa cataratta secondaria, in pochi istanti e senza alcun dolore da parte del paziente, "vaporizzando" il tessuto opaco situato dietro la piccola protesi inserita.

Nel glaucoma ad angolo stretto o chiuso (vedi Capitolo 24) si deve, invece, creare una nuova via di passaggio per l'umore acqueo attraverso la creazione di un piccolo foro sull'iride (iridectomia), che impedisca la chiusura dell'angolo irido-corneale con conseguente elevato e pericoloso innalzamento della pressione intraoculare e gravi ripercussioni sulla vista.

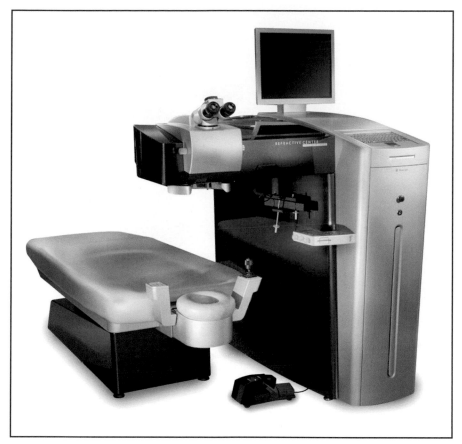

Fig. 12.4 Laser a eccimeri di quinta generazione

In oftalmologia il laser a eccimeri ha trovato la sua migliore e più importante applicazione apportando una vera rivoluzione nella chirurgia rifrattiva, cambiando i modi, i tempi e l'efficacia di gran parte degli interventi, e ottenendo non solo il recupero della vista ma il ripristino di una buona qualità della vita.

Questo strumento permette una rimozione precisa di tessuto, lasciando una superficie molto regolare e non provocando danni alle parti vicine. Con tecniche diverse, che verranno descritte più avanti, si correggono alcuni tipi di alterazioni della cornea e soprattutto i difetti rifrattivi, cioè la miopia, l'ipermetropia, l'astigmatismo e in parte la presbiopia; per rendersi pienamente conto dell'impatto rivoluzionario esercitato dal laser sulla "riconquista" della vista, basta dire che già più di 25 milioni di persone sono state trattate con questo strumento in pochi anni!

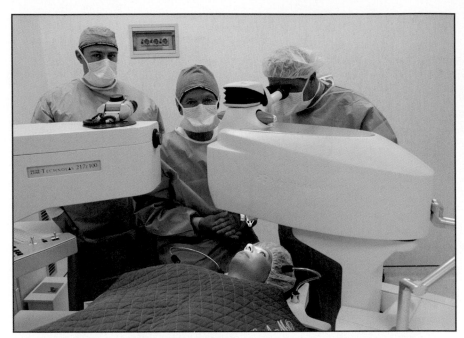

Fig. 12.5 Sala laser: il chirurgo e i due assistenti (un tecnico laser e un infermiere) tra due laser di ultima generazione; a sinistra il laser a eccimeri, a destra il laser a femtosecondi

Il laser a eccimeri impiega una radiazione fredda e invisibile di ultravioletto, che viene guidata sulla superficie oculare attraverso il controllo di un complesso sistema computerizzato. Esso asporta frazioni di tessuto dell'ordine dei micron, cioè di millesimi di millimetro. La cheratectomia fotorifrattiva (*Photo Rifractive Keratectomy*, PRK), dopo la rimozione dell'epitelio che ricopre la cornea anteriormente, effettua un rimodellamento della superficie corneale esterna con la creazione di un nuovo raggio di curvatura della cornea, la struttura anteriore trasparente dell'occhio. L'intervento viene eseguito ambulatoriamente e contemporaneamente sui due occhi, dopo avere instillato poche gocce di collirio anestetico sull'occhio.

Molti dei problemi della PRK sono stati risolti dalla *Laser Assisted in Situ Keratomileusis* (LASIK). Essa è, tra tutte quelle che impiegano il laser a eccimeri, la tecnica più diffusa a livello internazionale; riesce a correggere brillantemente la grande maggioranza dei difetti visivi, con risultati decisamente molto positivi. Viene anch'essa eseguita con un'anestesia topica di gocce anestetiche e in regime ambulatoriale. Con un particolare bisturi motorizzato (microcheratomo), o meglio con il laser a femtosecondi (come si può vedere nel Capitolo 22) si crea sulla cornea un sottile e piccolo lembo a forma di disco che viene sollevato, come la pagina di un libro. Poi si agisce con

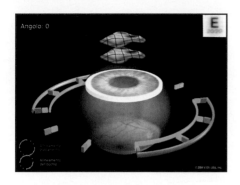

Fig. 12.6 Modalità con cui lavora un laser a eccimeri di ultima generazione per eseguire un trattamento Wavefront, cioè personalizzato. L'emissione laser avviene in maniera specifica in base agli esami preoperatori (aberrometria)

il laser a eccimeri sugli strati sottostanti della cornea. Al termine del trattamento laser, che dura da pochi secondi a poco più di un minuto, a seconda del tipo e dell'entità del difetto, si riposiziona il lembo precedentemente sollevato, semplicemente appoggiandolo, senza alcun punto di sutura. Esso aderisce adeguatamente in pochi minuti per poi saldarsi nei giorni e mesi successivi.

La procedura LASIK presenta numerosi vantaggi rispetto alla PRK, fra cui il minor dolore post-operatorio e il rapido recupero visivo, con migliore visione a breve termine dall'intervento, oltre alla maggiore stabilità della correzione nel tempo, e alla necessità di un numero inferiore di controlli e terapie successive. La sicurezza dell'intervento consente di eseguirlo contemporaneamente sui due occhi nella stessa seduta operatoria.

L'ultimo laser entrato nell'uso dei trattamenti oculistici è il *femtosecond laser*; si tratta di un laser con impulsi ultraveloci della durata di circa 100 femtosecondi (100 x 10^{-15} secondi) cioè di una brevità quasi impensabile per la mente umana. Esso si comporta essenzialmente come un finissimo bisturi chirurgico, però con una geometria di taglio programmabile a computer, quindi con una precisione e ripetibilità superiore a qualsiasi taglio manuale o strumentale; non solo, ma produce superfici molto lisce e omogenee. Con questo laser si esegue un perfetto taglio del lembo corneale nella LASIK, e si possono preparare lembi per trapianto corneale superficiale o profondo, oltre che per trapianti perforanti; rispetto al taglio meccanico, ripetiamo, quello con il laser è, oltre che meno rischioso, più preciso, meno traumatico, più prevedibile e, soprattutto, programmabile tramite specifico software.

A proposito di questi interventi, per render meglio l'idea dei giganteschi progressi compiuti in questi ultimi decenni, va ricordato che essi si svolgono oggi in condizioni e con tecniche fino a qualche tempo fa impensabili. Per riassumerli, si pensi solo che:
- la maggior parte degli interventi rifrattivi o con laser durano meno di 10-15 minuti;

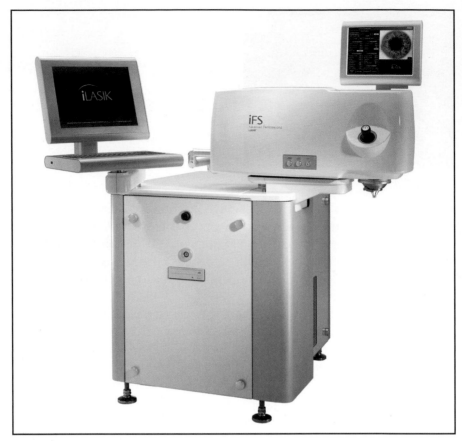

Fig. 12.7 Laser a femtosecondi di recente produzione

- non è necessaria l'anestesia ma basta un collirio anestetico applicato sull'occhio da operare;
- non si prova alcun dolore;
- non è necessario il ricovero ospedaliero;
- l'occhio recupera la visione corretta nel giro di pochissime ore o di pochi giorni;
- si riesce a eliminare totalmente l'occhiale nella gran parte dei casi;
- si ottengono risultati veramente straordinari.

Tutto ciò è possibile se vengono rispettate le regole di una buona chirurgia, cioè il paziente deve essere idoneo all'intervento, e solo una lunga e dettagliata visita *effettuata da un medico preparato* può confermarlo; occorre che l'operazione venga eseguita con un laser dotato di tutti i più moderni ritrovati della tecnologia biomedica e infine è necessario che il chirurgo sia competente ed esperto nella materia.

Conclusioni

Dall'ingresso dei laser in oftalmologia l'occhio, e di conseguenza la vista, ha subito uno *straordinario* cambiamento… il laser ad argon ha "salvato" la retina e la vista a innumerevoli persone; il Nd:YAG ha evitato a milioni di persone di rientrare in sala operatoria per la cataratta secondaria; il femtosecond laser ha rivoluzionato la chirurgia dei trapianti e il laser a eccimeri, liberan-

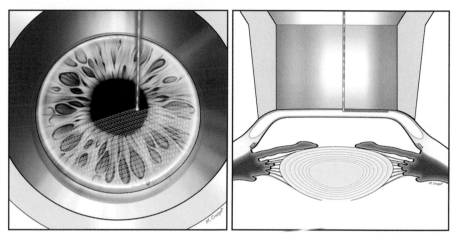

Fig. 12.8 Modalità di lavoro del laser a femtosecondi: esegue migliaia e migliaia di microablazioni di tessuto, una vicinissima all'altra, in modo tale che alla fine risulti un taglio; la caratteristica basilare di questo strumento è che può lavorare all'interno dei tessuti senza modificare la loro superficie

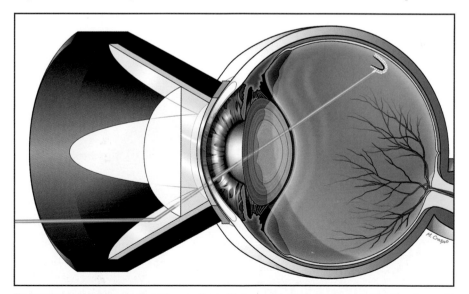

Fig. 12.9 Trattamenti laser sulla retina mediante l'interposizione di una lente dotata di vari specchi con differente angolatura, per poter trattare rotture retiniche in varie sedi della retina

12

Tabella 12.1 Le applicazioni dei diversi tipi di laser

Tipo di laser	Applicazione e tipo di tecnica
Argon laser	Fotocoagulazione retinica Trabeculoplastica nel glaucoma cronico ad angolo aperto
Nd-YAG laser	Capsulotomia posteriore per la cataratta secondaria Iridotomia per la prevenzione o il trattamento del glaucoma ad angolo stretto
Laser a eccimeri	PRK LASIK LASEK
Laser a femtosecondi	LASIK Trapianti

do le persone dai condizionamenti dei difetti visivi, abolendo cioè la schiavitù degli occhiali e delle lenti a contatto, ha cambiato la qualità della vita di milioni di persone, non solo dal punto di vista estetico ma anche e soprattutto dal punto di vista funzionale e puramente visivo; senza entrare in noiose statistiche scientifiche, tutto ciò è dimostrato dal radioso sorriso che hanno i pazienti quando, dopo un intervento rifrattivo, si rendono conto di quanto questo abbia cambiato la loro vista e la loro vita (Tabella 12.1).

Parte II
L'occhio e il mondo esterno

Lenti oftalmiche e montature

13

Cristina Giordano

L'approntamento corretto dell'occhiale comprende:
- la scelta della lente;
- la scelta della montatura.

Le due fasi sono egualmente importanti, l'una deve essere la diretta conseguenza dell'altra.

Una montatura di moda e prestigiosa perde il suo fascino se associata a lenti spesse e antiestetiche; alla stessa stregua, una lente che deve correggere un importante difetto rifrattivo deve essere inserita su una montatura appropriata.

Le lenti oftalmiche sono i dispositivi ottici che consentono di correggere i difetti rifrattivi dell'occhio, cioè miopia, astigmatismo, ipermetropia e presbiopia (benché quest'ultima sia da considerarsi una situazione fisiologica dell'occhio, piuttosto che un'ametropia), grazie alla loro capacità di concentrare o divergere i raggi luminosi.

In particolare, per l'occhio umano, la lente è un mezzo diottrico che consente di modificare il cammino della radiazione in maniera da formare un'immagine nitida sulla retina.

A questo scopo la lente deve avere un certo "potere diottrico", che può essere negativo o positivo; tale potere ne caratterizza la forma, che sarà concava per le lenti negative o convessa per le lenti positive.

Le lenti negative sono lenti divergenti: esse consentono di far divergere i raggi luminosi per allontanare il punto focale; queste lenti correggono la miopia, condizione in cui il bulbo oculare è più lungo: la lente divergente sferica consente ai raggi luminosi di focalizzare l'immagine sulla retina.

Le lenti negative, essendo divergenti, sono più sottili al centro e più spesse in periferia. Vedremo, in questo capitolo, che il loro spessore è determinato dal potere diottrico (più il potere negativo è elevato, più spessa sarà la lente in periferia), dall'indice di rifrazione e dal diametro.

13

Le lenti positive sono invece lenti convergenti, che tendono, quindi, a focalizzare prima l'immagine, cioè ad avvicinarla; esse vengono usate per la correzione dell'ipermetropia, in cui il bulbo oculare è più corto e i raggi luminosi devono convergere, per effetto della lente, in una zona più prossima.

Le lenti positive convergenti sono, a differenza di quelle divergenti, più sottili ai bordi e più spesse al centro, un po' come le lenti di ingrandimento. Il loro spessore dipende dal potere, dal diametro e dall'indice di rifrazione del materiale.

Materiali utilizzabili per la costruzione di lenti

Lenti in materiale vetroso

Il vetro è stato il primo materiale impiegato per la costruzione delle lenti oftalmiche e per lunghi secoli è rimasto pressoché l'unico; il vetro è composto principalmente da silice e altri ossidi, come l'ossido di calcio, bario, potassio.

La struttura del vetro è amorfa; tale caratteristica consente la sua fusione progressiva che permette la lavorazione in crogioli a elevate temperature.

I processi di lavorazione possono essere diversi e dipendono dal risultato che si desidera ottenere; durante le procedure di lavorazione diviene necessario aggiungere alcune altre sostanze, utili per affinare la composizione della miscela. Il vetro ottico viene lavorato con diversi componenti chimici per aumentarne la stabilità, la trasparenza e la chiarezza, in modo da consentire una visibilità più nitida e dettagliata.

E, in effetti, gli unici vantaggi del vetro rispetto alla plastica, oggi sicuramente preferita per le sue caratteristiche di leggerezza e resistenza agli urti, restano la trasparenza, la purezza e la possibilità di ridurre al minimo gli spessori, soprattutto per le lenti dei miopi elevati.

Lenti in materiali plastici

I materiali plastici sono ormai i materiali più diffusi per la realizzazione di lenti oftalmiche, se si vogliono prodotti leggeri, sottili e molto performanti, soprattutto sotto il profilo della resistenza agli urti ma, in alcuni casi, anche sotto l'aspetto della qualità ottica. Il capostipite di questi materiali è un polimero definito commercialmente Columbia Resin CR 39®, che costituisce la lente infrangibile di base.

L'attuale tecnologia della lavorazione della plastica ha permesso l'introduzione del policarbonato, materiale che consente una maggiore resistenza agli urti ma rende le superfici esterne più morbide e più soggette ai graffi.

Le lenti infrangibili, o organiche, presentano sicuramente una maggiore resistenza agli urti rispetto alle lenti in vetro minerale, ma possono garantire livelli estetici apprezzabili, aumentando l'indice di rifrazione, solo fino a poteri diottrici medi; per poteri elevati (superiori alle – 8 diottrie) le lenti di elezione rimangono quelle al lantanio, materiale vetroso ad alto indice che consente di ottenere spessori ridotti grazie all'elevato indice di rifrazione (1,8).

L'indice di rifrazione, secondo i concetti dell'ottica fisica, esprime il rapporto fra la velocità della luce nell'aria e quella nel materiale della lente in questione; varia in maniera inversamente proporzionale alla lunghezza d'onda considerata. Per ciò che riguarda i materiali vetrosi possiamo sicuramente affermare che all'aumentare dell'indice di rifrazione aumenta anche la loro densità; per le plastiche o i materiali organici, la tendenza viene in gran parte rispettata ma con qualche eccezione (come, per esempio, il CR 39 che ha indice di rifrazione 1,498 e 1,32 g/cm³ di densità, mentre il policarbonato, pur avendo indice di rifrazione 1,587, ha invece densità 1,2 g/cm³).

A parità di potere diottrico, le lenti con indice di rifrazione elevato causano maggiore dispersione della luce, con una conseguente perdita della qualità ottica; le lenti costruite con indice di rifrazione minore hanno maggiore spessore, minore dispersione e migliore qualità ottica.

Per quanto oggi la tecnologia abbia introdotto notevoli miglioramenti, è chiaro che questi fattori vanno presi in considerazione quando bisogna costruire lenti per le quali è richiesta una particolare nitidezza dell'immagine.

La costruzione delle lenti

Con il vetro o con i materiali plastici si possono produrre vari tipi di lenti, non solo per correggere i più diversi tipi di difetti rifrattivi, ma anche per soddisfare le più disparate necessità legate allo svolgimento di attività a varie distanze e in varie condizioni.

Le lenti più comuni hanno geometria sferica, cioè le superfici hanno il medesimo raggio di curvatura lungo tutti i meridiani.

Le lenti sferiche sono classificabili in base alla curvatura delle due superfici:
- biconvesse;
- biconcave;
- piano-convesse;
- piano-concave;
- concavo-convesse (dette anche lenti menisco).

Se le due superfici della lente hanno eguale raggio di curvatura si dice che la lente è isoscele.

Una lente biconvessa (come tutte le lenti positive) ha la proprietà di far convergere il fascio di luce che l'attraversa, proveniente dall'infinito, in un punto che viene chiamato fuoco; la distanza tra questo e la lente viene definita distanza focale.

Simile caso si verifica in una lente biconcava e in tutte quelle negative, che però fanno divergere il fascio di luce (e la distanza focale in tal caso diventa

13

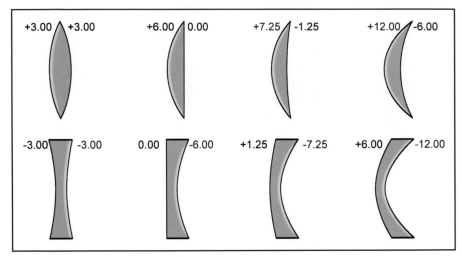

Fig. 13.1 Lenti oftalmiche di vario potere sia negative (per miopi) sia positive (per ipermetropi)

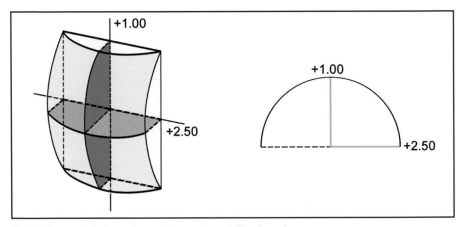

Fig. 13.2 Lente oftalmica torica per la correzione dell'astigmatismo

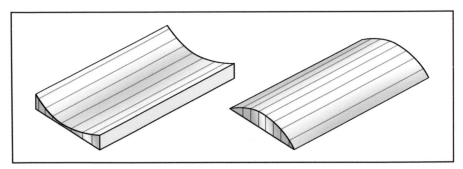

Fig. 13.3 Ancora la lente torica, negativa a sinistra e positiva a destra

negativa) (vedi, per le immagini, http://it.wikipedia.org/wiki/Lente_oftalmica).

Le lenti non sono dispositivi ottici perfetti; producono infatti immagini affette da difetti che si dicono aberrazioni e che possono essere di tipo geometrico, come l'aberrazione sferica, l'astigmatismo, la curvatura del campo, la distorsione e il coma, oppure di tipo cromatico, come l'aberrazione cromatica longitudinale e l'aberrazione cromatica dell'ingrandimento.

L'aberrazione sferica si verifica nelle lenti sferiche, a causa della loro forma regolare, e induce uno scadimento dell'immagine soprattutto nella parte periferica della lente.

Tutte le lenti possono essere costruite con la geometria asferica, ma le lenti positive, quelle che correggono l'ipermetropia, avendo la parte più spessa verso il centro, traggono maggior beneficio, dal punto di vista sia funzionale che estetico, da questa geometria, in quanto riduce l'effetto tipico "a occhio di bue".

Le lenti possono avere numerose altre caratteristiche e forme. Abbiamo quindi lenti astigmatiche, lenti bifocali, lenti trifocali, lenti multifocali, lenti filtranti da vista.

Lenti astigmatiche
Mentre le lenti sferiche hanno la medesima curvatura su tutta la superficie, le lenti astigmatiche (cilindriche o toriche) riportano due curvature differenti su due meridiani ortogonali tra loro (detti meridiani principali), la cui differenza sarà in relazione all'entità del potere cilindrico.

Le lenti astigmatiche presentano quindi due poteri, uno massimo e uno minimo, e vengono costruite in base a questo criterio.

Solitamente una lente a uso oftalmico è sferotorica (cioè piano-sferica e piano-torica) e può avere toricità anteriore convessa (toro esterno) o posteriore concava (toro interno).

Una toricità esterna conferisce migliore qualità ottica, mentre quella interna consente la riduzione dello spessore della lente.

Lenti bifocali
Le lenti bifocali vengono così chiamate poiché presentano due zone di differente potere diottrico.

La zona superiore, normalmente più ampia, è quella relativa al potere per lontano, mentre quella inferiore, più piccola, chiamata lunetta o unghia, viene utilizzata per la visione da vicino.

Le lenti bifocali permettono la formazione di due fuochi a due distanze prestabilite e invariabili, correggendo un difetto refrattivo per lontano e uno presbiopico per vicino. La limitazione delle due singole focali, tuttavia, tende a ridurre l'attività accomodativa causando possibili disturbi del rapporto accomodazione-convergenza.

La prima idea di lente bifocale è stata di Benjamin Franklin, che unì due metà di due lenti con poteri differenti in uno stesso occhiale.

Le lenti bifocali possono essere costruite in varie forme; le più comuni sono quelle a ¾ di disco, a unghia visibile e a margine diritto, quest'ultima quasi in disuso a causa dello scarso risultato estetico.

La scelta della dimensione della lente per vicino è in relazione alla tipologia di esigenza del paziente presbite, soprattutto in relazione alla sua attività: più importante sarà l'attività per vicino, più ampio dovrà essere il segmento inferiore. Tuttavia, più ampio sarà il segmento, peggiore sarà il risultato estetico e più complesso sarà l'utilizzo dell'occhiale in condizioni non strettamente legate alla lettura: sarà difficile, per esempio, salire e scendere le scale.

Il problema principale dell'unione di due lenti con potere differente è rappresentato dalla posizione dei due centri ottici, per vicino e lontano. Se i due centri fossero nella medesima posizione, il passaggio dal lontano al vicino imporrebbe solo un cambio di focalizzazione, ma le lenti a segmento fuso o a unghia visibile devono essere costruite con il centro per vicino spostato verso il naso, rispetto al centro per lontano, perché gli occhi, durante la lettura tendono a convergere verso la zona nasale. La lunetta crea un salto di immagine che interrompe la visione, sdoppiandola, a causa dell'effetto prismatico prodotto dalle due zone funzionali sul bordo della lunetta stessa.

Questa condizione, negli occhiali bifocali, talvolta è causa di fastidi visivi come l'affaticamento, o di diplopia nei casi di anisometropia.

Lenti trifocali

Le lenti trifocali sono costruite con tre zone di potere differente: una zona per lontano, quella con ampiezza maggiore, una per la mezza distanza e una per il vicino.

Queste lenti vengono poco utilizzate, poiché il risultato estetico è scarsamente apprezzabile; maggiormente proposte in passato, le lenti trifocali occupazionali sono state pian piano sostituite dalle lenti multifocali specifiche per la distanza intermedia o le lenti monofocali a profondità di campo.

Lenti multifocali

Le lenti progressive presentano due zone funzionali, una per lontano e una per vicino, unite tra loro da un canale detto "di progressione" che consente la visione della distanza intermedia. E la visione intermedia, unita al risultato estetico, rappresenta il plus di queste lenti, rispetto alle bifocali o trifocali.

L'unico inconveniente riguarda le zone periferiche, sia nasali che tempiali, in cui sono presenti distorsioni ottiche e astigmatismi di superficie.

Tuttavia, sono ormai falsi miti quelli che raccontano che le lenti progressive richiedono un lungo e difficoltoso periodo di adattamento, che inducono nei portatori cefalee e li costringono a posture errate e che quindi, in definitiva, non possono essere utilizzate da tutti.

I vantaggi, grazie alle nuove tecnologie, sono notevoli. Oltre alla comodità dell'unico occhiale, bisogna aggiungere la sicurezza psicologica di poter dominare l'ambiente circostante in tutte le dimensioni e le direzioni, sia per vicino che per lontano e altresì nella zona intermedia (per esempio il computer).

Inoltre, le aziende tendono a variare la geometria ottica delle lenti in relazione alle esigenze del soggetto. La nuova generazione di lenti progressive tiene conto dei parametri del singolo individuo e delle sue esigenze visive (distanza di lavoro, attività, hobby).

Ciò viene ottenuto variando l'ampiezza delle zone: per esempio, se un paziente ha la necessità di guidare per molte ore avrà bisogno di una lente con una maggiore area di visione per lontano. Un architetto, che notoriamente svolge un'attività creativa al computer, avrà invece la necessità di utilizzare un'ampia area per la visione intermedia. L'insegnante preferirà un'ampia zona per la lettura, senza dover aggiustare il fuoco con repentini e fastidiosi movimenti del capo.

Il particolare design consente di ottenere una visione più nitida anche al crepuscolo, mentre l'inserimento dei dati della montatura (angolo pantoscopico, angolo di avvolgimento del frontale) in fase di costruzione permette di adattare le lenti a qualsiasi montatura, ottenendo il miglior risultato estetico possibile, con spessori ottimizzati.

Ovviamente bisogna affidarsi a personale esperto e preparato, che disponga di tecnologie moderne e in grado perciò di prospettare le scelte più idonee e di realizzare tecnicamente la soluzione migliore.

Nei centri di ottica specializzati esistono sistemi specifici video-tridimensionali che consentono una precisa centratura delle lenti mediante acquisizione fotografica. Basta indossare la montatura prescelta e posizionarsi davanti a un apposito specchio trasparente: mediante uno scatto verranno rilevati tutti i dati necessari per una corretta centratura e per la realizzazione di lenti multifocali personalizzate in base ai campi di visione, che il paziente potrà addirittura scegliere osservando simulazioni sullo schermo.

Tramite un touchscreen sarà anche possibile ingrandire alcuni particolari significativi della montatura e ottenere parametri tridimensionali.

Lenti filtranti da vista
Tutte le lenti oftalmiche da vista, o correttive, possono essere prodotte con un filtro protettivo UV, oppure sottoposte a particolari trattamenti selettivi, in modo che acquisiscano la capacità di proteggere dalle radiazioni luminose dannose per gli occhi.

Esistono diversi tipi di lenti filtranti con buone qualità ottiche: quelle in

13

vetro minerale offrono una protezione importante, ma ormai anche le lenti in resina organica garantiscono ugualmente affidabilità.

In particolare, tra i materiali organici, l'acrilico e il policarbonato si distinguono per il grado di protezione fornito; tuttavia sono entrambi molto teneri e quindi facilmente soggetti ai graffi, pertanto richiedono un trattamento indurente delle superfici. Il policarbonato è, comunque, un materiale molto resistente agli urti e viene normalmente utilizzato negli occhiali per bambini, o nei casi in cui il fattore sicurezza rivesta un ruolo importante.

Anche la stabilità termica è una caratteristica importante nelle lenti filtranti, perché spesso vengono impiegate in ambienti termicamente molto sollecitati, come nei luoghi di mare e di montagna, o sono esposte a surriscaldamento, come nelle auto in sosta.

Le lenti in vetrominerale garantiscono ottima stabilità in queste condizioni, a patto che non vengano sottoposte a forte tensione dalla montatura; anche le lenti infrangibili hanno un'eccellente stabilità termica. Per quanto riguarda queste ultime, però, il consumatore dovrà fare attenzione durante l'acquisto, poiché il mercato offre lenti in materiale plastico *colato*, molto stabile alle variazioni di temperatura, e lenti in *lastra piegata*; queste ultime vengono costruite mediante colata di materiali plastici in una lastra piana, in seguito curvata posteriormente in modo che assuma le caratteristiche ottiche desiderate. Tuttavia, in condizioni di surriscaldamento, la lastra tende a riassumere la sua forma piatta originaria, causando irreparabili deformazioni ottiche a carico delle lenti stesse e quindi alterando le loro caratteristiche.

Per quanto riguarda la colorazione, è bene sapere che i colori chiari possono essere indicati in città, dove lo smog riesce in parte a filtrare i raggi solari, ma certamente in ambienti più soleggiati è meglio scegliere lenti molto filtranti, con colori scuri, come il verde, il grigio, il marrone, sia che si tratti di lenti correttive sia che si tratti di lenti plano (senza correzione diottrica). In ogni caso è però opportuno ricordare che non sempre la colorazione scura della lente è sinonimo di maggiore protezione dell'occhio; è il binomio formato dal materiale della lente più il colorante che la garantisce.

Non è una questione di preferenze; la scelta è determinata da un fenomeno ben preciso di ottica fisica. L'occhio umano è un sistema ottico, al pari di qualsiasi altro sistema creato dalla tecnologia, e le "aberrazioni" (deformazioni delle immagini nel loro passaggio attraverso le componenti dell'occhio) sono esattamente le stesse di qualsiasi sistema ottico artificiale (dalla semplice lente oftalmica al telescopio più o meno complesso). La luce bianca che entra nell'occhio subisce una "dispersione cromatica", ossia viene scomposta nei diversi colori che la compongono (esattamente come avviene alla luce del sole nel passaggio attraverso le gocce d'acqua che creano l'arcobaleno); tale dispersione cromatica fa sì che la componente verde e quella rossa dello spettro luminoso si trovino in due diverse posizioni rispetto alla retina e non si focalizzino quindi in uno stesso punto. Quando si sceglie una lente oftalmica colorata per protezione solare, è necessario quindi utilizzare il colore marrone per i soggetti miopi (questo consentirà di avvicinare maggiormente alla retina la componente rossa dello spettro) e il verde per i soggetti ipermetropi (questo consentirà di avvicinare maggiormente alla retina la componente verde dello spettro). Naturalmente tali accortezze sono indispensabili nel caso in cui il prescrittore delle lenti oftalmiche abbia tenuto conto della necessità di sottocorreggere il soggetto miope e di sovracorreggere il soggetto ipermetrope, utilizzando il test bicromatico in fase di misurazione del visus.

Per maggiori informazioni sulle lenti filtranti colorate si vada al Capitolo 14.

Filtri polarizzanti

I filtri polarizzanti normalmente sono neutri, ovvero senza potere diottrico; vi sono alcune aziende in grado di costruire lenti infrangibili polarizzate anche graduate, ma i poteri disponibili sono limitati.

Tale trattamento consente di ridurre o eliminare i fastidiosi riflessi del sole provenienti da superfici altamente riflettenti, come l'acqua, la neve e il vetro delle auto, pur conservando una visione chiara e nitida.

I trattamenti

Per migliorare ulteriormente le caratteristiche ottiche delle lenti, si ricorre ai trattamenti di superficie e ai trattamenti del materiale.

I vari trattamenti superficiali, *antiriflesso, indurente, filtrante,* possono essere combinati in relazione alle esigenze specifiche.

Prima di tutto il trattamento deve garantire sia una facile manutenzione che una buona resistenza meccanica, nel senso che non dovrà staccarsi dalla superficie della lente durante l'utilizzo.

Il trattamento antiriflesso è indicato sia per lenti ottiche bianche che per lenti filtranti, nei casi in cui si desideri ridurre la luce riflessa, consentendo al portatore una visione più nitida. Tale trattamento riduce gli effetti antiestetici e fastidiosi dei riflessi all'interno della lente, soprattutto durante la visione notturna, o la guida, migliorando la sensibilità al contrasto.

I trattamenti antiriflesso di ultima concezione vengono applicati su entrambe le superfici della lente; inoltre, poiché nel rivestimento è incorporato un materiale antistatico, le lenti non si caricano di elettricità statica durante le fasi di manutenzione, e si riduce quindi la possibilità di attirare la polvere; infine, uno strato di finitura applicato sulle superfici conferisce ottime caratteristiche di idrorepellenza.

Per migliorare la scarsa resistenza ai graffi delle lenti infrangibili, si effettuano rivestimenti di superficie al quarzo, o con lacche o vernici, che vengono chiamati *trattamenti indurenti*. Questi, sempre nelle lenti in materiale plastico, spesso vengono associati ai trattamenti antiriflesso al fine di aumentarne la stabilità e la tenuta.

Altrettanta attenzione bisognerà porre nella scelta delle lenti *filtranti*, come viene detto altrove in questo libro, poiché devono proteggere dalle radiazioni nocive senza però alterare la percezione dei colori. Spesso, al fine di raggiungere un compromesso tra protezione all'aperto e visione nitida nei luoghi chiusi, si scelgono le lenti *fotocromatiche* (secondo la normativa vigente viene definito fotocromatico un materiale in grado di modificare le sue caratteristiche di trasmissione della radiazione in funzione dell'intensità della luce). Le lenti fotocromatiche possono essere prodotte sia in vetro, sia in materiale organico.

Il processo fotocromatico, nelle lenti organiche, è differente da quello che si verifica nelle lenti in vetro ma le prestazioni sono simili o in alcuni casi, come avviene nelle lenti di ultima generazione, addirittura migliori.

La scelta della montatura

Benché scelte sempre più spesso in funzione dei dettami della moda, le montature servono tuttavia da supporto alle lenti correttive, un presidio medico chirurgico, quindi devono essere appropriate; la scelta dovrà avvenire insieme a un esperto, in modo da unire l'aspetto estetico al risultato ottico, che dovrà essere qualitativo. Una lente tecnica, come per esempio una multifocale positiva, astigmatica di potere elevato, non sempre può trovare una buona collocazione in una montatura dove la lente è fissata solo con le viti, poiché tale soluzione sarà apprezzabile solo a livello estetico.

Le montature posso essere costruite con diversi materiali:
- metallo;
- celluloide;
- resine epossidiche.

I materiali metallici sono costituiti da leghe morbide, in modo da consentire la piegatura, e resistenti al sudore, al fine di evitare reazioni cutanee e allergiche.

Attualmente i metalli da occhialeria sono sottoposti a trattamenti speciali, tali per cui la totalità della montatura è rivestita da metalli nobili, come l'oro, per esempio. In genere vengono impiegati metalli che riducono il peso totale dell'occhiale, come l'acciaio inox e il titanio, che sono molto resistenti all'usura, pur essendo molto leggeri, e sono impiegati elettivamente nella realizzazione degli occhiali che definiamo "senza montatura", in gergo tecnico chiamati *glasant*.

Le montature in celluloide sono costruite con materiali plastici, come l'acetato di cellulosa e altri simili, che possiedono buone caratteristiche di elasticità: ciò significa che tali strutture possono essere riscaldate senza che si alterino la forma e il colore. Le colorazioni possono essere svariate, poiché vengono utilizzate delle lastre con le quali ci si può sbizzarrire e dar sfogo alla fantasia.

Le resine epossidiche, come l'Optyl, sono invece materiali organici termoindurenti, più rigidi e resistenti ai graffi di quelli termoplastici; se vengono riscaldati si deformano con maggiore difficoltà e, una volta raffreddati, mantengono la deformazione indotta; se poi sono riscaldati di nuovo a temperature intorno agli 80 °C tendono a riacquistare la forma originaria (materiale a memoria di forma).

La differenza fra una montatura e l'altra può essere caratterizzata da tanti piccoli particolari: l'astina, la cerniera, il ponte.

La scelta delle dimensioni della montatura deve avvenire in proporzione al viso, e in funzione del centro delle due pupille e del difetto ottico. Ricordiamo che le montature vengono costruite con più calibri (il calibro rappresenta la dimensione in larghezza), sarà quindi possibile selezionare il più idoneo, ricordando comunque che più l'occhiale è ampio, maggiore sarà la porzione di lente da impiegare nel montaggio, quindi aumenterà il peso e le lenti diverranno più spesse.

Posizione dell'occhiale sul viso

L'occhiale viene utilizzato per migliorare la visione, quindi è necessario che la sua posizione non causi decentramenti o allineamenti non corretti delle ottiche delle lenti, che sarebbero causa di una scorretta percezione dell'immagine. Il centro ottico della lente, cioè, deve coincidere con il centro pupillare se non vogliamo introdurre effetti prismatici, oppure deve trovarsi in una precisa posizione, rispetto al centro pupillare, se si vuole invece che la lente abbia un determinato effetto prismatico.

Le lenti vengono inserite nella montatura mediante un apposito canalino; prima di indossare l'occhiale va controllato che le astine siano parallele fra loro e che le curvature dei terminali delle aste non siano troppo pronunciate per evitare fastidi dietro le orecchie.

La parte frontale della montatura deve essere inclinata di qualche grado rispetto alle astine (con la parte bassa della lente più vicina al viso rispetto alla parte alta), per consentire all'immagine prodotta dalla lente di focalizzarsi al centro dell'occhio (il punto nodale in cui tutti i raggi luminosi nel loro passaggio non vengono deviati e si focalizzano quindi perfettamente sulla retina) e centrata rispetto al centro degli occhi dell'utilizzatore.

Una montatura che abbia il frontale perpendicolare rispetto alle aste produrrà una visione distorta delle immagini e difficoltà di adattamento da parte dell'utilizzatore.

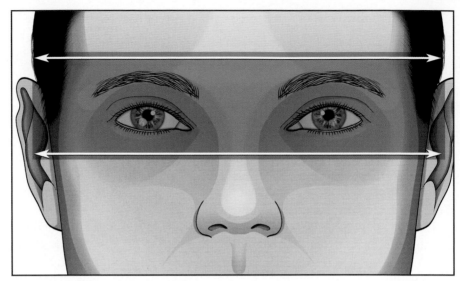

Fig. 13.4 Valutazione del viso del paziente per ottimizzare la montatura sia per forma che per posizione

Nel caso di lenti astigmatiche è pure importante che l'occhiale sia approntato in maniera tale che la montatura rispetti gli assi dell'astigmatismo; posizioni inclinate deviano la posizione di correzione dell'asse dell'astigmatismo, riducendo in parte l'effetto della correzione stessa.

I centri ottici delle lenti devono corrispondere alle distanze dei centri delle pupille del soggetto; oggi esistono sistemi di rilevazione precisa, sia per le distanze da lontano che per vicino (distanza interpupillare).

Prima che l'occhiale sia consegnato è bene controllare insieme all'ottico tutti questi fattori, prevedendo, comunque, un periodo di adattamento di almeno due o tre settimane per un nuovo occhiale.

Occhiali multifocali

La centratura e il posizionamento assumono importanza fondamentale soprattutto per gli occhiali multifocali; ciò perché queste lenti presentano una zona di fuoco per lontano, un corridoio per la visione intermedia al centro e una zona centrale per vicino.

Prima di tutto è necessario scegliere le lenti in funzione dell'attività del soggetto; importante poi è la scelta della dimensione del canale di progressione che va dal lontano al vicino; la montatura dovrà tenere conto dell'estetica, ma anche e soprattutto del risultato ottico.

Normalmente l'occhiale multifocale viene consegnato insegnando al soggetto come utilizzarlo, facendolo quindi prima guardare da lontano, poi facendogli leggere un testo con lettere di dimensione diversa e poi mostrando-

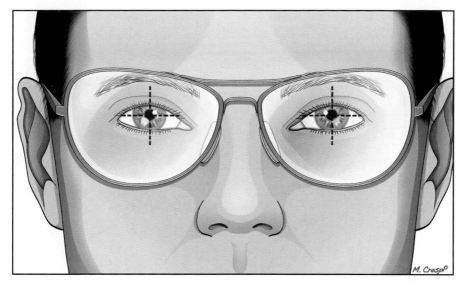

Fig. 13.5 Buon posizionamento del centro ottico della lente sul centro funzionale dell'occhio

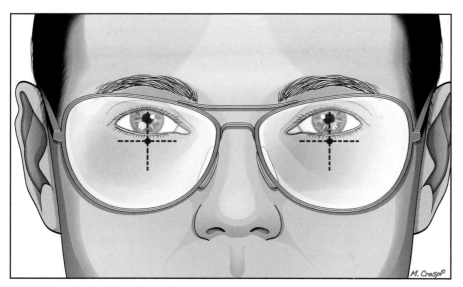

Fig. 13.6 L'occhiale è troppo basso (frequente) e quindi non può fornire un buon risultato visivo, inoltre obbliga l'occhio ad affaticarsi

gli come muovere il capo alle diverse distanze. È fondamentale spiegare di abbassare il capo quando si salgono o si scendono le scale, e di ruotare il capo quando si osserva lo specchietto laterale durante la guida.

In realtà, con le attuali tecnologie, le lenti progressive sono decisamente più tollerate e più semplici da utilizzare, anche con montature leggere, pic-

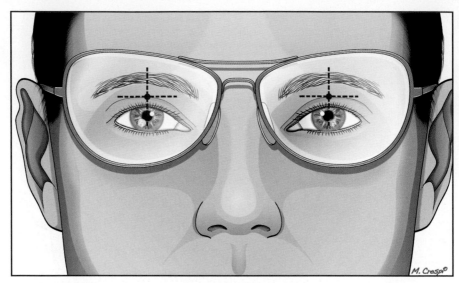

Fig. 13.7 Occhiale troppo alto (raro) con conseguenti disturbi visivi

cole, alla moda; resta sempre essenziale la scelta del professionista, che deve essere in grado di consigliare e assemblare il mix fra tecnologia ed estetica, moda e qualità ottica, che caratterizza un occhiale di successo.

In conclusione, oggi la lente oftalmica è disponibile in vari materiali, con vari poteri e con modalità di costruzione così varie che soddisfano praticamente tutte le esigenze visive dell'ametrope (cioè di colui che ha un difetto di rifrazione).

Letture consigliate

Abati S (2002) Geometria della radiazione ottica. Fabiano Editore, Canelli
Buratto L, Lovisolo C, Abati S, Montani G (1993) Occhiali in ottica oftalmica. CAMO Editore, Milano
Goersch H (1986) Manuale di ottica oftalmica. Zeiss, Castiglione Olona
Reverdy G, Mana F (2001) Lenti progressive. Fabiano Editore, Canelli

Cristina Giordano

Le radiazioni solari

Lo spettro elettromagnetico comprende tutta l'energia radiante che proviene dal sole e che raggiunge la superficie terrestre, dopo essere passata attraverso l'azione filtrante dell'atmosfera (ozono, ossigeno e altri). Comprende quindi molti tipi di radiazioni; per ciò che riguarda l'occhio e la vista interessa solo un piccolo gruppo di radiazioni, cioè quelle comprese tra 100 nm e 10.000 nm: l'ultravioletto (tra 100 e 380 nm), il visibile, e l'infrarosso (tra 700 e 10.000 nm).

La parte visibile delle radiazioni (tra 380 e 700 nm) va dalle radiazioni più cariche di energia (violetto, blu) alle radiazioni a minor frequenza (arancione e rosso); nel range intermedio si collocano le altre sensazioni cromatiche fondamentali (indaco, azzurro, verde, giallo) (Tabella 14.1, Box 14.1).

Il *visibile* può comportare effetti negativi per gli occhi solo in condizioni di intensità elevate; comunque la natura ha dotato i nostri occhi di difese contro questo tipo di radiazioni visibili: è per questo motivo che, in caso di illuminazione eccessiva, si strizzano le palpebre e, in maniera indipendente e au-

Tabella 14.1 Colori dello spettro visibile e loro lunghezza d'onda

Rosso	700-630 nm
Arancione	630-590 nm
Giallo	590-560 nm
Verde	560-490 nm
Blu	490-450 nm
Viola	450-400 nm

Box 14.1 Colori primari e complementari

I colori primari
Un fascio di luce bianca può essere diviso in tre colori primari: il rosso, il verde e il blu. La somma a due a due di ciascun colore primario forma i colori secondari: il giallo (rosso + verde), il ciano (verde + blu) e il magenta (blu + rosso). La somma di tutti i colori primari dà origine al bianco e la mancanza di ogni colore origina il nero.

I colori complementari
Due fasci di luce si dicono complementari quando dalla loro somma si ottiene una luce priva di colore, cioè bianca o grigia. Alcuni esempi: il blu è opposto al giallo, il rosso è opposto all'azzurro-verde, il porpora al verde. Due colori complementari, cioè due radiazioni ottiche complementari, si annullano a vicenda per dare un colore acromatico (cioè bianco o grigio).

tomatica, la pupilla tende a restringersi, limitando la quantità di luce che può entrare nell'occhio.

Ciò non è sempre sufficiente, perché l'esposizione prolungata al sole, soprattutto se avviene nelle ore in cui la luce è più intensa, può essere dannosa per le strutture dell'occhio e quindi per la vista; è quindi importante evitare di fissare direttamente il sole; soprattutto è da evitare in condizioni particolari come le eclissi, anche con occhiali da sole molto scuri, poiché la quantità di radiazione che viene inviata all'occhio è altamente pericolosa.

La radiazione *infrarossa* (700-10.000 nm) non è responsabile di significativi danni alle strutture oculari e alla retina in particolare; sono soprattutto le radiazioni *ultraviolette* (tra 100 e 380 nm) a costituire un rischio, e il danno avviene attraverso un processo fotochimico.

Di una certa pericolosità sono anche le radiazioni *blu* (visibili, ma la cui lunghezza d'onda si avvicina alle ultraviolette), che possono provocare danni alla retina e che, come è stato riconosciuto, sono in parte responsabili della maculopatia senile.

Il sole è la principale sorgente di radiazioni che, oltre a essere causa di danni alla retina, predispongono all'insorgere di vari problemi; i principali responsabili del danneggiamento dei tessuti oculari sono i *raggi ultravioletti*, UV-A e UV-B; l'effetto nocivo di questa radiazione solare (dalla quale però l'occhio può essere protetto con adeguati mezzi difensivi) si somma ai naturali processi di invecchiamento da cui l'occhio è progressivamente interessato nel corso degli anni, e l'insieme può condurre a ripercussioni anche importanti sulla vista.

Proviamo a spiegare cosa intendiamo per lunghezza d'onda.

Quando sull'acqua di uno stagno un insetto si agita, si formano intorno onde circolari che si propagano fino a riva; la distanza fra una cresta e l'altra rappresenta la lunghezza d'onda e la frequenza dell'onda è descritta dal ritmo con il quale le onde si infrangono sulla riva.

Teniamo tuttavia presente che i raggi viola-blu (HVE), compresi fra i 380 e i 480 nanometri (cioè una parte degli UV-A e una parte delle radiazioni visibili) svolgono per gli occhi un'azione nociva e di disturbo visivo; in generale, più corta è la lunghezza d'onda, più elevata è l'energia e maggiore la forza di penetrazione: di conseguenza, più elevati i rischi di danno al sistema oculare.

Infatti, mentre la gran parte degli UV sono arrestati dall'ozono e gli infrarossi sono fermati dalle gocce di acqua in sospensione nell'atmosfera, la luce blu non si ferma, passa indisturbata, ed è più pericolosa (soprattutto per la retina) proprio perché non viene filtrata dall'atmosfera; quando incontra molecole di aria e di acqua, invece di continuare il suo percorso, viene diffusa in tutte le direzioni: è per questo che di giorno il cielo assume un colore azzurro-blu.

La luce visibile non è la stessa per tutti gli animali; alcune specie, per esempio le api, possono vedere in differenti regioni dello spettro elettromagnetico, rispetto all'uomo, e la loro percezione dell'ultravioletto (che l'uomo non ha) le agevola nella ricerca del nettare dei fiori, che appariranno con colori invitanti proprio al fine di attirare la loro attenzione.

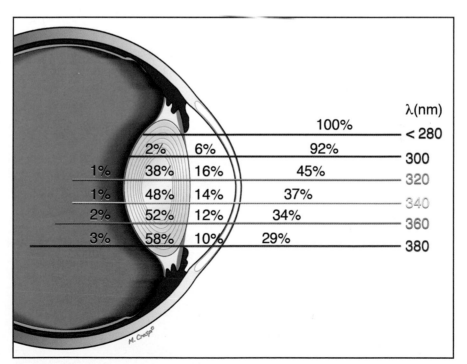

Fig. 14.1 Le radiazioni solari, a seconda della loro lunghezza d'onda, sono assorbite in maggiore o minore misura da cornea, cristallino e vitreo

14

Le radiazioni ultraviolette e le lenti colorate

Si è soliti dividere le radiazioni ultraviolette in tre fasce: UV-A, UV-B, UV-C (Box 14.2).

La radiazione UV-C (100-280 nm), fra le tre, risulta essere la più dannosa, ma per fortuna viene assorbita dall'atmosfera grazie allo strato di ozono e di ossigeno che rappresenta la barriera di difesa per i nostri occhi e per la pelle; ciò spiega tra l'altro l'allarme scatenato dal "buco dell'ozono", che rende possibile che questi raggi giungano fino a noi in quantità superiore al dovuto, provocando di conseguenza danni maggiori.

La radiazione UV-B (280-315 nm) invece raggiunge in buona dose la nostra atmosfera e, per quanto riguarda l'occhio, viene quasi interamente assorbita dalla cornea; quando l'intensità è elevata, come per esempio in montagna ad alta quota, la capacità filtrante della cornea non è sufficiente e i danni alla superficie oculare possono essere importanti.

La radiazione UV-A (320-400 nm) viene invece prevalentemente assorbita dal cristallino, quando non sufficientemente filtrata dall'atmosfera e da altre protezioni esterne, ed è responsabile del danno foto-ossidativo che agevola la formazione della cataratta.

Il livello di radiazione UV che l'occhio può assorbire è simile per tutti gli individui, mentre il livello di protezione dall'abbagliamento varia da soggetto a soggetto, onde per cui l'occhiale da sole va scelto in maniera intelligente. Con una lente colorata di varia densità, si riduce la quantità di luce visibile che arriva all'occhio e si limita l'abbagliamento (la lente non deve essere

Box 14.2 Nozioni importanti sugli UV

1) Le radiazioni UV non si vedono, non si sentono e non provocano alcuno stimolo sensoriale (e quindi anche per questo sono pericolose).
2) Il 60% degli UV raggiunge la terra nelle ore più centrali (tra le 10 e le 14).
3) L'occhio ha un sistema di lenti focalizzanti per cui sulla retina arriva una quantità di luce da 10 a 100 superiore di quella che colpisce la pelle! Particolarmente a rischio sono i bambini perché il loro cristallino ha poca capacità filtrante.
4) Quanto più il sole è alto, tanto più il percorso delle radiazioni è breve e quindi maggiore l'irradiazione (ai tropici gli UV sono 5 volte più alti che nell'Europa del Nord).
5) Più il sole è basso all'orizzonte tanto più lo strato di ozono e di atmosfera è spesso, per cui l'intensità delle radiazioni per l'occhio è minore.
6) Gli UV sono più intensi d'estate che d'inverno, cioè più alta è l'elevazione del sole maggiore è l'irradiazione.
7) L'irradiazione UV aumenta con l'altitudine (a 2000 metri è circa il 25% più alta che a livello del mare).
8) Con il cielo sereno l'irradiazione è massima; le nubi dense fermano tutti gli UV; le nubi leggere ad alta quota limitano l'intensità luminosa (e quindi creano una falsa sicurezza) ma filtrano poco gli UV.
9) Alcune superfici (neve, acqua, sabbia) riflettono le radiazioni UV e ne potenziano l'effetto.
10) Le lenti di buona qualità, chiare o colorate devono filtrare il 100% delle radiazioni UV.

così filtrante tuttavia da alterare la percezione dei colori), ma deve anche proteggere dalle radiazioni nocive ultraviolette e della luce blu con filtri adeguati, che sono insiti nel materiale di produzione della lente (sostanze sciolte nel materiale *UV adsorber*) e che nulla hanno a che vedere con le sostanze che le colorano.

Questo aspetto è talmente importante per la salute dell'occhio, che già la natura ha preso le sue precauzioni. Infatti a livello della macula si concentra selettivamente un pigmento, la luteina, che ha la capacità di assorbire la lu-

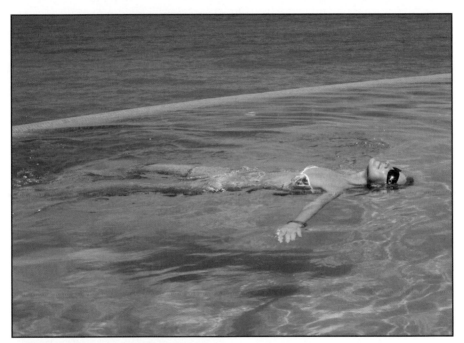

Fig. 14.2 L'abbronzatura in piscina o al mare richiede protezione degli occhi

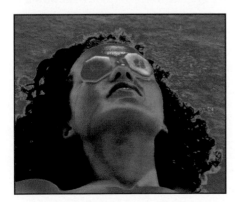

Fig. 14.3 Un modo quanto meno originale ma sicuramente "naturale" per proteggere gli occhi durante l'abbronzatura

ce ad alta frequenza (UV e blu), proteggendo le membrane dei fotorecettori, l'epitelio pigmentato retinico, la coriocapillare e le cellule di Müller dal danno da fotossidazione.

Per meglio comprendere il tutto occorrono alcune premesse. Il sistema percettivo umano, evolutosi in milioni di anni, non ha il compito di riprodurre fedelmente la realtà, in quanto le immagini non sono solo il risultato delle informazioni ottenute dall'occhio, ma l'interpretazione delle forme e delle sfumature di colore tramite l'elaborazione del cervello. La stessa percezione dei colori rappresenta un fenomeno complesso, per il quale intervengono diversi fattori, come per esempio la radiazione luminosa, la composizione e la struttura della materia e infine la relazione fra occhio e cervello. Tutto ciò per spiegare che, quando parliamo di filtri colorati, intendiamo semplicemente materiali con pigmenti colorati che assorbono alcuni colori; nel dettaglio, sono impiegate lenti colorate di varia intensità affinché arrestino una lunghezza d'onda specifica (una lente colorata assorbe la luce complementare, per esempio una lente gialla assorbe il blu) dello spettro elettromagnetico (più la lente è scura più assorbe la luce di quella particolare lunghezza d'onda). Da quanto detto si può capire che non esiste una lente selettiva per eccellenza e non si può definire con assoluta certezza quale colore, per una certa persona in determinate condizioni, sia migliore rispetto a un altro, in quanto la percezione neurale di ogni soggetto fa comunque la differenza; possiamo solo sottolineare che non tutti gli occhiali da sole sono uguali, ma esistono diverse tipologie di lenti protettive; ciascuno deve cercare di scegliere il materiale adatto e il colore giusto considerando che il grado di oscuramento deve essere in funzione dell'uso che ne fa. Si possono tuttavia fornire alcune informazioni generali.

Innanzitutto ripetiamo che gli occhiali colorati, più o meno scuri, proteggono gli occhi soltanto dall'intensità della luce ambientale; se si desidera protezione anche dall'influenza dannosa dei raggi ultravioletti bisogna indossare lenti appositamente indicate per questo uso, e cioè dotate di *UV adsorber* (naturalmente le due prestazioni possono, e anzi devono, coesistere nella stessa lente).

Per comprendere meglio il funzionamento dei filtri è necessario ripetere che una radiazione luminosa non è formata solo dalla luce che vediamo, ma anche dalle lunghezze d'onda dell'ultravioletto e dell'infrarosso, e che queste ultime due non sono in grado di formare immagini a livello della nostra retina; esse però possono interagire con i mezzi oculari e provocare alterazioni, perché l'occhio è strutturato in modo da farsi attraversare dalla luce visibile, ma non è in grado di assorbire gli infrarossi e gli ultravioletti.

La protezione individuale dalle radiazioni nocive invisibili dipende essenzialmente dalla natura del materiale con il quale è stata fabbricata la lente da occhiale, ed è indipendente dal suo colore.

Le lenti degli occhiali, come già detto, possono essere in materiale minerale od organico e contenere ossidi metallici o pigmenti, che conferiscono alla lente proprietà assorbenti, differenti per ogni lunghezza d'onda della radiazione solare; in generale i materiali organici incolori assorbono gli UV mediamente meglio del minerale incolore.

Le lenti filtranti colorate, per effetto della loro colorazione, sono in grado di ridurre l'esposizione dell'occhio alla radiazione visibile e di alleviare i disturbi di fastidio dovuti alla luce, come l'abbagliamento; più la colorazione è forte più si riduce l'abbagliamento: i colori chiari come il grigio lo riducono poco, quelli scuri come il marrone lo riducono molto.

Non è detto, però, che una lente molto scura sia in grado di filtrare efficacemente le radiazioni UV-A e UV-B; anzi, talvolta un occhiale da sole molto scuro può ridurre l'arrivo all'occhio della luce visibile, senza però filtrare l'ultravioletta; a questo punto si avrà una diminuzione della sensazione di fastidio da abbagliamento ma la dilatazione della pupilla aumenta, a causa del minore passaggio di luce attraverso la lente, con la conseguenza di una maggiore facilità d'ingresso delle radiazioni più nocive e quindi un aumentato rischio di danno per le strutture oculari (se la pupilla passa da 3 a 7 mm la penetrazione di UV aumenta di 10 volte!).

I colori più utilizzati sono il grigio e il verde, perché consentono una minore alterazione dei colori ambientali.

Le lenti chiare, tipo color ghiaccio, non modificano la percezione dei colori, assorbono poca luce e sono più adatte a chi trova difficoltà anche nella luce artificiale. Il grigio va quindi molto bene in città, dove lo smog riesce in parte a filtrare i raggi solari, ma in ambienti molto soleggiati è meglio scegliere lenti molto filtranti con colori scuri, come il verde o il marrone, anche se modificano la percezione dei colori (tanto più quanto più sono scure) e per questo non vanno utilizzate per la guida.

Le lenti gialle hanno la capacità di filtrare la luce blu; sono quindi consigliate per le situazioni di scarsa luminanza, come le giornate piovose o di nebbia, poiché, filtrando la radiazione blu, sono in grado di ridurre la diffusione della luce all'interno dell'occhio, aumentando la percezione del contrasto.

Le lenti blu hanno scarsa capacità filtrante e vengono utilizzate prevalentemente a scopo estetico, magari per intonare il colore delle lenti a una montatura o a un particolare trucco o a un vestito.

Le lenti marroni sono generalmente quelle preferite dai miopi, mentre le lenti verdi sono più indicate per gli ipermetropi.

I materiali più utilizzati per le lenti sono al giorno d'oggi quelli organici (CR 39, policarbonato, nylon e altri); queste lenti sono più leggere e più sicure in caso di traumi; sia quelle in materiale organico che quelle in vetro mi-

14

nerale svolgono una buona azione di protezione solare, anche se il vetro lascia passare più radiazioni UV rispetto alla plastica.

Anche la stabilità termica è una caratteristica importante negli occhiali da sole; normalmente essi vengono indossati infatti in ambienti termicamente molto sollecitati, come nei luoghi di mare, di montagna, o spesso, esposti a surriscaldamento, come nelle auto in sosta.

Le lenti in cristallo garantiscono un'ottima stabilità in queste condizioni, a patto che non vengano sottoposte a forte tensione da parte della montatura; le lenti in CR 39, cioè in resina organica, hanno pure un'eccellente stabilità termica.

Il consumatore dovrà però fare attenzione durante l'acquisto, poiché il mercato offre lenti in CR 39 colato, materiale molto stabile alle variazioni di temperatura, e lenti in lastra piegata; queste ultime vengono costruite mediante colata di materiali plastici in una lastra piana, che successivamente viene curvata posteriormente in modo da farle assumere le caratteristiche ottiche desiderate. Tuttavia, in condizioni di surriscaldamento, la lente così prodotta tende a riassumere la sua forma piatta originaria, subendo irreparabili deformazioni ottiche (Box 14.3).

Box 14.3 Per orientarsi

La normativa europea distingue i vari tipi di filtro in base alle loro caratteristiche ottiche, utilizzando come parametri di valutazione sia la capacità di trasmissione della luce visibile (lenti più o meno colorate), che la possibilità di filtro dei raggi UV-A e UV-B (filtro per le radiazioni ultraviolette).

La protezione dalla luce solare è affidata ad appositi "filtri" che devono assorbire sia le radiazioni invisibili (soprattutto gli UV) sia quelle visibili dannose (la luce blu), ma devono anche ridurre l'intensità della luminanza perché, se questa è elevata, rende difficoltosa una buona visione.

All'acquisto di un occhiale da sole è importante assicurarsi che le lenti siano a norma di legge e dotate di filtri UV-A e UV-B.

Per un acquisto oculato, è necessario controllare che vi siano tutte le caratteristiche elencate dalla norma UNI EN 1836:2008:
- presenza del marchio CE e del riferimento alla citata norma;
- presenza della dicitura "100% UV" (che significa protezione totale dai raggi UV-B e UV-A);
- indicazione della categoria: ogni occhiale da sole appartiene a una certa categoria, in base alla protezione dai raggi solari visibili:
  - la categoria 0 filtra il 20% dei raggi,
  - la categoria 1 filtra dal 20 al 57% dei raggi,
  - la categoria 2 filtra circa dal 57 all'80% dei raggi,
  - la categoria 3 circa dall'80 al 90% dei raggi,
  - infine, con la 4, si arriva alla protezione totale che filtra oltre il 90% dei raggi solari visibili.

Le categorie 2 e 3 sono ottimali per un uso medio e per guidare, mentre la 4 è adatta a usi estremi (per esempio sui ghiacciai, nei deserti), magari con anche protezione laterale.

Gli occhiali da sole italiani sono generalmente considerati i migliori al mondo per design, durevolezza e qualità visiva, tanto da essere considerati un simbolo del made in Italy.

Modalità aggiuntive per ridurre l'irradiazione agli occhi

Quando si vogliono portare occhiali chiari, o comunque non troppo scuri, per incrementare ulteriormente la protezione ed evitare in maniera assoluta la trasmissione dei raggi luminosi attraverso la lente, si può aggiungere un trattamento di specchiatura (lenti specchiate), che riflette gran parte della luce impedendo che arrivi all'occhio.

Se si combinano un'elevata capacità di riflesso della superficie anteriore della lente e una colorazione ad alto assorbimento si ottiene la quasi totale filtrazione della luce visibile.

Un metodo molto valido per avere una protezione piuttosto regolare e costante dalle radiazioni luminose visibili consiste nell'usare lenti fotocromatiche; sono quelle che, per definizione, cambiano l'intensità del proprio colore, e di conseguenza la trasmissione della luce, in funzione dell'intensità della radiazione che le attraversa.

Il materiale fotocromatico è in grado di cambiare, in maniera reversibile, il proprio stato cromatico in relazione alla quantità di luce alla quale viene esposto; il tempo di reazione può essere più o meno breve in relazione a temperatura, intensità della luce, tipo di materiale e anche in base all'età della lente.

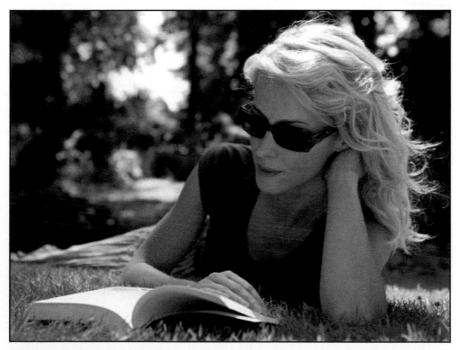

Fig. 14.4 Anche leggere un libro al sole necessita di un occhiale che filtri le radiazioni UV e che limiti un po' la luce che entra all'interno dell'occhio

14

Le lenti fotocromatiche possono essere realizzate sia in vetro che in materiale plastico (lenti infrangibili).

Il vetro fotocromatico si produce inserendo alogenuri d'argento nella miscela vetrosa al momento della realizzazione della lente; il suo meccanismo di scurimento e schiarimento alla luce solare presenta alcune analogie con quelle degli agglomerati cristallini di alogenuro di argento impiegati nelle emulsioni fotografiche.

Questi materiali, in sostanza, si scuriscono se esposti alla radiazione del sole e diventano chiari in assenza di luce solare, in modo da non creare discomfort visivo e soprattutto cromatico negli ambienti con luce artificiale.

Le lenti fotocromatiche in materiale plastico funzionano secondo il medesimo principio, ma cambiano ovviamente i materiali di composizione; nei materiali plastici sono utilizzati pigmenti fotosensibili che possono essere stratificati sulla sola superficie esterna della lente, oppure inseriti in pasta al momento della realizzazione del composto della lente stessa.

Va comunque specificato che il fotocromatismo di una lente dipende da diversi fattori, quali la temperatura, la variazione dell'intensità della radiazione, che dipende anche dalla posizione che il sole assume durante le differenti stagioni; per esempio, quando durante l'inverno il sole è basso ci sarà un'intensità di luce minore e quindi le lenti resteranno più chiare; ugualmente quando il cielo è nuvoloso.

È però necessario ricordare che le basse temperature favoriscono lo scurimento delle lenti fotocromatiche; quindi spesso si assiste a un maggiore scurimento in inverno rispetto all'estate. Pensate a una giornata invernale molto fredda, con una fitta foschia che copre il sole ma che diffonde molto la luce e ci costringe quasi a socchiudere gli occhi per la grande luminosità: in questo caso le lenti fotocromatiche si scuriscono molto. Viceversa in estate, pur essendoci più sole, fa anche più caldo e quindi talvolta lo scurimento delle lenti è meno evidente.

Se si usano gli occhiali fotocromatici si deve prestare attenzione ai deflettori delle automobili, che già contemplano un filtro UV, per cui si riduce notevolmente la quantità di radiazione che arriva sulla superficie della lente fotocromatica, riducendone la capacità e la velocità di scurimento. Un altro problema per gli automobilisti è il tempo che le lenti impiegano a scurirsi o schiarirsi, soprattutto quando si viaggia in zone con molte gallerie. Non si tratta comunque di un problema grave, poiché nell'abitacolo dell'auto i raggi UV sono schermati dal vetro e, inoltre, generalmente le temperature sono più elevate che all'esterno. In questo caso le lenti fotocromatiche difficilmente raggiungeranno livelli di scurimento tali da creare fastidio all'interno delle gallerie.

Un altro sistema per ridurre l'irradiazione luminosa visibile è costituito dalle lenti polarizzate; sono lenti che polarizzano la luce, ovvero dotate di speciali filtri che consentono il passaggio della radiazione luminosa in una sola direzione. Le lenti polarizzate solitamente hanno un filtro amalgamato all'interno del materiale plastico con cui sono costruite. Sono a struttura verticale, per cui assorbono i raggi luminosi orizzontali responsabili dell'abbagliamento e del riflesso fastidioso, lasciando passare solo i raggi verticali.

Sono molto indicate in presenza di distese idriche (mari, laghi, fiumi) e di asfalto stradale bagnato per la pioggia; le usano molto coloro che, per esempio, hanno l'hobby della pesca, al fine di eliminare i fastidiosi bagliori che il sole produce riflettendosi sulla superficie dell'acqua e aumentare la capacità di individuare meglio tutto ciò che in acqua si muove.

Le lenti polarizzate di buona qualità sono anche dotate di filtro per gli UV.

Infine vi sono le lenti antiriflesso; ogni lente tende a riflettere la luce, oltre che a trasmetterla, ma la luce riflessa non ha alcuna utilità nella formazione dell'immagine, anzi dà luogo a immagini fastidiose.

I riflessi possono aumentare la luminosità di una scena, ma rendono difficile l'individuazione del dettaglio e riducono così la sensibilità al contrasto; basta osservare una finestra di giorno o di notte per rendersi conto dei riflessi sui vetri; di notte, si fa molta fatica a percepire le immagini esterne, non

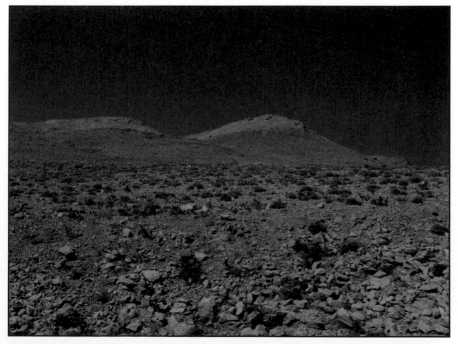

Fig. 14.5 Nei luoghi dove il sole è troppo forte e le piogge scarse, si creano zone semidesertiche

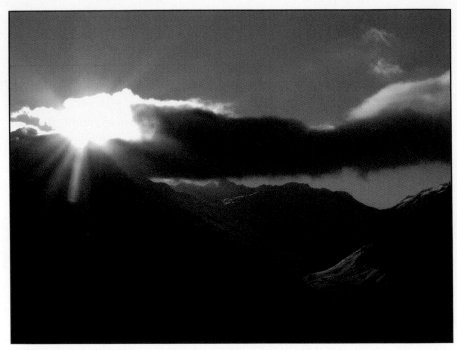

Fig. 14.6 Quando si sta al sole in alta montagna è necessario proteggersi molto bene dai raggi UV con un ottimo occhiale filtrante

solo a causa del buio, ma anche per l'incremento dei riflessi sul vetro che rendono difficile la percezione.

Un occhiale funziona allo stesso modo, quindi si può facilmente comprendere che le difficoltà aumenteranno soprattutto durante le ore crepuscolari e che la guida con lenti antiriflesso potrà risultare sicuramente più agevole.

I trattamenti antiriflesso riducono questi fastidi perché limitano la luminosità totale di una scena, aiutando a individuare i dettagli, aumentando la sensibilità al contrasto, consentendo quindi una visione più nitida e confortevole.

Oggi il metodo di realizzazione dei trattamenti antiriflesso si basa sul fenomeno dell'interferenza, tipico della natura ondulatoria della luce.

Per eliminare una radiazione riflessa è necessario che lo strato di trattamento antiriflesso abbia un dato spessore e un determinato indice di rifrazione; nella maggior parte dei casi, per stratificare un trattamento antiriflesso su lenti in vetro si ricorre all'impiego di fluoruro di magnesio, mentre per quelle in materiale plastico si utilizza il quarzo, maggiormente resistente ai graffi.

Tuttavia, un trattamento monostrato agisce solo su una lunghezza d'onda, per cui attualmente si effettuano trattamenti multistrato, e ogni strato antiriflesso è deputato all'eliminazione di alcune lunghezze d'onda; si tende ad aggiungere per le lenti infrangibili anche un trattamento antigraffio, che consente una maggiore resistenza alle rigature, e un trattamento idrofobico, che agevola la pulizia della lente stessa: si riducono così anche gli eventuali graffi dovuti allo strofinamento da manutenzione.

Oggi possiamo quindi scegliere di proteggere i nostri occhi, in qualsiasi condizione di luce: basta cercare l'occhiale non solo in funzione dei dettami della moda, ma per assicurare difesa dalle radiazioni potenzialmente dannose, acquistando anche le lenti in grado di offrire protezione oltre a comfort visivo.

Letture consigliate

Abati S (1999) Protezione oculare, lenti e relativi trattamenti. Fabiano Editore, Canelli
Giordano C (2007) Le aberrazioni cromatiche. Alcon, Napoli

Lenti a contatto e visione

15

Cristina Giordano

Le lenti a contatto sono ormai diffusissime; il loro grande successo consiste nel fatto che permettono un'ottima correzione del difetto visivo, consentendo di vivere la giornata in maniera libera e disinvolta. Le più importanti motivazioni che spingono i portatori di difetti visivi al loro uso sono sicuramente di tipo estetico e pratico; inoltre l'utilizzo delle lenti a contatto rende agevole l'attività sportiva, la guida e, soprattutto, consente di migliorare notevolmente la visione periferica, fornendo immagini a grandezza naturale, luminose e perfettamente a fuoco. Le lenti a contatto possono oggi ritenersi sicure e confortevoli; si possono utilizzare tutti i giorni, ma anche solo per le occasioni speciali: serata a teatro, ristorante, oppure durante gli impegni sportivi.

Le attuali tipologie di lenti a contatto permettono la correzione di tutti i difetti rifrattivi; correggono infatti miopia, ipermetropia, astigmatismo e presbiopia, anche associati tra loro, in modo tale da ottenere buoni risultati per qualsiasi esigenza a qualsiasi età. Occorre però che siano applicate bene e che siano portate da chi ha condizioni fisiche, oculari e generali adeguate.

Le lenti possono essere classificate in vario modo; dal punto di vista del materiale si dividono essenzialmente in tre categorie: lenti morbide, rigide e semirigide gas-permeabili. Dal punto di vista ottico si possono distinguere in:
- lenti sferiche, costruite con geometria sferica, adatte quindi alla correzione di difetti sferici, cioè miopia e ipermetropia;
- lenti toriche che vengono impiegate per la correzione dell'astigmatismo (oltre eventualmente ai difetti sferici);
- lenti asferiche: costruite con geometria asferica per la correzione dell'aberrazione sferica e il miglioramento del senso del contrasto e della qualità visiva (oltre alla correzione ottica del difetto refrattivo);
- lenti multifocali, per la correzione della presbiopia associata a miopia o ipermetropia; sono lenti che consentono la visione da lontano e da vicino senza l'uso di occhiali addizionali;

- lenti multifocali toriche, che correggono la presbiopia associata a miopia, ipermetropia e astigmatismo.

Oltre alle lenti per uso ottico, cioè che correggono difetti visivi, se ne possono elencare altre tipologie:
- lenti cosmetiche: lenti colorate che possono cambiare il colore degli occhi ma che possono anche avere correzione ottica;
- lenti terapeutiche: utilizzate per il trattamento di numerose patologie e nel decorso post-operatorio di differenti procedure operatorie.

Invece, in base al tempo di utilizzo, le lenti a contatto si possono distinguere in:
- lenti a uso giornaliero;
- lenti a uso quindicinale;
- lenti a uso mensile, semestrale;
- lenti a ricambio annuale;
- lenti a uso continuo, cioè che possono essere applicate giorno e notte anche continuativamente per un mese.

In base alla presenza o meno di un filtro le lenti a contatto possono essere trasparenti (senza alcun filtro) oppure leggermente colorate. Le colorazioni sono in genere tenui, preferibilmente di colore azzurrino, e conferiscono alle lenti proprietà filtranti per le radiazioni UV, proteggendo la cornea e l'occhio da queste radiazioni tossiche ma anche, in parte, dall'abbagliamento della luce visibile. Queste lenti riducono il fastidio ai raggi solari, anche se, non coprendo la totalità del segmento anteriore dell'occhio, non possono sostituire gli occhiali da sole; in caso di prolungata esposizione ai raggi solari è quindi sempre consigliata l'addizione di un occhiale da sole protettivo.

La secrezione lacrimale

La lacrima, o la secrezione lacrimale, è il liquido che bagna all'esterno la cornea e la congiuntiva; è prodotto:
- principalmente dalla ghiandola lacrimale;
- dalle ghiandole lacrimali accessorie;
- dalle cellule mucipare della congiuntiva bulbare e del fornice;
- dalle ghiandole Meibomio, Zeiss e Moll.

La lacrima è prevalentemente composta da acqua, muco e sostanze oleose; oltre a questi costituenti, il film lacrimale contiene: lisozima, lattoferritina, betalisine, immunoglobuline e il complemento, che consentono un'iniziale barriera antibatterica, oltre a una difesa immunitaria locale.

Il film lacrimale è composto da tre strati:
- lipidico;
- acquoso;
- mucinico.

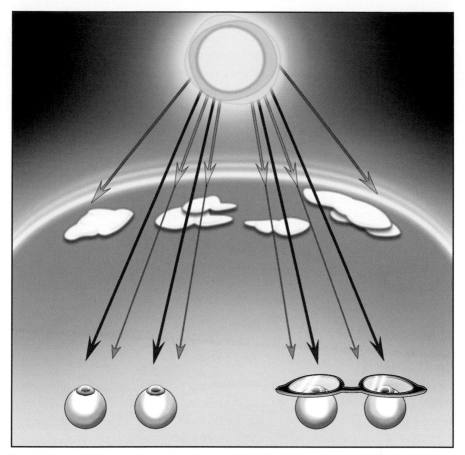

Fig. 15.1 Le nuvole filtrano solo una piccola parte delle radiazioni tossiche della luce solare

Le funzioni del film lacrimale sono:
- ottica: il film lacrimale rappresenta il primo diottro del sistema oculare, garantisce la presenza di una superficie liscia ottica davanti alla cornea;
- metabolica: mantiene un ambiente adeguato per gli epiteli della superficie oculare, distribuendo e regolando la presenza di ioni indispensabili al loro metabolismo; garantisce l'apporto di ossigeno e rende disponibili le sostanze nutrienti;
- igienica: il costante ricambio di fluido allontana i detriti cellulari e le scorie dalla superficie oculare;
- lubrificante: il film lacrimale, mediante le sue capacità viscoelastiche garantisce la lubrificazione delle palpebre;
- difensiva: l'attività diluente e la presenza di sostanze antimicrobiche specifiche esercitano un'azione di difesa nei confronti delle aggressioni microbiche.

15

In un occhio normale, sano, durante l'ammiccamento il film lacrimale si distribuisce in maniera uniforme sulla superficie della cornea; la volumetria degli strati resta stabile a ogni ammiccamento.

In un occhio secco, il film lacrimale non viene regolarmente distribuito sulla superficie oculare, ma diventa instabile, perdendo le proprietà di idratazione delle cellule dell'epitelio corneale; questo processo sarà all'origine dello stato infiammatorio della sindrome da occhio secco.

Tutti i pazienti affetti da secchezza oculare hanno in comune una destabilizzazione del film lacrimale, oppure una funzione anomala dello stesso; tale stato porta alla diminuzione della volumetria del film lacrimale, a un'aumentata osmolarità, all'irritazione della superficie oculare, all'infiammazione.

Una volta iniziato il processo infiammatorio, questa si autoalimenta e intensifica i sintomi e i segni.

La causa principale della secchezza oculare è costituita dalla disfunzione della ghiandola di Meibomio; tale disfunzione è molto frequente durante il periodo della menopausa e rappresenta il fattore predominante nei pazienti di età superiore ai 60 anni affetti da secchezza oculare.

I materiali

Lenti morbide
Le lenti morbide sono costituite da materiale per l'appunto morbido; hanno struttura polimerica idrofila (affine all'acqua), vale a dire che, nella loro struttura, l'acqua è significativamente presente (in percentuale variabile dal 36% al 74%). Il contenuto d'acqua è molto importante perché determina la capacità del materiale di trasmettere ossigeno alla cornea. Le lenti a contatto morbide hanno un diametro compreso fra i 13 e i 14,80 mm, con spessori variabili a seconda della geometria e del potere diottrico, ma comunque compresi fra 0,06 e 0,5 mm. Le lenti morbide, in base alla durata di utilizzo, possono essere classificate in:
- lenti annuali, a sostituzione annuale; si tratta per lo più di lenti costruite su misura, con parametri determinati dall'applicatore in base alla forma della cornea e al difetto refrattivo;
- lenti a contatto a ricambio trimestrale o semestrale; costruite anche su misura;
- lenti a contatto a sostituzione mensile (generalmente *disposable* cioè usa e getta), confezionate in blister, costruite con parametri standard;
- lenti giornaliere: a sostituzione diurna, anche queste usa e getta, commercializzate in blister.

Lenti rigide
Sono costruite con materiale rigido e consentono la correzione dei difetti refrattivi, come miopia e ipermetropia, anche di elevato significato diottrico.

Il materiale delle lenti rigide è costituito da un solo monomero plastico, non idrofilo, che non consente la trasmissione di ossigeno; si tratta per lo più di polimetilmetacrilato di metile (PMMA). Si tratta di un materiale non elastico che conferisce alla lente una buona stabilità dimensionale, ma l'assenza di permeabilità all'ossigeno ne ha, oggi, ridotto notevolmente l'utilizzo a causa dell'insorgenza di complicanze da carenza di ossigeno sulla superficie della cornea.

L'ossigenazione corneale, quando le lenti sono indossate, avviene solo attraverso il passaggio del film lacrimale fra superficie oculare e lente a contatto.

L'apporto di un'adeguata quantità di ossigeno è di fondamentale importanza per il mantenimento dell'integrità corneale ed è condizione indispensabile per un buon porto delle lenti a contatto; le complicanze derivanti da prolungata riduzione dell'apporto di ossigeno risultano statisticamente le cause maggiori di abbandono delle lenti stesse.

La carenza di ossigenazione alla cornea ha reso necessaria l'evoluzione dei materiali da rigidi a semirigidi, con la conseguente costruzione di lenti con strutture polimeriche, in cui l'aggiunta di silicone, fluoro e altri materiali consente la trasmissione di ossigeno attraverso la lente.

Lenti semirigide gas-permeabili

Lo sviluppo dei nuovi materiali plastici ha quindi consentito l'impiego di nuove strutture polimeriche che permettono la trasmissione di ossigeno attraverso il materiale.

L'introduzione dei materiali gas-permeabili ha ridotto i problemi di ipossia (riduzione dell'ossigenazione corneale) da lenti a contatto, poiché le strutture polimeriche di tali materiali consentono la trasmissione di ossigeno ai tessuti corneali; queste lenti hanno sostituito pressoché completamente le più tradizionali lenti in PMMA.

Vi sono ormai svariati materiali che hanno tali caratteristiche; essi possono essere classificati in relazione al fatto che il materiale può essere rigido ma anche morbido, e in relazione alla minore o maggiore trasmissione di ossigeno.

Le lenti gas-permeabili oggi possono essere applicate per la correzione di miopia, ipermetropia, astigmatismo sia regolare che irregolare, nei casi di cheratocono, nel post-cheratoplastica, sia lamellare che perforante, e nel caso si voglia correggere un difetto residuo dopo chirurgia refrattiva. L'avvento dei nuovi materiali a elevata trasmissione di ossigeno ha consentito anche l'introduzione dell'uso delle lenti a contatto gas-permeabili a scopo ortocheratologico; la caratteristica di tale applicazione è quella di variare la curvatura della cornea mediante lenti con geometrie apposite, in modo da correggere il difetto refrattivo "modellando" la struttura corneale durante il sonno; tali variazioni permangono per un certo numero di ore e correggono così mo-

15

derati difetti rifrattivi miopici eliminando l'uso della correzione ottica tradizionale durante l'arco della giornata. Le lenti per ortocheratologia vanno applicate da contattologi esperti sotto stretto controllo medico.

Commenti dell'oculista

Lo sviluppo dei materiali plastici ha consentito un notevole progresso delle lenti a contatto. L'avvento dei materiali morbidi ha aumentato il numero dei portatori e ha incrementato notevolmente la commercializzazione delle lenti; questi materiali consentono un porto più agevole delle lenti, riducendo i rischi di rottura e di smarrimento tipici delle lenti semirigide gas-permeabili; ma il fattore che fa la differenza è sicuramente il comfort. Le più moderne lenti a contatto morbide consentono un uso prolungato se le condizioni dell'occhio sono idonee; oggi è possibile scegliere se portare le lenti a cambio annuale, mensile o giornaliero; ma per un porto privo di inconvenienti è veramente importante sottoporsi periodicamente e sempre, con costanza, alle visite di controllo mediche. Le lenti a contatto sono dispositivi visivi meravigliosi ma vanno trattate con attenzione e, soprattutto, l'occhio va rispettato!

Lenti a contatto morbide

Sono lenti costruite in materiale morbido; per lo più si tratta di polimeri di vario tipo con diverse caratteristiche.

Silicone Hydrogel

Il Silicone Hydrogel è un materiale che consente un'elevata trasmissione all'ossigeno durante il porto; è infatti il silicone a conferire maggior solubilità all'acqua e, di conseguenza, una migliore trasmissione di ossigeno.

Il Silicone hydrogel ha la caratteristica di veicolare l'ossigeno attraverso la struttura della lente; l'ottima ossigeno-trasmissibilità predispone a un buon porto prolungato.

Glicerolo metacrilato

Il Glicerolo metacrilato è un altro materiale che consente un ottimo bilanciamento idrico, con capacità di ritenzione idrica da 3 a 5 volte superiore alle lenti morbide tradizionali ed è molto stabile alle variazioni del pH lacrimale.

Fosforilcolina

La lente a contatto con tecnologia a base di fosforilcolina (PC) è la prima lente a contatto biomimetica, in quanto è costruita con un materiale biocompatibile.

La biocompatibilità presuppone una maggiore affinità con il tessuto ospitante e, quindi, una minore facilità allo sviluppo di fenomeni di intolleranza.

Inoltre la natura idrofila (affinità con l'acqua) della fosforilcolina intrappola le molecole di acqua riducendo la disidratazione del materiale e, di conseguenza, permettendo una buona bagnabilità delle superfici con riduzione della facilità di accumulo dei depositi.

Lenti a contatto: prime istruzioni per l'uso

Durante i primi giorni di adattamento, le lenti devono essere utilizzate in relazione alle disposizioni dello specialista; inizialmente i tempi di uso saranno brevi, e poi andranno via via aumentando, fino a raggiungere un massimale che, normalmente, non è consigliato superare (8-10 ore al massimo).

È importante aumentare in maniera graduale i tempi di porto, che varieranno in relazione al caso specifico (Tabella 15.1). Durante il periodo di adattamento le lenti vanno portate tutti i giorni, in relazione alla tabella indicata dallo specialista e in maniera continuativa; cioè senza, per esempio, sospendere le lenti e riapplicarle la giornata successiva per un numero maggiore di ore, pensando di recuperare il tempo perduto. La cornea ha la necessità di un apporto di ossigeno costante e il suo adattamento alla nuova condizione deve essere ottenuto con gradualità. Il primo controllo deve essere effettuato solitamente dopo 6 o 15 giorni dalla consegna delle lenti e va effettuato con le lenti applicate; a ogni visita di controllo occorre portare sempre con sé gli occhiali, poiché la valutazione potrebbe richiedere la rimozione delle lenti a contatto . Durante il periodo di adattamento potrebbe manifestarsi qualche fastidio, quale visione bagnata, variazioni visive a ogni ammiccamento, lieve aumento della lacrimazione. Questi piccoli inconvenienti sono normali conseguenze del porto iniziale delle lenti.

Importante sospenderne l'uso delle lenti in caso di arrossamenti o fastidio e consultare lo specialista. È consigliabile applicare le lenti almeno mezz'ora dopo essersi svegliati e toglierle un'ora prima di coricarsi.

Tabella 15.1 Tempi di uso delle lenti morbide

Le prime volte le lenti dovranno essere portate in tempi ridotti per abituare l'occhio al corpo estraneo
• 2 h per 3 giorni • 3 h per 3 giorni • 4 h per 3 giorni • 1° controllo con lenti messe da 4 ore
• 5 h per 3 giorni • 6 h per 3 giorni • 7 h per 3 giorni • 8 h per 3 giorni • 2° controllo con lenti messe da 8 ore

I tempi di utilizzo sono indicativi e possono variare in relazione al caso specifico e al consiglio dello specialista. È però importante non mettere mai le lenti a contatto per molte ore consecutive.

Le sospensioni di breve durata non aiutano la cornea o l'occhio: le pause devono essere di almeno due ore. Ricordare comunque sempre che la cornea necessita di abitudine per acquisire la capacità di metabolizzare l'ossigeno attraverso la struttura della lente, e che questa abitudine dovrà essere acquisita gradualmente.

Come applicare le lenti morbide

La mattina, almeno mezz'ora dopo essersi alzati:
- lavarsi accuratamente le mani, meglio con sapone neutro, facendo attenzione a non aver toccato nulla che possa inquinare le lenti (detersivi, cosmetici, profumi ecc.);
- maneggiare sempre le lenti con i polpastrelli ed evitare il contatto con le unghie; comunque tenere sempre regolata la lunghezza delle unghie; le lenti a contatto morbide sono difficili da danneggiare se maneggiate accuratamente;
- non utilizzare le lenti se sono danneggiate o rigate o rotte;
- esaminare ciascuna lente per accertarsi che sia idratata, pulita e nitida;
- accertarsi che non sia rovesciata: a tale scopo, sistemare la lente sul dito indice e osservarne il contorno; se la curvatura del bordo è continua il verso della lente è giusto, se è leggermente rivolta verso l'esterno le lente è rovesciata e deve essere, quindi, rimessa in posizione corretta;
- risciacquare con soluzione adatta la lente strofinandola fra tre dita, eliminando eventuali impurità;

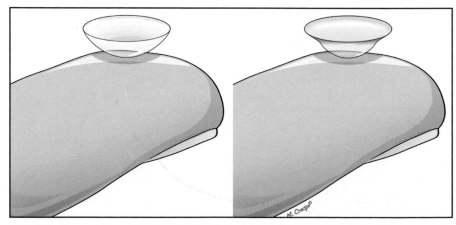

Fig. 15.2 Lente a contatto morbida "diritta" a sinistra e a destra "rovesciata"; la lente di destra va applicata solo dopo averla messa in modalità corretta

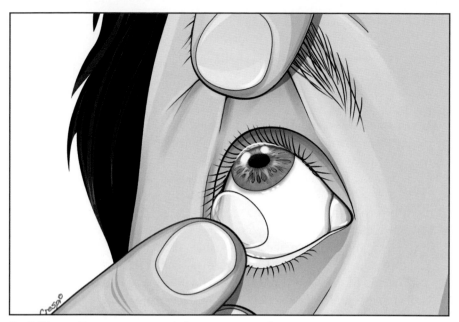

Fig. 15.3 Per applicare correttamente la lente a contatto sull'occhio destro, con l'indice della mano sinistra si alza la palpebra superiore, con il medio della mano destra si abbassa la palpebra inferiore e con l'indice della mano destra si inserisce la lente

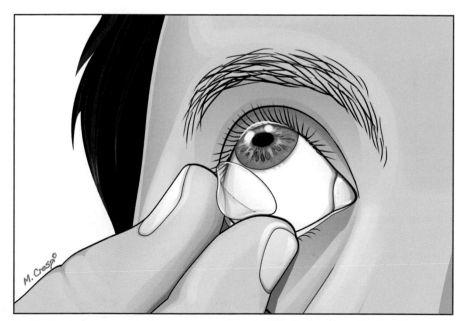

Fig. 15.4 Per rimuovere una lente a contatto morbida si utilizzano il pollice e l'indice (dopo opportuno lavaggio delle mani) e si afferra la lente senza stringerla troppo

- appoggiare la lente destra sul dito indice della mano destra, abbassare la palpebra inferiore con il dito medio della stessa mano, sollevare con una o due dita della mano sinistra la palpebra superiore, guardare verso l'alto e appoggiare la lente sulla sclera (parte bianca dell'occhio); lasciare delicatamente le palpebre e ammiccare; la lente si collocherà al centro della cornea; se fosse necessario, facilitare il centraggio della lente, chiudere la palpebra e massaggiarla delicatamente;
- risciacquare nuovamente la lente ogni volta che dovesse cadere o strofinare contro le ciglia;
- ripetere la medesima operazione per l'altro occhio.

Come togliere le lenti morbide
- Lavarsi accuratamente le mani con sapone neutro;
- aprire il contenitore e versarvi l'apposita soluzione;
- accertarsi che la lente si trovi sulla cornea (la parte centrale dell'occhio);
- per l'occhio destro: abbassare la palpebra inferiore con il dito medio della mano destra, guardare verso l'alto, portare con il dito indice della mano destra la lente verso il basso e verso la parte inferiore della sclera, premere delicatamente la lente tra il pollice e l'indice e rimuoverla;
- non togliere la lente pizzicandola direttamente sulla cornea; ciò provoca irritazione e arrossamenti;
- inserire le lenti nel contenitore dopo averle pulite e disinfettate;
- procedere con la stessa metodologia per l'altro occhio.

Manutenzione delle lenti morbide
Le lenti a contatto morbide, grazie al materiale del quale sono composte, hanno la caratteristica di essere molto permeabili all'ossigeno, conferendo un ottimo comfort al portatore.

La manutenzione deve essere molto accurata, per evitare che le lenti si impregnino di sostanze che non solo potrebbero danneggiare la struttura della lente, ma non permetterebbero alla cornea di assumere l'ossigeno necessario al suo nutrimento.

Le lenti morbide andrebbero pulite ogni giorno con:
- soluzione detergente;
- soluzione conservante;
- soluzione risciacquante;
- pastiglie enzimatiche per la rimozione dei depositi proteici (indicativamente una volta ogni 7 giorni).

Un'accurata pulizia aiuterà a mantenere gli occhi sani e aumenterà la possibilità di durata delle lenti.

Attualmente, per l'asetizzazione delle lenti morbide, esistono metodi al-

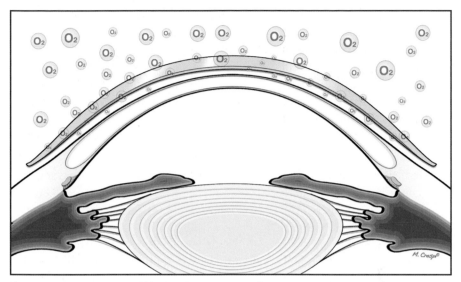

Fig. 15.5 Lente a contatto morbida: l'ossigeno passa anche attraverso la lente e raggiunge con maggiore facilità e in maggiore quantità la cornea (si noti che la lente ha un ampio diametro per cui poggia al di fuori della cornea)

trettanto efficaci, ma molto più pratici (per esempio il perossido d'idrogeno, le soluzioni uniche).

Raccomandazioni importanti per chi porta lenti morbide
-   Si raccomanda a chi porta lenti a contatto di recarsi regolarmente dal proprio specialista di fiducia.
-   Non usare le lenti dopo il periodo di tempo consigliato dallo specialista.
-   Non usare mai pinzette, oggetti appuntiti, unghie o ventose per togliere le lenti dal porta lenti o dagli occhi.
-   È assolutamente importante non usare acqua di rubinetto o acqua minerale.
-   Cosmetici, lozioni, saponi, creme o deodoranti possono provocare irritazioni o danni se entrano a contatto con le lenti. Applicarli con cautela.
-   Non spruzzare prodotti come lacca per capelli vicino agli occhi quando si indossano le lenti, perché potrebbero causare irritazioni.
-   Mettere le lenti prima di truccarsi e toglierle prima di struccarsi.
-   Non utilizzare le lenti durante la balneazione.
-   L'assunzione di alcuni farmaci può non essere compatibile con l'uso delle lenti. Consultare lo specialista.
-   Evitare l'esposizione a lampade a raggi UV.
-   Non indossare le lenti durante il sonno.
-   Togliere le lenti in caso di esposizione a gas nocivi o irritanti.

- Non utilizzare lenti a contatto se non prescritte dallo specialista.
- In caso di fastidio, dolore, arrossamento rimuovere immediatamente le lenti e consultare lo specialista.

Lenti semirigide

Informazioni generali
Le lenti corneali di tipo semirigido sono composte da materiale plastico, hanno un diametro inferiore a quello corneale e sono permeabili all'ossigeno.

Mediamente, le lenti a contatto hanno uno spessore variabile a seconda del materiale, del potere diottrico, del diametro e della metodologia di costruzione applicata; si calcola che per un potere di – 3,00, per un diametro di 9,70 mm, lo spessore sia 0,18 mm.

Le lenti a contatto gas-permeabili sono indicate per la correzione ottica di ipermetropia, miopia, afachia, astigmatismo regolare e irregolare, cheratoconi, post-trapianto di cornea e ortocheratologia.

Le lenti semirigide, cioè gas-permeabili, sono a uso giornaliero; vanno assolutamente tolte prima di coricarsi per il sonno ristoratore (Tabella 15.2).

Come applicare le lenti rigide gas-permeabili (semirigide)
La mattina, mezz'ora dopo essersi alzati:
- lavarsi accuratamente le mani, meglio con sapone neutro, facendo attenzione a non aver toccato nulla che possa inquinare le lenti (detersivi, cosmetici, profumi ecc.);
- maneggiare sempre le lenti con i polpastrelli ed evitare il contatto con le unghie; comunque tenere sempre regolata la lunghezza delle unghie; le lenti a contatto rigide gas-permeabili (RGP) sono difficili da danneggiare se accuratamente maneggiate; non utilizzare le lenti se danneggiate o rigate o rotte;
- esaminare ciascuna lente per accertarsi che sia pulita e nitida, disporre la

Tabella 15.2 Tempi d'uso delle lenti semirigide

Le prime volte le lenti dovranno essere portate in tempi ridotti, per consentire all'occhio di abituarsi al corpo estraneo
• 1 h, intervallo di 4 h, 1 h - per 5 giorni
• 2 h, intervallo di 3 h, 3 h - per 5 giorni
• 1° controllo con lenti applicate da 4 ore
• 3 h, intervallo di 2 h, 3 h - per 5 giorni
• 4 h, intervallo di 1 h, 4 h - per 5 giorni
• 2° controllo con lenti applicate da 8 ore

lente sul dito indice della mano destra e versare sulla parte concava della lente due o tre gocce di soluzione umettante;

-   appoggiare la lente destra sul dito indice della mano destra; con il dito della mano sinistra abbassare la palpebra inferiore tenendo premute le ciglia verso il basso; osservare ciò che si sta facendo in uno specchio, in modo da appoggiare le lente esattamente sulla cornea;
-   ripetere la medesima operazione per l'altro occhio;
-   risciacquare la lente ogni volta che dovesse cadere o strofinare contro le ciglia.

Le lenti RGP non si autocentrano; in caso di errata applicazione, rimuovere la lente e ripetere la procedura.

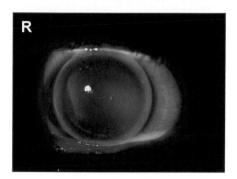

Fig. 15.6 Lente a contatto semirigida con colorazione di fluoresceina per evidenziare i suoi rapporti con la cornea sottostante

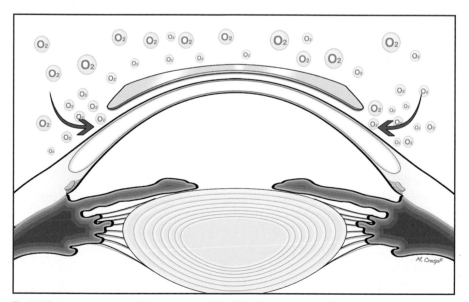

Fig. 15.7 Lente a contatto rigida non permeabile all'ossigeno: per raggiungere la cornea l'ossigeno deve arrivare, con le lacrime, da sotto alla lente; quindi ne perviene una scarsa quantità

Nel caso dovesse accadere di applicare le lenti sulla sclera (parte bianca dell'occhio) procedere così:
- individuare la lente, possibilmente con uno specchio;
- guardare nella direzione opposta rispetto alla lente;
- con una leggera pressione delle dita sulla palpebra, mettere la lente nella corretta posizione, girando contemporaneamente lo sguardo verso la lente.

Come togliere le lenti RGP
- Lavarsi accuratamente le mani con sapone neutro;
- aprire il contenitore, versarvi l'apposita soluzione e appoggiarlo su una superficie piana e pulita;
- accertarsi che la lente si trovi sulla cornea seguendo uno dei metodi sotto riportati.

Metodo 1
- Occhio destro: guardare verso il basso, spalancare l'occhio, tirare le due palpebre verso la parte tempiale con il dito medio della mano destra e ammiccare. In caso la lente si dovesse decentrare, ricentrarla (vedi precedenti istruzioni per l'inserimento) e ripetere l'operazione di rimozione.
- Ripetere la medesima operazione per l'occhio sinistro.

Metodo 2
- Occhio destro: guardare verso il basso e possibilmente in uno specchietto.
- Spalancare il più possibile l'occhio e appoggiare il dito indice della mano destra sulla palpebra superiore e l'indice della sinistra su quella inferiore e tirare le palpebre verso l'esterno.
- Ripetere la medesima procedura per l'occhio sinistro.
- Infine sgrassare le lenti con soluzione detergente, risciacquare con apposita soluzione, riporre le lenti nel contenitore con soluzione conservante.
    La soluzione conservante va sempre sostituita: una soluzione già utilizzata non sterilizza più.

Cura e manutenzione delle lenti semirigide
La loro manutenzione richiede esclusivamente l'utilizzo di una soluzione detergente e di una conservante; possono essere risciacquate con apposita soluzione.
    Vanno pulite ogni giorno con:
- soluzione detergente;
- soluzione conservante;
- pastiglie enzimatiche per l'eliminazione dei depositi proteici (1 volta alla settimana, indicativamente).

Le soluzioni verranno consigliate in relazione al caso specifico e al materiale delle lenti.

Tenere sempre presente che un'accurata pulizia aiuta a mantenere gli occhi sani, aumenta la durata delle lenti e fa stare meglio l'occhio.

Importanti informazioni per ogni utilizzatore di lenti a contatto semirigide

- Si raccomanda a chi usa lenti a contatto di recarsi periodicamente dal proprio specialista di fiducia.
- Non usare mai pinzette, ventose, oggetti appuntiti, unghie per rimuovere le lenti dal porta lenti o dagli occhi.
- Non usare le lenti oltre il periodo di tempo consigliato dallo specialista.
- Cosmetici, lozioni, saponi, creme o deodoranti possono provocare irritazioni se entrano a contatto con le lenti. Utilizzarli con cautela.
- Mettere le lenti prima di truccarsi e toglierle prima di struccarsi.
- Non spruzzare prodotti come lacca per capelli vicino agli occhi quando si indossano le lenti, perché potrebbero causare irritazioni.
- L'assunzione di alcuni farmaci può non essere compatibile con l'uso delle lenti. Consultare lo specialista.
- Non indossare le lenti durante il sonno.
- Non utilizzare le lenti durante la balneazione.
- Togliere le lenti in caso di esposizione a gas nocivi o irritanti.
- Evitare l'esposizione a raggi UV (lampade abbronzanti in particolare).
- Portare occhiali da sole nelle giornate ventose per proteggere gli occhi dalla polvere.
- Prestare attenzione durante la pratica degli sport.
- Non utilizzare lenti a contatto se non prescritte dallo specialista.
- In caso di disagio persistente o arrossamento degli occhi, rimuovere le lenti e consultare lo specialista.

Inconvenienti e rischi derivanti da errori di manutenzione

1. La causa principale di infezioni è l'uso di soluzioni inefficaci o lenti contaminate.
2. Difetti della lente o senescenza del polimero possono permettere ai batteri di penetrare nei fori intermolecolari di lenti a contatto (LAC) idrofile.
3. Depositi dei componenti del film lacrimale sono eccellente terreno di cultura per lo sviluppo di colonie batteriche.
4. Una concentrazione maggiore di soluzioni conservanti depositata sulla lente può raggiungere valori tossici.
5. Irregolarità superficiali di tornitura, sigle ecc. possono essere causa di aumento dei depositi.

6. Può verificarsi la crescita sulla superficie di funghi che possono penetrare nella matrice (*Aspergillus fumigatus*, *Tricoteum roseum*), e che si trovano con una certa frequenza nell'acqua dei rubinetti. La capacità di penetrazione dei funghi è dovuta a particolari enzimi che degradano il materiale delle lenti.
7. I funghi interagiscono inattivando l'antisettico nelle soluzioni di disinfezione, anche per questo vi è la necessità di sostituire ogni giorno il liquido nel contenitore.
8. Depositi periferici su LAC rigide, dopo mesi di uso soddisfacente, sono difficili da eliminare e occorre l'intervento dello specialista.
9. La stabilità dimensionale del materiale diminuisce nel tempo con formazione di screpolature, maggiormente nei copolimeri con silicone.
10. Lenti rigide ad alto Dk a volte si immobilizzano sulla cornea senza segni d'intolleranza, anche se non si ha più circolazione di lacrime sotto la lente per la permeabilità sufficiente del materiale.
11. LAC morbide disinfettate con perossido d'idrogeno, se non si rispetta il sistema d'uso, possono mantenere un residuo che provoca disturbi fino a creare delle cheratiti; si può avere una modificazione dei parametri e un invecchiamento precoce della lente.
12. Difetti di superficie per fenomeni di invecchiamento possono causare variazioni nella matrice del polimero.
13. Coloranti come fluoresceina, rosa bengala, verde lissamina provocano una colorazione delle LAC, così come sostanze adrenergiche come fenilefrina ed epinefrina.

La cura delle unghie con le lenti a contatto
- Tenere preferibilmente unghie curate e corte.
- Evitare di togliere le lenti dopo aver toccato smalti o sostanze a base di acetone.
- Non rimuovere le lenti dall'occhio o dal contenitore con unghie lunghe, per evitare micro rotture.
- Non piegare con le unghie lenti a contatto morbide, per evitare micro rotture.
- Toccare sempre le lenti con i polpastrelli delle dita.
- Lavarsi sempre le mani con sapone neutro prima di toccare lenti e occhi.

Complicazioni delle lenti a contatto
In generale le alterazioni oculari relative o indotte dalle lenti a contatto richiedono l'opera del medico oftalmologo; conoscere e curare le cause di ridotta tollerabilità delle lenti può evitare l'insorgere di complicanze gravi con danni permanenti. Le complicanze gravi sono negli ultimi 10-15 anni netta-

mente diminuite, grazie specialmente all'avvento delle lenti a ricambio frequente, mentre rimane importante il numero dei portatori con riduzione di tollerabilità, che finiscono con l'abbandonarne l'uso. Importante è l'analisi dei sintomi e dei segni precoci d'intolleranza che dipendono spesso da più fattori concomitanti; può essere utile classificare i segni clinici facendo riferimento a scale di classificazione. Sulla base dei meccanismi patogenetici possiamo classificare le complicanze nel modo seguente:
- inidoneità locale o generale all'uso delle LAC;
- fattori lesivi ambientali;
- applicazione errata;
- manutenzione errata o insufficiente e tossicosi da liquidi e colliri;
- infezioni;
- complicanze allergiche;
- sindromi ipossiche e uso eccessivo.

Cheratiti da lenti a contatto
Le lenti a contatto possono provocare danni corneali sostanzialmente attraverso due meccanismi:
- danno traumatico;
- ipossia.

Danno traumatico
Per imperfezioni, rotture ecc. della lente stessa, o per l'infrapporsi tra lente a contatto e occhio di un piccolo corpo estraneo, che altera l'epitelio. I sintomi sono dolore, fotofobia (fastidio alla luce), sensazione di corpo estraneo, blefarospasmo e lacrimazione, oltre che affaticamento visivo. L'erosione può risolversi spontaneamente entro poche ore o pochi giorni, a seconda dell'entità ed estensione del danno.

Ipossia
L'ipossia rappresenta la causa principale della sospensione delle lenti a contatto; è dovuta a scarsa ossigenazione corneale, quasi sempre in concomitanza con deficit lacrimale, che ostacola o limita il corretto movimento delle lenti a contatto sulla superficie corneale e quindi la fornitura di ossigeno. Questa condizione causa modificazioni importanti a carico delle strutture e della dinamica dei tessuti corneali: rallentamento del metabolismo epiteliale per la ridotta disponibilità energetica e riduzione del livello del metabolismo epiteliale.

I fattori di incremento dell'ipossia sono determinati da:
- scarsa idratazione;
- porto delle lenti per un tempo eccessivo;

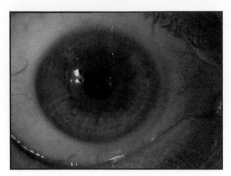

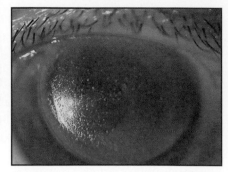

Fig. 15.8 Lente a contatto morbida applicata

Fig. 15.9 Lente a contatto corneale semirigida con una cattiva manutenzione. Si notino i molti depositi mucoproteici che possono portare infezioni all'occhio

- caratteristiche del portatore (occhio secco);
- caratteristiche del materiale delle lenti;
- errata manutenzione;
- fattori ambientali (aria condizionata, ambienti troppo asciutti a causa del riscaldamento ecc.);
- ridotto ammiccamento (davanti al computer, alla televisione ecc.).

Cheratite puntata

La cheratite puntata è un'infiammazione della cornea che colpisce l'epitelio corneale; è spesso causata da abuso di lenti a contatto, oltre che da altri fattori (esposizione a lampade solari, a luce intensa in alta montagna o al mare o in spiaggia). I sintomi comprendono fotofobia, senso di corpo estraneo, lacrimazione, iperemia e diminuzione del visus. La cheratite da esposizione alla luce ultravioletta compare varie ore dopo l'esposizione; dura 24-48 ore: la cura consiste nell'uso di cicloplegici ad azione breve, pomate antibiotiche e bendaggio per 24 ore. Se la cheratite è causata da abuso di lenti a contatto, viene trattata con pomate antibiotiche, ma l'occhio non viene bendato in quanto ciò potrebbe favorire l'insorgenza di infezioni; questi pazienti devono essere visitati il giorno successivo. Se la cheratite puntata superficiale è causata da farmaci topici o conservanti, è necessario interrompere l'uso di queste sostanze. È rara una riduzione permanente della vista, indipendentemente dalla causa.

Lenti a contatto colorate

Le lenti a contatto colorate sono prevalentemente usate per modificare l'aspetto del segmento anteriore degli occhi; le motivazioni per cui vengono scelte sono di tipo estetico, cosmetico e professionale. Le lenti cosmetiche permettono di dare il massimo della lucentezza allo sguardo e permettono di cambiare il colore degli occhi a piacimento; hanno prezzi accettabili, sono usa e getta e possono essere anche graduate.

I colori disponibili sono diversi: verde, azzurro, viola, beige.

La scelta del colore va fatta in base al colore originale degli occhi, seguendo questa semplice regola: non usare le lenti di colore simile a quello dei propri occhi per rafforzarlo: si avrebbe un colore innaturale ed eccessivo, a meno che non si voglia proprio rafforzare il colore dei propri occhi con lenti intensificanti.

Se si vuole accentuare la colorazione dell'iride chiara, l'effetto varia in rapporto alla pigmentazione dell'iride, che a sua volta dipende dalla quantità di pigmento nello stroma e sulla superficie posteriore e alla trasmissione selettiva della lente. Difficile ottenere risultati univoci; si possono avere variazioni, sia pure lievi, del campo visivo e della sensibilità al contrasto.

Alcuni consigli:

- L'applicazione di lenti cosmetiche richiede il medesimo periodo di adattamento di quelle normali, poiché la cornea necessita di un certo tempo per abituarsi a ossigenarsi attraverso la lente a contatto.
- Scegliere lenti a contatto che consentano una buona trasmissione di ossigeno.
- Sostituire le lenti a contatto nei tempi indicati e non superare la data di scadenza; anche le lenti cosmetiche sono presidi medico-chirurgici.
- In caso le lenti cosmetiche non fossero giornaliere, procedere con un'accurata manutenzione quotidiana.
- Sostituire con frequenza almeno mensile il contenitore portalenti.

Lenti a contatto e guida

I portatori di lenti a contatto hanno sulla patente l'indicazione dell'obbligo di guida con lenti; devono quindi farsi rilasciare dal contattologo un talloncino che attesti il porto delle lenti a contatto e comunque devono tenere sempre un paio di occhiali in macchina o in borsa.

Nella guida o in macchina:

- portare sempre con sé un contenitore portalenti, una lacrima artificiale e un liquido conservante;
- non rimuovere mai le lenti durante la guida o durante le soste ai semafori, ma accostare e fare le procedure con calma;
- tenere in macchina l'occhiale correttivo; in caso di perdita o altro problema alle lenti a contatto, potrebbe essere utile;
- non esporre mai gli occhiali al sole sul cruscotto della macchina: si potrebbero rovinare le lenti;
- in caso di guida di biciclette o motocicli, usare sempre un occhiale protettivo o il casco integrale.

15

Lenti a contatto e trucco

Ormai le lenti a contatto sono diventate così confortevoli ed economiche da essere alla portata di tutti; a usarle sono soprattutto le donne, che vengono spinte a utilizzarle soprattutto per una motivazione estetica; tuttavia sempre di più giovani e meno giovani di ambo i sessi le usano.

Ovviamente quasi nessuna donna rinuncia al make-up, spesso senza conoscere alcune precauzioni che è bene adottare quando si usano i cosmetici e, contemporaneamente, si indossano lenti a contatto; ciò al fine di evitare fastidiose complicazioni e di ottimizzare i risultati. Se la lente viene a contatto con le sostanze contenute nei prodotti cosmetici, i risultati possono essere imprevedibili; si rischiano irritazioni, reazioni allergiche e infezioni anche gravi, soprattutto nel porto di lenti a contatto morbide idrofile.

Innanzitutto è importante sapere che la lente va inserita prima dell'applicazione dei vari cosmetici, perché in tal modo si vede meglio quello che si fa; ma, soprattutto, perché applicando le lenti prima del trucco non accade che i cosmetici siano trasferiti alla lente stessa; inoltre, si evita di rovinare l'opera "d'arte" eseguita con tanta pazienza e cura; l'applicazione delle lenti dopo il trucco, infatti, può causare lacrimazione, che a sua volta provoca il deterioramento e/o lo scioglimento del make-up.

Altrettanto importante è togliere sempre le lenti prima di struccarsi, poiché durante queste operazioni il trucco può colare nell'occhio e quindi sulla lente, causando irritazione.

Quali prodotti usare per il trucco

- Scegliere solo prodotti cosmetici di qualità e specifici per i portatori di lenti a contatto.
- Usare preferibilmente quelli ipoallergenici o descritti "per occhi sensibili".
- Evitare prodotti grassi che possono lasciare residui sulle lenti, e, come regola generale, non applicare cosmetici troppo vicino all'occhio.
- Ricordare che dopo un certo periodo di tempo (da uno a sei mesi) i cosmetici tendono a deteriorarsi e possono popolarsi di batteri. Non utilizzare quindi cosmetici se non si è sicuri dello stato di conservazione.
- *Mascara*: dopo qualche ora dall'applicazione sulle ciglia si asciuga e tende a sgretolarsi; qualche frammento può andare nel sacco congiuntivale e/o sotto alla lente ed è potenzialmente irritante. È quindi consigliabile l'utilizzo di prodotti idrosolubili e comunque è importante fare un'applicazione non abbondante. Il liquido del mascara può essere soggetto a contaminazioni batteriche. È per questo motivo che si consiglia di cambiare il mascara entro un tempo limite di 3-4 mesi dalla sua apertura.
- *Cipria*: non viene applicata in vicinanza degli occhi ma può entrare in contatto con le dita e da queste con le lenti, contaminandole. Pertanto la buo-

na pulizia delle mani è indispensabile, specialmente nella rimozione delle lenti. Come per l'ombretto, sono consigliate le polveri pressate, che non creano l'effetto "nuvola".

- *Eye-liner*: non applicarlo sul bordo interno delle palpebre poiché potrebbe causare irritazioni. Evitare anche i prodotti liquidi che possono colare facilmente e sporcare le lenti alterandole; utilizzare invece matite morbide. Anche per l'eye-liner è quindi consigliabile un utilizzo leggero, prodotti idrosolubili e un cambio ogni 3-4 mesi. Poiché interessa il bordo palpebrale, l'eye-liner è un prodotto che può essere causa di blefariti e orzaioli.
- *Ombretto*: è preferibile evitare prodotti iridescenti o a effetto lucido, poiché contengono polveri dorate o argentate, oppure estratti di conchiglie triturate, che possono essere particolarmente irritanti per chi indossa le lenti. È intuibile che si andrebbe incontro al pericolo del "corpo estraneo".
- *Spray per capelli tipo lacca e altro*: sono prodotti dannosissimi per le lenti a contatto per la loro particolare composizione. Se spruzzati direttamente sulle lenti ne alterano la superficie, conferendo un aspetto tipo sale-e-pepe, mentre a livello corneale possono creare abrasioni e cheratiti. Si consiglia, quindi, di usarli con molta cautela, prima di mettere le lenti, e soprattutto chiudendo bene gli occhi. Egualmente, prima di usare tinture o lozioni, togliere sempre le lenti a contatto.

  Una volta rimosse le lenti a contatto, sempre meglio utilizzare sapone neutro sia per il viso che per le mani, e mai prodotti struccanti contenenti soluzioni detergenti o alcoliche.
- Per pulire le palpebre utilizzare apposite salviettine monouso a base di prodotti naturali studiate per l'igiene palpebrale, utili anche per i non portatori di lenti, molto indicate per gli occhi sensibili poiché consentono una buona pulizia con azione decongestionante e lenitiva.

Consigli specifici dell'oculista

Per pulire le palpebre utilizzare apposite salviettine monouso (Iridium® garze), utili anche per i non portatori di lenti a contatto, studiate per l'igiene palpebrale, a base di prodotti naturali, molto indicate anche per gli occhi sensibili poiché consentono una buona pulizia con azione decongestionante e lenitiva.

Inoltre si raccomanda:

- non truccarsi in macchina quando questa è in movimento;
- evitare di applicare cosmetici nell'occhio arrossato e nel bordo interno delle palpebre, per non occludere i dotti sebacei;
- non utilizzare la saliva per le lenti a contatto;
- non utilizzare le lenti negli ambienti da toilette e in generale in ambienti con fumi, vapori, essenze ecc., che possono danneggiare le lenti o ridurne il comfort d'uso;

- non utilizzare le lenti a contatto in ambienti con vapori chimici, polverosi e con aria troppo secca o troppo umida; fare attenzione all'aria condizionata;
- togliere le lenti a contatto durante le esposizioni ad abbronzature artificiali;
- evitare gli autoabbronzanti per il contorno occhi;
- togliere le lenti a contatto durante i tatuaggi per il trucco permanente;
- evitare le ciglia finte, in quanto gli adesivi possono essere la causa di patologie della rima palpebrale;
- inserire le lenti a contatto facendole precedere da una lacrima artificiale;
- scegliere prodotti monodose che non si contaminano, ma soprattutto non contengono conservanti che, talvolta, potrebbero causare reazioni allergiche. Gli integratori del film lacrimale tendono a ripristinare e ad aumentare la volumetria dello strato acquoso contenuto nelle lacrime, in modo da incrementare l'idratazione della superficie oculare; ciò è importante perché l'utilizzo delle lenti a contatto implica una corretta e uniforme distribuzione del film lacrimale, senza il quale portarle diviene fastidioso.

Consigli del chirurgo plastico

Spesso si utilizzano lenti a contatto solo per occasioni mondane speciali; quindi, soprattutto in queste occasioni, evitare trucchi molto pesanti a effetto maschera di carnevale. Chi ha occhi profondi tenga presente che il suo sguardo è già seducente, il trucco dovrà essere solo un piccolo ausilio.

Conclusioni

Come si è descritto in questo capitolo, esistono diverse tipologie di lenti a contatto, quindi non c'è una lente unica adatta a tutti i soggetti, ma vi sono lenti specifiche per ogni singolo caso. Quindi la scelta della lente a contatto dovrà essere studiata dallo specialista in base alla forma della cornea, alla tipologia di lacrima e alle esigenze del singolo portatore. È importante fare visite periodiche dal medico oculista e, assieme al contattologo, scegliere il materiale e la geometria delle lenti stesse; altrettanto importante è seguire i consigli di pulizia e manutenzione.

Prima di procedere con l'applicazione delle lenti, leggere attentamente il modulo per il consenso informato per meglio conoscere vantaggi e svantaggi del porto delle lenti. Le lenti a contatto usa e getta non possono essere utilizzate oltre al tempo prefissato, e mai adoperate dopo la data di scadenza al fine di evitare disturbi che possono anche compromettere la funzionalità visiva. Ricordare sempre che non è possibile dormire con lenti a contatto non specifiche per tale uso; è bene evitare anche il pisolino pomeridiano, poiché durante il sonno non si ha ricambio lacrimale e la cornea non riesce a ricevere ossigeno sufficiente al suo fabbisogno. In caso accadesse di addormentarsi per un breve periodo con lenti a contatto applicate, non toglierle mai senza aver prima instillato qualche goccia di lacrima artificiale. È importante evitare di esporsi al sole con le lenti a contatto; qualora ciò dovesse accadere, appena possibile rimuoverle, indossare occhiali da sole e instillare abbondanti lacrime artificiali. È possibile fare la doccia con le lenti a contatto a patto che si tengano gli occhi chiusi al fine di evitare contatto con shampoo o doccia schiuma. Nel caso accadesse, instillare abbondante lacrima artificiale e togliere le lenti; se il rossore agli occhi dovesse perdurare, consultare il contattologo o il medico oculista. Le lenti a contatto sono indicate per l'attività sportiva, poiché offrono una visione periferica ottimale, sono pratiche e stabili; devono però essere morbide, perché le rigide possono essere perse facilmente. Le lenti a contatto sono un mezzo di grandissima utilità visiva e non sono dannose per l'occhio, a meno che non se ne faccia uso sconsiderato. Quindi occorre usare buon senso e seguire le precisazioni del produttore e degli specialisti.

Trucco e strucco degli occhi

16

Lucio Buratto

Breve introduzione

Già nella preistoria, l'uso di decorazioni del viso e corpo erano pratica comune, ma le prime vere testimonianze del trucco agli occhi risalgono alla civiltà sumera (4000 a.C.), quando la donna usava adornare gli occhi con paste nere, miscela di polveri e grassi animali.

Ma l'uso del trucco su larga scala compare nel Novecento, complice l'enorme diffusione dei cosmetici industriali, economici e accessibili a chiunque.

Il trucco rappresenta il mezzo concreto attraverso il quale è possibile modificare il proprio volto affiché si avvicini il più possibile a un concetto di bellezza, o di "tendenza", che naturalmente cambia con il tempo.

Va applicato in relazione ai lineamenti, al tipo di carnagione, al colore dei capelli o degli occhi o addirittura del vestito; un trucco può essere naturale, scenografico, appariscente, bizzarro ma va sempre armonizzato con gli altri colori presenti sulla persona: questo è fondamentale al fine di ottenere un buon risultato estetico.

Il trucco va fatto bene, con i giusti prodotti e nel modo appropriato, così come pure lo strucco.

Tecnicamente, truccare gli occhi significa utilizzare un pigmento al fine di creare nuove ombre per modificarne la forma e l'inclinazione.

Per il trucco degli occhi i prodotti di base necessari sono le matite e gli ombretti, affiancati da prodotti di rifinitura come mascara ed eye-liner. Gli strumenti sono i pennelli diagonali, la lingua di gatto e l'eye-liner; fondamentali sono anche i cotton fioc che servono ad alleggerire le sfumature o ad asportare l'eccesso di colore.

La prima norma importante, nel trucco del viso e delle palpebre, consiste nel pulire sempre bene la pelle, la mattina prima del make-up e la sera quando ci si strucca prima di andare a letto, soprattutto se vi sono tracce del truc-

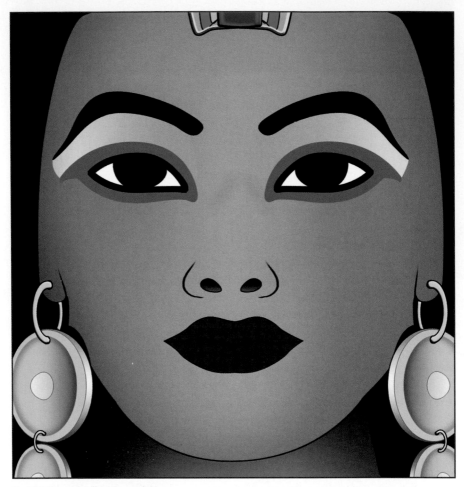

Fig. 16.1 Esempio di trucco egiziano

co precedente. La pulizia della pelle deve diventare un gesto quotidiano perché, per avere risultati efficaci, è necessaria molta costanza.

Il segreto di un bel trucco inizia dalla base; occorre cioè preparare il viso con cura prima di passare al trucco vero e proprio, per eliminare le imperfezioni e creare luci e ombre in zone strategiche, donando così al viso rilievo e naturalezza.

Le varie procedure da seguire sono:

- detergere: il primo fondamentale passo è quello di detergere accuratamente il viso, con latte detergente, gel o altri prodotti;
- esfoliare: una volta a settimana circa è bene esfoliare la pelle del viso, asportando le cellule morte e rinnovando la pelle;
- idratare: dopo l'esfoliazione, il viso sarà pronto per assorbire al meglio la

crema idratante; essa, oltre a nutrire, rende elastica la pelle e serve a tenere meglio il fondotinta; la crema va scelta in base alle caratteristiche della pelle, dell'età, e anche, perché no, del sesso;
- applicare il fondotinta: di solito si sceglie una tonalità che sia il più possibile vicina al colore del viso; va scelto anch'esso in base al tipo di pelle, mista, grassa o secca, ma anche in base al risultato che si vuole ottenere;
- correttore: subito dopo aver steso il fondotinta, va applicato un correttore, per nascondere eventuali inestetismi;
- cipria: serve per fissare il fondotinta, e va applicata con il pennello su tutto il viso;
- illuminatore: serve a creare punti luce sul viso e va steso nelle curve del naso e degli zigomi, oltre che sul contorno occhi; può essere in stick e polvere, e si può usare per creare luci e ombre su naso, zigomi e contorno occhi.

I tempi del trucco agli occhi

Il trucco degli occhi viene effettuato normalmente al mattino o prima di un evento, che può essere pomeridiano o serale. Va armonizzato con il colore degli occhi, dell'abito indossato, della luce (artificiale o naturale) e della stagione. Colori caldi e solari d'estate (corallo, arancio, oro, cuoio), tenui e fioriti in primavera (lilla rosati, violetto), profondi e scuri in autunno-inverno (bronzo, prugna, verde muschio, grigio, viola, vinaccia).

In genere il trucco interessa la zona perioculare, che comprende:
- palpebra superiore;
- palpebra inferiore;
- ciglia;
- arcata sopracciliare.

Materiale abitualmente occorrente:
- matita per sopracciglia, di un tono di colore inferiore a quello del pelo, munita di uno spazzolino a spirale;
- matita "crayon kohl" per la palpebra superiore ed eventualmente inferiore, o, in alternativa, eye-liner liquido, se si vuole ottenere un tratto più deciso e marcato;
- stick "kohl kajal" per la rima interna della palpebra inferiore (è un cono di polvere compressa di colore scuro ad azione disinfettante e scurente), che dà un effetto orientaleggiante;
- ombretti di varie sfumature;
- rimmel o mascara per le ciglia superiori e inferiori; ne esistono di vari tipi: infoltenti, allunganti, effetto ciglia finte ecc. (evitare quelli resistenti all'acqua perché si asportano difficilmente);
- acqua termale spray;
- salviettine struccanti.

16

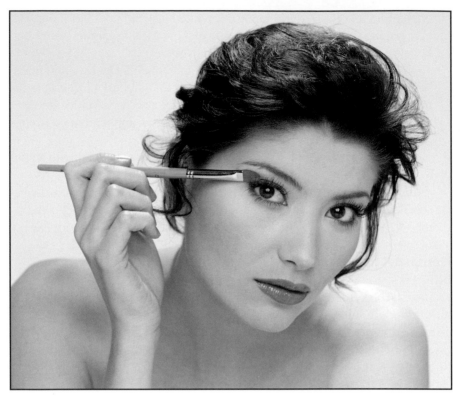

Fig. 16.2 Applicazione dell'ombretto con pennello

Il trucco agli occhi richiede una serie di passaggi ben precisi, che andranno svolti in maniera sequenziale.

-   Innanzitutto, ogni giorno al mattino è bene sciacquare il viso con acqua fresca e passare una salviettina struccante per togliere eventuali residui dello strucco della sera precedente.
-   Vaporizzare con acqua termale spray e asciugare tamponando con un kleenex.
-   Stendere una crema idratante su tutta la zona perioculare (scegliere un prodotto per pelli sensibili a tolleranza estrema senza conservanti).
-   Procedere poi stendendo un leggero strato di fondotinta applicato con spugnetta leggermente umida ed, eventualmente, applicare un velo di cipria compatta che ha il compito di fissare il trucco.
-   Effettuare con la matita "crayon kohl" o l'eye-liner una linea continua sulla palpebra superiore vicino all'attaccatura delle ciglia, partendo con un tratto sottilissimo dall'angolo dell'occhio più vicino al naso (canto interno) e via via ispessendo il tratto nella parte mediana, per poi allungarlo e assottigliarlo all'angolo esterno dell'occhio (canto esterno).

- Applicare l'ombretto mediante un pennellino di martora o di fibre naturali, sfumando sulla palpebra superiore i vari tipi di colore, in genere più scuro nella parte mobile della palpebra superiore e via via più chiaro sotto l'arcata sopracciliare dove si crea un "punto luce".
- Applicare lo stick compatto "kohl kajal" nella parte interna della palpebra inferiore, se si desidera un effetto orientaleggiante più misterioso, o per un trucco da sera; nota bene: pulire sempre la punta dello stick con il kleenex prima e dopo l'applicazione!
- Tratteggiare l'arcata sopracciliare, con la matita apposita, con piccoli tratti obliqui "effetto peletto", armonizzando l'arcata con il taglio dell'occhio (ad ala di gabbiano, ad arco rotondo o acuto ecc.) e pettinare con lo spazzolino a spirale per togliere l'eccesso di matita in modo da ottenere un effetto naturale.
- Applicare il rimmel scelto sulle ciglia inferiori e superiori; si consiglia, una volta aperto, di sostituirlo dopo due-tre mesi e comunque di riavvitare l'astuccio dopo ogni uso immediatamente dopo l'applicazione.

Per il trucco serale: se si è gia truccati dal mattino si consiglia di non struccarsi, ma di spruzzare su tutto il viso truccato un velo di acqua termale, poi attendere qualche secondo, tamponare delicatamente con un klenex e ripassare tutto il trucco effettuato in precedenza accentuando di più i colori e reintegrando il rimmel sulle ciglia.

Alla sera, per struccare gli occhi e il viso, si procede nel modo esposto di seguito.

- Con il detergente specifico per occhi, che è più delicato e oleoso, si toglie ogni traccia di eye-liner, ombretto o mascara.
- Si pulisce tutto il viso con idoneo detergente e con un batuffolo di cotone o cotoncino struccante, senza dimenticare il collo.
- Si sciacqua poi il viso e si asciuga accuratamente con asciugamano morbido in tessuto naturale o con un kleenex.
- Si applica sulla pelle del viso e del collo il tonico, al fine di normalizzare il tono e i valori acidi della pelle; l'applicazione si effettua su viso e collo con un batuffolo di cotone piatto, picchiettando delicatamente a partire dal contorno occhi e proseguendo poi nel collo, e lungo i contorni del viso, guance, tempie e fronte.
- Si applica una crema idratante normalizzante o una maschera di bellezza, come prevenzione dell'invecchiamento cutaneo, evitando che la crema per il viso vada in vicinanza degli occhi; per le palpebre occorre una crema semplice (crema contorni occhi), che comunque non deve penetrare nell'occhio.

Prima di procedere con la pulizia delle palpebre è bene applicare una goccia di lacrima artificiale nei due occhi; aiuta a proteggerli da eventuali impurità o dall'effetto dei prodotti che potrebbero entrare accidentalmente. La pu-

16

lizia delle palpebre e del contorno occhi può essere molto facilitata dall'uso di salviette detergenti struccanti; esse sono disponibili in versioni per pelli sensibili o grasse o per trucchi waterproof; contengono calendula, aloe, loto, vitamine e sono molto efficaci non solo per struccare ma anche per rinfrescare e tonificare la pelle; dopo si può spruzzare un po' di acqua termale per lavare e detergere ulteriormente il contorno occhi.

Occupiamoci ora più in dettaglio di alcune operazioni che interessano da vicino la zona perioculare.

La depilazione delle sopracciglia

Sebbene depilare le sopracciglia non sia una procedura piacevole, quasi tutte le donne lo fanno. Serve ad aggiustare l'arco del sopracciglio; si esegue con una pinzetta con la quale si tolgono soltanto i peli sotto l'arcata ed eventualmente alcuni in mezzo alle sopracciglia. Si inizia spazzolando le sopracciglia dal basso verso l'alto e poi si ridisegna l'arco sopracciliare seguendo la traccia naturale del pelo. Ecco alcuni consigli.

- Applicare una goccia di lacrima artificiale nell'occhio prima di detergere con prodotto antisettico l'area da depilare e ripetere la manovra a operazione completata; utilizzare per tale scopo una salvietta monouso o garze sterili (senza alcol). Fare comunque attenzione che la salvietta non sia troppo imbevuta di prodotto disinfettante, che potrebbe penetrare nell'occhio; comunque tenere gli occhi chiusi durante questa procedura.
- Usare pinzette apposite e ben pulite, che strappino il pelo dalla radice senza tagliarlo o romperlo, cioè apposite pinzette strappaciglia.
- Usare le pinzette con molta attenzione e parsimonia.
- Non modificare la linea naturale delle sopracciglia, eventualmente si può correggerla seguendola, ma mai cambiarla radicalmente! Fare in modo, insomma, che le sopracciglia abbiano una linea ordinata e armoniosa.
- Non depilare mai il punto più alto delle sopracciglia.
- Soprattutto, mai rasare le sopracciglia!
- Chi è particolarmente sensibile e teme il dolore dello strappo può, qualche minuto prima, applicare sulla pelle un anestetico di superficie in gel o in crema, che attenua molto la sintomatologia.
- Utilizzare una lacrima artificiale in caso di bruciore o fastidi dopo la depilazione.

Le ciglia finte

Le ciglia finte sono un ottimo trucco per dare agli occhi uno sguardo seducente e sono disponibili in varie lunghezze e densità. È importante applicare le ciglia finte con l'apposita colla ed evitare di usare adesivi non specifici: la zona occhi è delicata e potrebbe irritarsi.

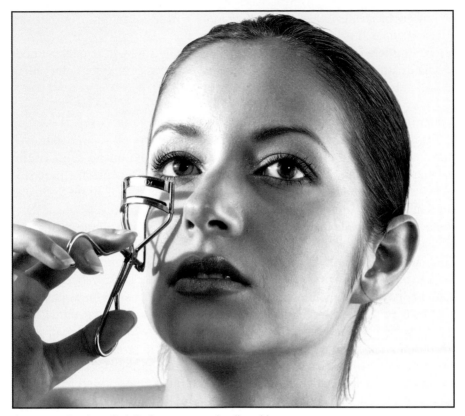

Fig. 16.3 Applicazione di ciglia finte con apposito dispositivo

Ecco tutti i passaggi per applicarle al meglio.
- Preparare la palpebra: la pelle deve essere pulita prima, in modo che la colla aderisca perfettamente; basta passare un dischetto di cotone imbevuto di struccante per occhi non oleoso, poi, quando la pelle della palpebra è asciutta, si può iniziare con l'applicazione delle ciglia.
- Incurvare le ciglia: servendosi di uno specchio ingranditore incurvare le ciglia con l'aiuto di un piegaciglia.
- Applicare le ciglia finte, cominciando dall'angolo esterno dell'occhio: mettere una goccia della colla specifica, prodotta sulla base di componenti studiati proprio per entrare in contatto con gli occhi e non creare irritazioni su una superficie liscia; fare asciugare la colla un minuto; prendere le ciglia finte dalla confezione con l'aiuto di una pinzetta e applicarle tra le proprie ciglia, tenendole ferme per alcuni secondi per farle aderire bene.
- Completata l'applicazione delle ciglia, passare il mascara per uniformare le ciglia tra loro; poi mimetizzare l'attaccatura delle ciglia finte con il

trucco: basta una riga di eye-liner, meglio se in crema o fluido. Infine truccarsi come al solito.
-   Per togliere le ciglia finte: è molto semplice, basta mettere qualche goc-
    cia di struccante per occhi su un cotton fioc, passarlo vicino alla radice
    dei peletti e le ciglia finte si staccheranno subito.

L'occhio e le lampade abbronzanti

L'esposizione degli occhi alle radiazioni ultraviolette (UV) solari può provocare effetti acuti e cronici, non solo sulla pelle, ma anche sugli occhi.
I danni per il bulbo oculare conseguenti all'esposizione acuta alle radiazioni UV comprendono la fotocheratite e la fotocongiuntivite. Tali reazioni, che
normalmente appaiono poche ore dopo l'esposizione, sono analoghe all'eritema cutaneo, con la differenza che si manifestano su tessuti molto sensibili, quali quelli del globo oculare e delle palpebre (rispettivamente, cornea e
congiuntiva). Entrambe possono essere molto dolorose, ma in genere non provocano danni gravi o permanenti agli occhi o alla vista. L'uso di occhiali protettivi appositi, totalmente schermanti, è necessario e molto importante; essi impediscono che gli occhi siano esposti a livelli dannosi di raggi ultravioletti
e di luce blu e vanno sempre utilizzati in caso di esposizione alle radiazioni
dei lettini solari; devono avere anche bande laterali di protezione, per scher-
mare gli occhi dalle radiazioni laterali; nei centri d'abbronzatura vengono per
lo più forniti occhialini con una stanghetta centrale molto sottile, che permettono di proteggere gli occhi senza lasciare l'antiestetica linea bianca sopra il
naso! Vi sono persone che, quando sono sotto la lampada, rifiutano di proteggere gli occhi con gli occhiali e si accontentano di tenere solo gli occhi
chiusi; ma gli occhi non sono protetti a sufficienza e il rischio di danni è molto elevato; ciò perché l'intensità della radiazione UV emessa dalle lampade
ad alta pressione può essere da 5 a 10 volte superiore al valore massimo di
quella solare alla nostra latitudine. In caso di arrossamento o bruciori, dopo
la seduta applicare subito qualche goccia di lacrima artificiale monouso. In
caso di dolori, rivolgersi a un medico specialista ma evitare l'uso di aneste-
tici locali.

Il trucco semipermanente

Tutte le donne vorrebbero avere sempre un trucco perfetto, dalla mattina alla sera, giorno dopo giorno, anno dopo anno: il trucco semipermanente costituisce una soluzione per chi desidera apparire al meglio in ogni occasione. Da diversi anni il trucco permanente o semipermanente è diventato un
valido alleato della bellezza femminile perché permette di mostrarsi (a se stesse e agli altri) sempre perfette in ogni momento. Sopracciglia disegnate ar-
moniosamente, labbra ben definite, qualche ruga in meno: sono piccoli de-

sideri che tutti possono soddisfare con una spesa modesta e un trattamento personalizzato che non solo valorizza i tratti, ma corregge anche alcune imperfezioni del viso. Le donne ricorrono in numero sempre crescente al trucco semipermanente, per un'esigenza di estetica mista a praticità; essere sempre curate, anche appena alzate dal letto, poter andare tranquillamente in palestra o in piscina senza che sudore o acqua rovinino il make-up, non dover più fare lunghe soste davanti allo specchio, confidando nel fatto che la propria mano tracci segni precisi: questi sono solo alcuni dei motivi per cui questo tipo di trucco attrae sia le ragazze sia le donne più in là con gli anni. Il trucco semipermanente non dovrebbe però sostituire il make-up quotidiano, quanto servire come base; si continuerà quindi a usare i consueti prodotti, che tra l'altro svolgono anche un'azione protettiva della pelle. Il trucco semipermanente deve essere leggero, adatto a ogni occasione e deve essere fatto in modo che non rischi di passare di moda o di stancare chi lo dovrà portare costantemente per un lungo periodo. Per realizzarlo si utilizzano normalmente pigmenti naturali ad acqua, che non procurano danni e che hanno la prerogativa di ridursi con il passar del tempo; a seconda delle modalità con cui viene effettuato il trucco semipermanente può durare dai 3 ai 5 anni; è però da tener presente che con il passare del tempo si verifica un certo viraggio del colore, cioè una progressiva decolorazione che non sempre è esteticamente gradevole. Molto richiesto è il tratteggio dell'eye-liner, che si consiglia di disegnare come una riga sottile, anche per allungare leggermente l'occhio; poche donne riescono da sole a seguire con precisione la riga palpebrale superiore, anzi, molto spesso, soprattutto a chi ha problemi di vista e non può indossare gli occhiali in questa delicata manovra, l'operazione riesce decisamente male; con un lavoro ben fatto si può anche correggere la forma dell'occhio, rendendolo otticamente più grande o meno infossato. Un'altra applicazione consiste nel tratteggio della linea palpebrale inferiore.

Se poi le sopracciglia hanno dei "buchi", cioè delle zone scoperte, si può con il trucco semipermanente nascondere questo piccolo difetto; può essere molto utile anche nei casi in cui le sopracciglia sono state strappate e poi non sono più ricresciute. Molto richiesto è il disegno dell'arcata sopracciliare per coloro che, dopo anni di depilazione con la pinzetta, sono rimaste con sopracciglia troppo rade. La seduta consente un risultato più naturale (si traccia peletto per peletto) rispetto a quello ottenuto con la semplice matita, usata magari con tratto irregolare. L'effetto è talmente buono che solo se si va a toccare con le dita ci si accorge che non si tratta di vere sopracciglia.

Il trucco per chi porta gli occhiali
Sono in commercio nei negozi di ottica montature con frontale mobile, particolarmente indicate all'operazione di trucco perché è possibile alzare o ab-

16

bassare l'una o l'altra lente, e ciò rende agevole qualsiasi operazione. Si potrà liberamente truccare l'occhio destro osservando la procedura con l'occhio sinistro e viceversa.

Il trucco per chi porta le lenti a contatto

Ormai le lenti a contatto sono diventate così confortevoli ed economiche da essere alla portata di tutti; a usarle sono specialmente le donne, che vengono indotte a utilizzarle soprattutto dalla motivazione estetica; ovviamente quasi nessuna rinuncia al make-up, spesso senza conoscere alcune precauzioni che è bene adottare quando si usano i cosmetici e contemporaneamente si indossano lenti a contatto, per evitare fastidiose complicazioni e ottenere sempre i migliori risultati.

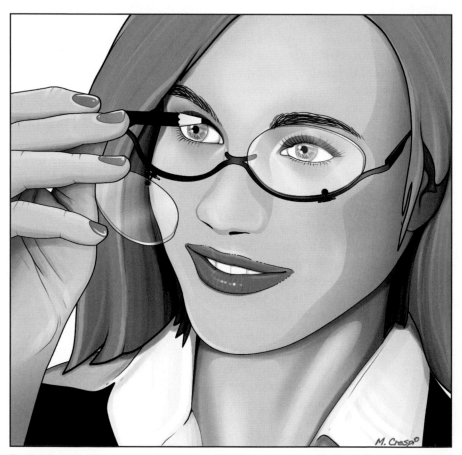

Fig. 16.4 Occhiale da trucco: una lente viene abbassata tramite una piccola cerniera e l'occhio può essere truccato utilizzando la vista fornita dalla lente in sede nell'altro occhio

Se la lente viene a contatto con le sostanze contenute nei prodotti cosmetici, i risultati possono essere imprevedibili; si rischiano irritazioni, reazioni allergiche e infezioni anche gravi.

Innanzitutto è importante sapere che la lente va inserita prima dell'applicazione dei cosmetici così si vede meglio quello che si fa; inoltre, applicando le lenti prima del trucco si evita che i cosmetici vengano trasferiti alla lente stessa. L'applicazione delle lenti dopo il trucco può causare lacrimazione, che a sua volta provoca lo scioglimento del make-up e può in parte rovinare l'"opera d'arte" appena compiuta.

Altrettanto importante è togliere sempre le lenti prima di struccarsi, poiché durante queste operazioni il trucco può colare nell'occhio e quindi sulla lente, causando irritazione.

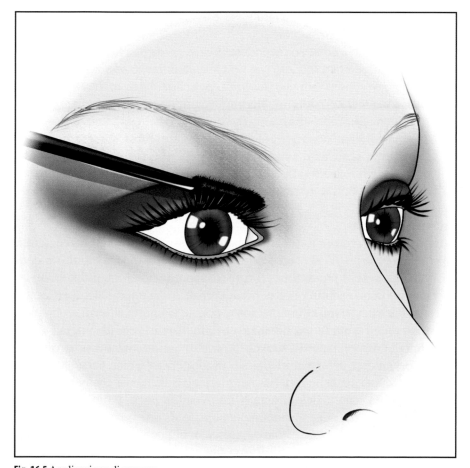

Fig. 16.5 Applicazione di mascara

Consigli specifici dell'oculista
- Non truccarsi in macchina quando questa è in movimento.
- Evitare di applicare cosmetici nell'occhio arrossato e nel bordo interno delle palpebre, per non occludere i dotti sebacei.
- Non utilizzare la saliva per le lenti a contatto.
- Non utilizzare le lenti negli ambienti da toilette e in generale in ambienti con fumi, vapori, essenze ecc. che possono danneggiare le lenti o ridurre il comfort d'uso.
- Non utilizzare le lenti a contatto in ambienti con vapori chimici, polverosi e con aria troppo secca o troppo umida; fare attenzione all'aria condizionata.
- Togliere le lenti a contatto durante le esposizioni ad abbronzature artificiali.
- Evitare gli autoabbronzanti per il contorno occhi.
- Togliere le lenti a contatto durante i tatuaggi per il trucco permanente.
- Evitare le ciglia finte, in quanto gli adesivi possono essere la causa di patologie della rima palpebrale.
- Inserire le lenti a contatto facendole precedere da una lacrima artificiale.
- Scegliere prodotti monodose che non si contaminano, ma soprattutto non contengono conservanti che, talvolta, potrebbero causare reazioni allergiche; gli integratori del film lacrimale tendono a ripristinare e aumentare la volumetria dello strato acquoso contenuto nelle lacrime, in modo da aumentare l'idratazione della superficie oculare; questo è importante perché l'utilizzo delle lenti a contatto implica una corretta e uniforme distribuzione del film lacrimale, senza il quale indossarle diviene fastidioso.
- E, infine, non utilizzare sostanze alcoliche o tensioattive per struccarsi.

Trucco e allergia
Le dermatiti allergiche da contatto sono diffusissime e in continuo aumento; colpiscono circa il 10% per cento degli adulti e interessano soprattutto le donne, che usano molti prodotti per il trucco, saponi, gioielli, cinture e altro. I cosmetici possono con frequenza provocare reazioni allergiche; esse si manifestano prima con un'infiammazione, poi, se si insiste a usarli, con sintomi molto più evidenti di intolleranza, che sfociano in vere patologie.

L'imputato principale è il nickel. Tracce di questo metallo si trovano un po' dappertutto: in diversi alimenti, nei prodotti per l'igiene personale come il bagnoschiuma, nella bigiotteria, nei piercing e anche nei cosmetici. In genere le allergie sono malesseri che si risolvono in pochi giorni, con un'opportuna terapia a base di antistaminici e pomate al cortisone, ma che sono più fastidiosi nel periodo estivo, quando si fa sfoggio dell'abbronzatura e si tiene di più all'aspetto estetico. La forma più comune di reazione allergica riscontrata in oftalmologia è l'allergia da contatto delle palpebre e della congiuntiva. I più comuni stimoli per lo sviluppo di questa reazione sono colliri, cosmetici, vestiario, gioielli, plastica, prodotti animali o vegetali, o prodotti chimici industriali. La reazione allergica inizia generalmente con forte prurito e congiuntivite papillare, più marcata nella parte inferiore della congiuntiva palpebrale. È presente una secrezione mucoide o mucopurulenta. La cute adiacente alla palpebra inferiore e il canto laterale vengono coinvolti in una tipica dermatite eczematosa. Il trattamento consiste nella sospensione del farmaco coinvolto e nell'allontanamento dello stimolo allergenico, calmando la sintomatologia oculare con corticosteroidi topici di superficie.

L'incredibile numero d'automobili e altri automezzi che circolano sulle strade conferma chiaramente che guidare è un'attività svolta da un gran numero di persone. Si comincia a 14 anni con il primo motorino e poi a 18 con le esperienze automobilistiche, e si prosegue fino a età avanzata. Sembrerebbe che, poiché si tratta di un'attività svolta quasi quotidianamente, sia "naturale" saper guidare e districarsi nel caotico traffico di strade e autostrade.

In realtà non è proprio così.

La conduzione di un veicolo qualsivoglia, motociclo, autoveicolo o autoarticolato, richiede non solo specifiche capacità tecniche e fisiche, ma anche e soprattutto una vista esente il più possibile da difetti e incertezze. Pena l'andare a incrementare il lavoro delle carrozzerie e le tariffe assicurative oltre che l'attività del pronto soccorso.

Da una ricerca realizzata dall'Università Bocconi di Milano risulterebbe che il 32% dei conducenti di autoveicoli non ha i requisiti minimi di capacità visiva richiesti per legge. E questo elemento già di per sé è molto esplicativo dell'elevato numero di incidenti, la cui causa è per la maggior parte attribuibile al conducente e alle sue condizioni attitudinali e di attenzione, in rapporto alle condizioni ambientali, della strada e del traffico, mentre solo un'esigua parte è dovuta a inconvenienti tecnici relativi al mezzo guidato.

Condizioni ambientali esterne e vista

Lo stretto rapporto che esiste tra guida e vista (non consideriamo qui le altre prestazioni fisiche necessarie) comincia quando si sale in macchina: allacciare le cinture e aprire bene gli occhi. Puntualizzeremo altri fattori riguardanti la vista che vanno oltre la classica capacità visiva e la percezione dei colori, quasi sempre frettolosamente verificate nelle visite mediche per il rilascio o il rinnovo della patente. Diamo quindi per scontato che siano già presenti una discreta quantità di decimi visivi e che gli eventuali occhiali siano esatti e che vengano sempre usati. Sono aspetti importanti, ma da soli non bastano.

Prendiamo per esempio giornate molto assolate o, al contrario, nebbiose e grigie. In queste situazioni una buona sensibilità al contrasto permette di scorgere particolari sfumati per intensità o rilievo, come buche o persone sul ciglio della strada, oppure distinguere per tempo la direzione che prende il manto stradale in presenza di curve, incroci o dossi.

La visione con luce intensa, e quindi la resistenza all'abbagliamento, è messa alla prova quando si percorrono lunghi tratti contro sole, o quando si svolta e improvvisamente la luce abbacina; mentre la visione crepuscolare al tramonto, invece, rende la guida estremamente faticosa per una strana mancanza di luminosità, provocata appunto dalle luci radenti e dall'aumento di radiazioni ultraviolette e infrarosse che l'occhio umano, per sua naturale costituzione, fatica a percepire.

Di notte si verifica una fisiologica miopizzazione dell'occhio che, soprattutto in chi è già miope, provoca ansia e mancanza di sicurezza. In questi casi è essenziale ridurre la velocità e acuire l'attenzione. Inoltre, per ridurre il pericoloso effetto d'abbagliamento dei fari che vengono incontro, è utile non fissarli direttamente ma tenere lo sguardo diritto e leggermente rivolto verso la parte destra della carreggiata. Condizioni di stanchezza, o malattie retiniche vascolari come il diabete, o alterazioni maculari provocano persistenti fenomeni d'abbagliamento.

Condizioni ambientali "interne" e vista

L'automobile è un mezzo in movimento, spesso rapido, per cui sono necessarie altre importanti funzioni per guidare, come la visione dinamica e la prontezza della percezione visiva, intese come la capacità di distinguere e riconoscere oggetti in movimento che possono apparire, anche improvvisamente, o che entrano nel nostro campo visivo frontalmente o lateralmente. La guida su autostrade a più corsie o in veloci arterie di scorrimento cittadine sono i luoghi tipici per verificarlo.

La percezione della profondità di campo entra anch'essa in gioco nella guida, determinando, insieme alle precedenti, quelli che sono definiti i "riflessi"; si ritiene che un guidatore ha buoni riflessi quando riesce a "prevedere", vale a dire *pre-vedere,* e quindi a evitare nel più breve tempo possibile una situazione potenzialmente di rischio o di difficoltà. Le informazioni fornite dagli occhi e la loro immediata elaborazione nel cervello devono fornire istantanee risposte corrette per valutare e risolvere ogni situazione.

Certamente anche la percezione visiva simultanea da vicino e da lontano, per leggere un cartello che segnala la presenza di un autovelox, e immediatamente dopo controllare la velocità sul cruscotto, fa parte dell'equipaggiamento del guidatore accorto e prudente. Ovviamente le prestazioni oculari saranno massime quando il guidatore è riposato, tranquillo e sobrio, mentre affaticamento, carenza di sonno, nervosismo e libagioni porteranno a ridurre, spesso anche drasticamente, l'attenzione e ad allungare la soglia di rapidità decisionale; in questi casi sarà meglio ridurre la velocità o addirittura fare una sosta.

L'assunzione di stupefacenti, alcol e psicofarmaci altera a tal punto le condizioni psicofisiche del guidatore da fargli correre il rischio di incorrere in incidenti il più delle volte gravi e mortali.

Vi sono anche fattori esterni, non riferibili alla persona, che influenzano la visione alla guida, a partire dall'automobile o dall'automezzo che si conduce; certamente le condizioni del parabrezza sono essenziali. Un vetro sporco, rigato, con spazzole tergicristallo vetuste, aumenterà le difficoltà visive e renderà più problematica la conduzione del veicolo; così come fari vecchi, sporchi, non correttamente regolati e con lampade rotte o affievolite dal tempo o da una batteria scarica non permetteranno di vedere la strada e gli ostacoli, oltre a rendere poco visibile il mezzo agli altri.

Ma anche buone condizioni fisiche, una vista perfetta e un'auto in ordine saranno vanificate da un abitacolo fumoso, con la radio a tutto volume o

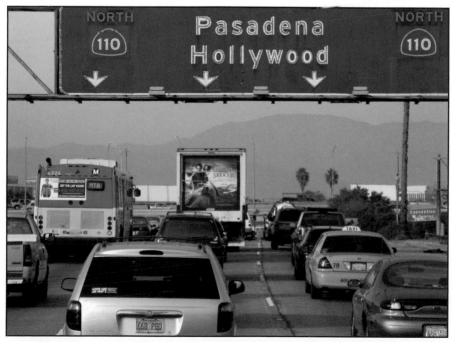

Fig. 17.1 Vedere bene da lontano quando si guida permette di leggere per tempo le indicazioni stradali, evitando così manovre pericolose dell'ultimo istante

17

con passeggeri rumorosi, o che parlano in continuazione. Tutte situazioni che potranno distrarre il guidatore e incidere sulla sicurezza del viaggio.

Il microambiente di un'automobile può essere causa di disturbi visivi se non è idoneo. Il climatizzatore in estate deve consentire una guida rilassata al fresco, senza un elevato tasso di umidità ma anche senza temperature polari (e un eccesso nel suo uso potrà causare secchezza oculare), mentre in inverno è utile per sbrinare l'appannamento dei vetri e mantenere una temperatura adeguata e non eccessivamente calda: questa potrebbe indurre sonnolenza e attenuare i riflessi.

Il livello di attenzione cala paurosamente anche quando si usa il cellulare, e il navigatore è bene "ascoltarlo" più che consultarlo visivamente. In queste situazioni l'attenzione e la concentrazione si staccano letteralmente dalla guida e la vista è come se "sparisse", perché prevale l'effetto diversivo della telefonata. Per sperimentarlo è sufficiente, mentre si parla con il cellulare a casa, cercare contemporaneamente di scrivere una frase di senso compiuto su un foglio di carta. Sarà un'operazione estremamente difficoltosa.

Molti studi sono dedicati alla capacità del nostro cervello di eseguire diversi compiti correttamente e simultaneamente. Se stiamo guidando e leggendo un sms sul cellulare o conversando, le due cose possono essere svolte quasi insieme e con la stessa attenzione, ma con efficienza ridotta anche se prevale quella più "importante" che è la guida. Questo in condizioni di traffico regolare e a bassa velocità. Ma se le condizioni diventano impegnative, con traffico intenso o visibilità scarsa, allora non riusciamo più a svolgere le due azioni in modo adeguato, e quindi bisogna concentrarsi solamente alla guida. I tempi di reazione nel passaggio da una all'altra delle attività, valutando anche il tempo di riadattamento della vista alla visione per lontano, potrebbero essere eccessivi e fatali, infatti a 50 km/h in un secondo si percorrono circa 14 metri, a 120 km/h se ne percorrono circa 34. Considerando che occorrono circa 3-4 secondi per passare dallo schermo del cellulare alla strada, se ne conviene che è molto meglio guidare e non distrarsi con il cellulare.

L'occhio si stanca quando si usa molto il videoterminale, e tutte le volte che si svolge un'attività ripetitiva e monotona; anche la guida può esserlo, quindi le condizioni del traffico e della strada possono ridurre l'attenzione. Sicuramente molti chilometri percorsi su un bel tragitto immerso nel verde o con paesaggi ampi, rilassanti, variati e con scarso traffico non affaticheranno; mentre anche poco tempo in una strada piena di auto e di camion, con infiniti cartelli pubblicitari, dal fondo sconnesso e con indicazioni approssimative, esaurirà la vista e stancherà il cervello in breve tempo, oltre a indurre la psiche al nervosismo. In questi casi una sosta, possibilmente in un'area di servizio tranquilla, potrà "ricaricare" adeguatamente il conducente e i suoi occhi. Anche il colore della carrozzeria ha una certa influenza sulla sicurezza, e le statisti-

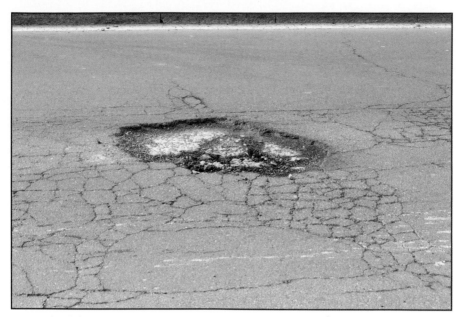

Fig. 17.2 Una buona visione durante la guida permette di evitare i pericoli, come le buche che si formano dopo un intenso periodo di freddo e pioggia

che indicano come le auto chiare, soprattutto bianche, abbiano un minor grado di incidentalità rispetto a quelle scure o nere. In ordine di visibilità, dopo il bianco vi sono il giallo, l'arancio, il rosso e l'argento, mentre sono meno visibili il verde, il blu, il marrone e il citato nero.

I "trucchi" per usare al meglio la vista

Gli occhi e anche l'esperienza consentono di escogitare qualche trucco per una guida più sicura, rilassata e "preventiva". Usare una vettura con cambio automatico rende la guida più fluida e meno stancante, consentendo molta più attenzione e concentrazione per quello che accade intorno. Oltre allo specchio retrovisore interno, quelli esterni sono presenti su tutte le vetture, ma sovente capita di vederli – sulle vetture che ci precedono – ripiegati o rotti, o nascosti da teloni fissati male e svolazzanti sugli autoarticolati. In questo caso chi guida non potrà vedere correttamente cosa avviene alle sue spalle, quindi sarà necessario prestare maggiore attenzione, perché se si affronterà un sorpasso sarà essenziale segnalare la propria presenza con un colpo di clacson e con un lampeggio. Sembra quasi ovvio, ma osservare bene le mosse di chi sta davanti, come la posizione sulla carreggiata o l'inclinazione del busto al volante, serve a comprendere e prevedere le manovre successive. Non è raro che chi deve svoltare lo faccia improvvisamente e senza l'indicatore di di-

17

rezione, magari nel momento in cui si era pronti per sorpassarlo. Proprio per intuire quale possa essere la situazione del traffico è utile osservare con attenzione attraverso i vetri delle macchine che precedono onde individuare per tempo eventuali svolte o frenate, rilevando le luci di stop accese. Sarà così possibile prevedere le mosse di chi ci precede, rallentare per tempo ed evitare frenate brusche all'ultimo istante, con il rischio di essere tamponati.

Gli incroci cittadini sono la principale causa di incidenti. Quando il semaforo è verde si può attraversare, ma con la coda dell'occhio conviene dare sempre una controllata a destra e a sinistra. Qualcuno distratto che non si accorge del rosso e che passa ugualmente è sempre in agguato. Meglio arrestarsi in tempo piuttosto che aver ragione… in ospedale.

Quando invece gli incroci sono ostacolati da macchine parcheggiate è utile, se possibile, scrutare attraverso i vetri di queste ultime per vedere se arriva qualche veicolo dall'altra parte; oppure, di sera o con la pioggia, osservare il riflesso sulle vetrine o sulle macchine parcheggiate della via che si deve attraversare: si vedrà anticipato il riflesso luminoso dei fari o della sagoma dell'auto prima dell'arrivo della macchina stessa.

Le strade non sempre hanno il fondo liscio e regolare e le insidie come buche, dislivelli, oggetti, cordoli sbrecciati non sono mai segnalate. Per riconoscerle innanzitutto è necessario mantenere un'adeguata distanza dall'auto che precede, perché più strada si vede e più da lontano è possibile individuare un ostacolo, in secondo luogo è anche utile saper "leggere" i sobbalzi della macchina che precede e quindi adottare in tempo la manovra più idonea per evitarlo. Importante è valutare le differenze di colore e di intensità del manto stradale: la buca crea una zona d'ombra e percepirla in tempo può salvare una sospensione e un pneumatico. Quando piove è certamente più difficile capire quanto profonda può essere una buca; quindi, guidando a velocità ridotta, bisogna osservare se vi sono sabbia o detriti sul bordo: in questo caso sarà certamente profonda perché le auto che sono passate prima l'avranno scavata di più.

Vi sono anche condizioni che possono indurre il guidatore in errate valutazioni. Ad esempio la reale velocità: su una strada ampia, bene illuminata, con poco traffico e diritta e magari al volante di un'auto silenziosa e potente non è infrequente sottovalutare l'immagine visiva della velocità e trovarsi abbondantemente al di fuori dei limiti imposti dal codice. Solo guardando il tachimetro ci si rende conto dell'effettivo valore, che impone di sollevare immediatamente il piede dall'acceleratore. Di grande aiuto sono i sistemi elettronici regolatori-limitatori della velocità, che mantengono e limitano la velocità impostata. In modo analogo succede per la distanza di sicurezza: alla velocità di 50 km all'ora, considerando anche normali tempi di reazione, occorrono circa 20-25 metri per arrestarsi. Questo è lo spazio occupato da quat-

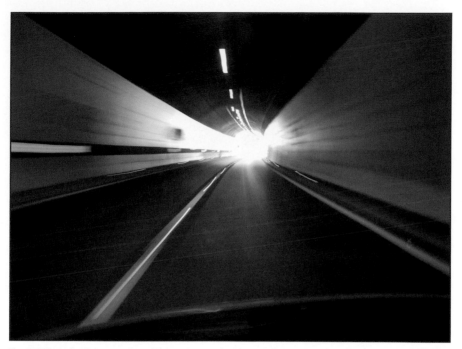

Fig. 17.3 Quando si entra nelle gallerie a forte velocità la vista è sottoposta a forte stress e questo può essere causa di pericolo

tro macchine di media lunghezza. Nella realtà tutti viaggiano molto al di sotto di queste distanze, e tamponarsi è molto facile. A proposito di distanze di sicurezza, è interessante rilevare che in una coda di auto, a velocità costante e a distanza regolare una dall'altra, se improvvisamente una di queste frena bruscamente la seconda si fermerà in tempo, con tempi di reazione e spazi di frenata regolari. La terza e le successive, invece, avranno a disposizione spazi e tempi di reazione mano a mano e progressivamente sempre più ridotti, per cui sarà inevitabile il tamponamento. Questo accade perché i tempi di reazione si dovrebbero dimezzare tra la seconda auto e le successive in sequenza, mentre le distanze dovrebbero raddoppiare. Il tamponamento non avverrebbe solo se le auto frenassero tutte insieme contemporaneamente. Da ciò ne consegue che, in una coda, occorre avere un occhio molto vigile anche per le auto in posizione più avanzata e mantenere distanze di sicurezza superiori alla norma.

Esistono condizioni di guida particolari, come la pioggia, la neve e la nebbia, che richiedono particolare attenzione e un occhio molto più attento.

Con la pioggia, soprattutto di notte, gli occhi sono sottoposti a uno stress intenso e continuo, tanto che molte persone preferiscono addirittura non met-

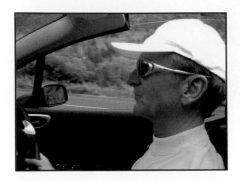

Fig. 17.4 Nella guida in cabriolet l'occhiale da sole oltre a proteggere dalle radiazioni tossiche solari protegge anche dall'aria

tersi al volante in questa situazione. La visibilità attraverso i vetri dell'automobile è compromessa dalle gocce d'acqua, che tolgono nitidezza e chiarezza alle forme e alle sagome, e inoltre, col buio, le goccioline fungono da piccole lenti che amplificano i riflessi e i fari delle altre automobili, confondendo ulteriormente le immagini. In queste condizioni (secondo studi dell'University of Michigan Transportation Research Institute) la visuale del guidatore cala del 34% e i tempi di reazione del 25%. Gli spruzzi provocati dalle ruote creano baffi, nubi e muri d'acqua, spesso improvvisi, che neppure i tergicristallo più efficaci riescono a eliminare rapidamente. Oltre a tutto questo, va aggiunto che gli spazi di frenata solitamente raddoppiano, soprattutto se non si usano gomme adatte alla pioggia.

Ovviamente per guidare con la neve si deve essere sempre provvisti di gomme invernali da neve sulle quattro ruote. Oltre a tutto quello che è stato detto sulla guida con la pioggia, va aggiunto che la scarsa aderenza data dalla neve richiede una guida più "dolce" e una vista molto più "lunga" e di "previsione", giacché non sono ammessi errori di valutazione su distanze, pendenze, raggi di curvatura e velocità, pagabili con vistosi testa-coda e altre scomposte figure da pattinatore. Se non nevica, ma il sole illumina il paesaggio innevato, è sicuramente importante proteggere gli occhi con occhiali da sole ben filtrati per non restare abbacinati dall'intenso riverbero.

Da ultimo, la nebbia. L'omogeneità determinata dalla nebbia procura una sorta di stordimento visivo, causato dalla mancanza di riferimenti visivi ambientali, per cui è facile perdere la sensazione di spazialità e "imbambolarsi", per risvegliarsi bruscamente di fronte a un ostacolo che improvvisamente si materializza. Usare i fari antinebbia, che sono sempre posti più in basso dei fari normali, consente di vedere meglio e più lontano, senza il fastidioso e pericoloso effetto abbagliante determinato dalla riflessione della luce dei fari anabbaglianti sul muro di nebbia, composto di milioni di microgoccioline d'acqua. L'uso di occhiali polarizzati aiuta ulteriormente a non affaticare la vista.

L'airbag e i suoi rischi

Gli occhi in auto sono la nostra parte attiva, ma i sistemi di sicurezza passiva, come gli airbag, possono risultare a volte rischiosi per gli occhi. Questo importante dispositivo salvavita è un sacco posto tra l'occupante e le superfici interne del veicolo. Esso si attiva per decelerazioni longitudinali ed è gonfiato da un generatore di gas, alla velocità di circa 300 km/ora, in circa 0,012 secondi. È schiacciato dalla persona durante l'urto, e si sgonfia poi in 0,15-0,20 secondi dopo la collisione. Lo schiacciamento del sacco provoca la fuoriuscita del gas attraverso fori appositi o tramite porosità del telo. La sua massima efficacia è condizionata dall'uso contemporaneo delle cinture di sicurezza, infatti solo così è possibile evitare lesioni gravi agli occhi. Le possibili lesioni oculari sono nell'ordine del 10-15% dei casi di attivazione di airbag con cintura allacciata, e consistono soprattutto in traumi contusivi e abrasivi oculari, di entità moderata.

La velocità d'apertura è tale da non permettere alcuna reazione umana, quindi è importante che, nel momento in cui l'airbag agisce, le cinture siano ben allacciate e aderenti, e che non vi siano elementi di rischio presenti, come oggetti o borse posti sul coperchio del cruscotto ove è situato l'airbag, che in caso di incidente sarebbero letteralmente sparati contro il viso e gli occhi, con immaginabili e tragiche conseguenze. Se si usano gli occhiali a bordo d'auto munite di airbag, è meglio che questi abbiano lenti infrangibili, se non addirittura di policarbonato, che in caso d'urto non si rompono rischiando di formare pericolose schegge. Sconsigliate sono le montature che bloccano le lenti per mezzo di viti o perni che, se non tagliati o limati a raso, possono diventare pericolosi corpi contundenti. Inoltre sono sconsigliate le lenti in cristallo; lo scoppio dell'airbag può in alcuni casi schiacciare la montatura contro il viso, lasciando temporaneamente un ematoma a stampo della forma dell'occhiale.

Occhiali, lenti e patologie oculari

Relativamente agli occhiali, analizziamo ora quali sono le altre caratteristiche importanti per la guida. La montatura e le dimensioni delle lenti devono coprire la maggior ampiezza visuale possibile, perché non vi sia la necessità di ruotare molto il capo per vedere lateralmente. Stanghette e cornici spesse sono da evitare. Le lenti da vista, se di tipo multifocale, devono avere il canale visivo prevalente in larghezza nella zona superiore della lente, per dare una visione ampia e omogenea, senza distorsioni. Riguardo alla luce solare le lenti fotocromatiche hanno scarsa utilità, poiché i vetri delle auto trattengono parte della radiazione luminosa che scurisce questo tipo di lenti. È meglio usare un occhiale da sole specifico, con filtratura idonea, possibilmente antiriflesso e polarizzato, che elimina in modo molto efficace il riverbero della strada, soprattutto se si viaggia controsole. Il colore delle lenti non è fondamentale, ma è bene valutare che la tonalità grigio-neutro mantiene più naturale la visione dei colori, rispetto a quelle con colorazione a dominante come il verde o il marrone.

Le lenti a contatto non sono controindicate per la guida, ma è bene sapere che il microclima di un abitacolo contiene molte sostanze allergeniche e inquinanti, soprattutto se si sta in coda per lungo tempo, che la temperatura può variare rapidamente dal caldo al freddo, e che semplicemente aprendo i finestrini si creano forti turbolenze d'aria all'interno dell'auto. Il climatizzatore deve essere regolato mantenendo una temperatura e un'umidità il più possibile omogenee, perché l'occhio con le lenti a contatto non tollera ambienti eccessivamente secchi, fumosi e polverosi. In ogni caso, l'uso delle lentine non deve essere prolungato per molte ore di seguito, e l'impiego di sostituti lacrimali consente di migliorare notevolmente la tollerabilità e la sopportazione delle medesime.

Esaminate in dettaglio le varie problematiche collegate alla guida, all'automezzo e alla strada, è doveroso fare anche un cenno alle condizioni oculari e alla presenza di patologie che possono influire sulla funzionalità visiva e quindi sulla sicurezza.

Nel caso di miopia, è stato accennato che esiste una condizione di miopizzazione notturna degli occhi, perciò il soggetto affetto da tale disturbo dovrà usare lenti con la migliore e massima correzione possibile. Per lunghi tragitti notturni può essere indicato addirittura un occhiale con una maggiorazione di circa mezza diottria, per compensare questo disturbo. Difetti visivi come l'astigmatismo e l'ipermetropia devono essere compensati con lenti durante la guida, altrimenti lo sforzo necessario per mantenere a fuoco le immagini procurerà cefalea, bruciori oculari e rapida stanchezza. Nelle anisometropie, in altre parole quando esiste un'elevata differenza di diottrie tra un occhio e il controlaterale, è necessario compensare il divario esistente con l'uso di lenti a contatto o anche, quando possibile, con un trattamento chirurgico o laser per ridurre o per eliminare il difetto. Per ottenere la patente la legge prescrive un numero di decimi visivi minimo tra i due occhi, ma ben differente è la situazione dove un occhio vede molto bene e l'altro è appena sufficiente, da quella dove entrambi hanno una visione singola al limite più bassa ma la cui somma raggiunge il minimo consentito. Nel primo caso la buona o ottima visione di un solo occhio può consentire un sufficiente grado di padronanza alla guida, mentre, nel secondo, la situazione sarà più critica e la conduzione di un veicolo richiederà maggiore attenzione e controllo.

Specifiche patologie oculari possono limitare la possibilità di guidare con sicurezza. Le alterazioni e le riduzioni del campo visivo causate da glaucoma riducono la visione laterale, mentre aree scotomatose (scotoma: area di

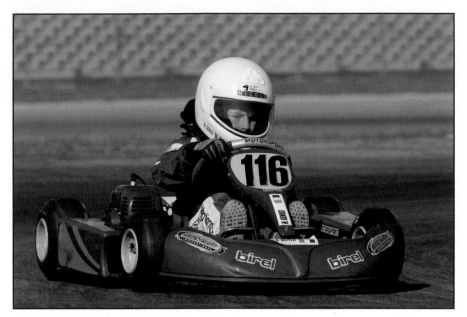

Fig. 17.5 Un bambino impegnato in una gara di kart

parziale o ridotta visione di forma irregolare) da retinopatia diabetica provocano zone di parziale cecità variamente distribuite. La cataratta, riducendo i decimi di visus e peggiorando la sensibilità al contrasto, non consente di vedere correttamente pedoni e ciclisti, buche e segnaletica orizzontale e verticale. L'alterata visione dei colori è una limitazione, ma non una condizione di esclusione per la guida. Le indicazioni luminose e la cartellonistica sono studiate e realizzate anche per ovviare a questa condizione. Le luci dei semafori sono universalmente poste con il rosso, che corrisponde all'arresto del veicolo, sempre in alto, mentre il verde è situato in basso ed equivale al via libera. I cartelli hanno forme differenti: triangolare per segnalare pericolo, tonda per divieto, quadrata per informazione e segnalazione. In presenza di patologie oculari la coscienza dei propri limiti deve imporre un maggior senso di responsabilità per evitare situazioni di pericolo per sé e per gli altri.

Concludendo, vi sono molti fattori variabili che influenzano la guida, come le condizioni del mezzo, la strada e il proprio stato psico-fisico, ma certamente uno è il più importante ed è l'occhio umano. Esso è sottoposto a un impegno costante e sovente al limite delle sue capacità, ma solo affidandosi alla sua perfetta condizione e alle sue grandi potenzialità, unite al proprio buon senso e prudenza, sarà possibile concludere ogni viaggio, dal più breve al più lungo, in serenità, spegnendo il motore e slacciando la cintura di sicurezza come ultimo gesto.

17

Requisiti per il rilascio della patente di guida

Riportiamo qui l'articolo del Codice della Strada che riguarda nello specifico il tema della capacità visiva, modificato dal D.P.R. 16 settembre 1996, n. 610, art. 181.

Requisiti visivi

1. Per il conseguimento, la conferma di validità o la revisione della patente di guida per motoveicoli e autoveicoli di qualsiasi categoria è necessario che il richiedente possegga campo visivo normale e senso cromatico sufficiente per distinguere rapidamente e con sicurezza i colori in uso nella segnaletica stradale, una sufficiente visione notturna e la visione binoculare.

2. Per il conseguimento o la conferma di validità della patente di guida per motoveicoli o autoveicoli delle categorie A e B occorre possedere un'acutezza visiva non inferiore ai dieci decimi complessivi con non meno di due decimi per l'occhio che vede di meno, raggiungibile con lenti sferiche positive o negative di qualsiasi valore diottrico, purché la differenza tra le due lenti non sia superiore a tre diottrie.

3. Per il conseguimento, la conferma di validità o la revisione della patente di guida per gli autoveicoli delle categorie C, D, E occorre possedere un'acutezza visiva pari ad almeno quattordici decimi complessivi con non meno di cinque decimi nell'occhio che vede di meno, raggiungibile con lenti sferiche positive o negative di qualsiasi valore diottrico, purché la differenza tra le due lenti non sia superiore a tre diottrie, e l'acutezza visiva non corretta sia almeno pari a un decimo per ciascun occhio.

4. In caso di visus naturale al di sotto del minimo prescritto per vizio miopico da un occhio e ipermetropico dall'altro, correggibile rispettivamente con lenti sferiche negative o positive, la differenza di rifrazione tra le due lenti non può essere, del pari, superiore a tre diottrie.

5. Nel caso in cui la correzione si renda necessaria per un solo occhio, il grado di rifrazione della lente non potrà essere superiore a tre diottrie sia positive che negative.

6. Quando alle lenti di base sferiche sia associata una lente cilindrica, il calcolo della differenza di rifrazione deve essere effettuato tenendo conto soltanto del valore diottrico delle lenti sferiche di base.

7. Nel caso di visus naturale al di sotto del minimo prescritto per solo vizio di astigmatismo, correggibile con lenti cilindriche positive o negative, non si stabiliscono vincoli diottrici, ma l'uso di dette lenti deve essere tollerato ed efficace.

8. L'acutezza visiva può essere raggiunta anche con l'adozione di lenti a contatto.

9. Il visus raggiunto dopo l'impianto di lenti artificiali endoculari è considerato, in sede di esame, come visus naturale.

10. Le correzioni di cui ai commi precedenti devono essere efficaci e tollerate.

11. Le patenti di guida della categoria C, D, E non devono essere rilasciate né confermate se il candidato o conducente ha un campo visivo ridotto o se è colpito da diplopia o da visione binoculare difettosa.

12. Qualora si scopra o si sospetti l'esistenza di una malattia in atto o pregressa dell'apparato visivo, associata o non a vizi di rifrazione, che sia o sia stata causa di menomazione del campo visivo, del senso cromatico, della visione notturna o della visione binoculare, si devono prevedere, da parte della commissione medica locale, esami della vista a periodi non superiori a due anni, al cui esito sarà subordinato il rinnovo della patente di guida.

13. Nel caso in cui la riduzione del visus o degli altri parametri oculari dipenda da una malattia dell'apparato visivo il certificato dovrà essere rilasciato dalla commissione medica locale la quale potrà indicare l'opportunità che la validità della patente sia ridotta a un periodo non superiore a due anni.

L'autore ritiene che la valutazione della capacità visiva, essendo requisito fondamentale per la guida, andrebbe svolta esclusivamente da un medico oftalmologo, il solo in grado di valutare con reale cognizione, oltre all'acutezza visiva centrale, il campo visivo e le patologie oculari che possono incidere negativamente sulla efficienza visiva complessiva di un soggetto, ricordando la complessità e la moltitudine di funzioni svolte dagli occhi.

L'assunzione di estratto di sambuco molto ricco di antocianidine, associato a luteina, può influenzare positivamente la qualità della visione in condizione di luce insufficiente. Questo può essere particolarmente utile per i soggetti miopi, durante la guida.

Il nuovo codice della strada

Tra le novità introdotte dal nuovo codice della strada c'è l'obbligo dell'uso di correzione ottica anche per chi guida i ciclomotori e l'obbligo per i ciclisti di indossare il giubbotto retroriflettente. Inoltre sono state inasprite le sanzioni per i cartelloni pubblicitari collocati lungo le strade in maniera non regolamentare e velocizzata la procedura di rimozione laddove questi siano fonte di distrazione dalla guida.

La presbiopia

18

Lucio Buratto

Per leggere si deve allontanare il libro o il giornale? È iniziata la presbiopia!

La presbiopia è un fenomeno naturale che si manifesta intorno ai 40 anni; ciò significa che "tutti" dopo i quarant'anni diventano presbiti. Si calcola che, solo in Europa, i presbiti siano almeno 60 milioni e la cifra è destinata ad aumentare considerando il progressivo invecchiamento della popolazione.

L'inconveniente si manifesta più precocemente e in maniera più eclatante negli ipermetropi e in molti astigmatici e, in modo meno fastidioso ed evidente, nei miopi.

Che cos'è e che cosa rappresenta

All'interno dell'occhio è presente una lentina chiamata cristallino. Nel bambino e nel giovane questa lente permette, in assenza di patologie, di vedere chiaramente sia da lontano che da vicino perché attraverso il meccanismo dell'accomodazione essa consente una precisa messa a fuoco delle immagini sulla retina.

La presbiopia è dovuta alla perdita di elasticità del cristallino e rappresenta la fisiologica e naturale evoluzione dell'occhio negli anni; per cui è inevitabile dopo i 40 anni allungare le braccia per riuscire a distinguere chiaramente le parole scritte.

Il fenomeno è lentamente progressivo, per questo, periodicamente, dopo un certo numero di anni è necessario aumentare la potenza degli occhiali per vicino. Fino al momento dalla stabilizzazione, intorno ai 65 anni.

Indubbiamente la difficoltà di lettura è il principale sintomo della presbiopia. Ma spesso vi sono associati disturbi come l'affaticamento visivo nella lettura prolungata, lo sdoppiamento delle lettere, lievi bruciori e arrossamento agli occhi e talvolta anche cefalea. Questo se non vengono usate lenti correttive. Nei soggetti con una miopia lieve, che quindi adoperano lenti per lontano, invece il disturbo è evidenziato dalla necessità di togliere gli occhiali quando devono leggere.

18

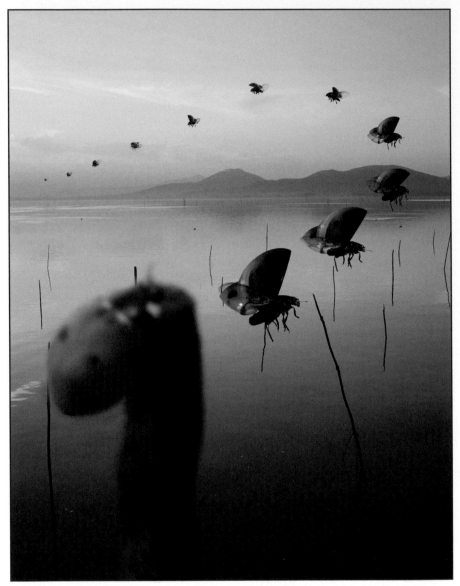

Fig. 18.1 Con l'insorgere della presbiopia diventa sempre più difficoltosa la visione da vicino mentre la visione da lontano rimane buona

La presbiopia, essendo un processo naturale che avviene in tutte le persone indistintamente, non può essere prevenuta e nemmeno curata. Bisogna però evitare le conseguenze che essa porta se non adeguatamente trattata. Un impegno eccessivo e non controllato della vista può acutizzare segni di stanchezza visiva, fino a determinare vere e proprie patologie.

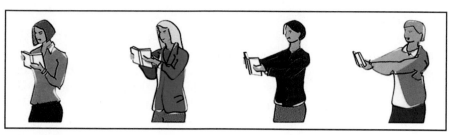

Fig. 18.2 I primi segni dell'insorgere della presbiopia si manifestano con un progressivo allontanamento ad esempio di un libro

Che cosa fare in caso di presbiopia

La prima cosa da fare è un'accurata visita dal medico oculista intorno ai 40 anni, che consente di individuare, nel momento più opportuno, la presenza della presbiopia e il suo corretto trattamento; ciò evita di costringere a lavorare e leggere con poca voglia e con tanta difficoltà. A questo punto è evidente come il disturbo sia da correggere con un buon occhiale per vicino. Ma non solo: infatti, esistono altri metodi per la sua correzione.

- **Occhiali**: sono il rimedio più antico, semplice, pratico, efficace e adattabile che esista. Esistono occhiali a mezza lunetta che si adoperano solo per vicino e non interferiscono con la visione per lontano. Le lenti bifocali di vetusta memoria, sono ormai soppiantate dalle multifocali o progressive, che consentono, in una sola lente, di avere una corretta visione per la lontananza e per vicino. Questi occhiali sono adatti anche al lavoro al videoterminale. Ma l'occhiale può non piacere. Un pò perché antiestetico, un pò perché invecchia ma, soprattutto, perché ci sono non poche difficoltà ad abituarsi al suo uso, soprattutto quando è bifocale o progressivo.

- **Lenti a contatto**: mentre le lenti a contatto che correggono la miopia funzionano in generale molto bene, non altrettanto si può dire delle lenti a contatto multifocali per la presbiopia; il loro uso, data anche la non sempre ottimale qualità visiva offerta, non risulta essere di largo impiego. Non dimenticando anche la scarsa praticità e la necessità di un trattamento laborioso di manutenzione.

- **Interventi laser o chirurgici sulla cornea o all'interno dell'occhio**: il trattamento della presbiopia è andato aumentando di interesse negli ultimi anni e le diverse metodiche finora utilizzate sono andate pian piano migliorando. Stiamo parlando delle tecniche quali la presbilasik (lasik nella presbiopia), la lasertermocheratoplastica, la radiofrequenza e l'impianto di lenti intracorneali e intraoculari multifocali e accomodative. Ciascuna tecnica con i propri vantaggi e svantaggi cerca continuamente di raggiungere risultati migliori per risolvere la disagevole condizione visiva della presbiopia.

18

Gli interventi chirurgici

Esistono parecchie possibilità di tipo chirurgico per il trattamento della presbiopia e tutte in via di perfezionamento.

- **Inserti sclerali**: è un metodo chirurgico consistente nell'impianto di piccoli tasselli di materiale plastico nella sclera in prossimità del muscolo ciliare dell'accomodazione per costringerlo a mantenere una maggior capacità nella messa a fuoco. Si tratta di un intervento che in considerazione della macchinosità e della presenza di successivi possibili fastidi non trova attualmente più utilizzazione.
- **Incisioni radiali sulla sclera**: si possono eseguire con bisturi o con laser: la tecnica fornisce una discreta correzione della presbiopia ma ha mostrato vari inconvenienti per cui è raramente utilizzata.
- **Lenti intracorneali**: sono sottilissime lenti che vengono inserite dentro alla cornea dopo aver creato una piccola tasca con il laser a femtosecondi. È una procedura di recente introduzione che fornisce risultati piuttosto buoni per la correzione della presbiopia in un occhio o in ambedue. Può però lasciare disturbi di qualità visiva per lontano.

  Recentemente è iniziato l'uso sperimentale di una nuova generazione di lentine; si tratta di materiale da inserire all'interno della cornea (la struttura anteriore, trasparente dell'occhio) con varie modalità e con vari obiettivi; un primo modello è costituito da una piccolissima lente con un foro al centro; questo foro permette di focalizzare la vista per vicino senza compromettere in modo significativo la vista per lontano; un altro modello è una piccolissima lente in materiale morbido di potere positivo che viene posizionata al centro della cornea in un solo occhio, per dare a questo la possibilità di vedere da vicino mentre l'altro vede da lontano (tecnica della monovisione).

  Queste lenti si inseriscono all'interno della cornea; per fare ciò occorre eseguire una specie di tasca all'interno di questa struttura eseguendo con un laser a femtosecondi o con uno speciale strumento chirurgico (microcheratomo) un taglio parallelo alla superficie corneale; la lentina viene poi inserita; solitamente non occorre sutura e l'intervento può essere eseguito in anestesia topica. Se per una qualche ragione queste lentine non forniscono il risultato visivo desiderato o se inducono qualche alterazione possono essere rimosse (tecnica reversibile) senza provocare alterazioni o danni significativi all'occhio.

  Tutte queste lenti, come le altre, hanno dimostrato una ottima tollerabilità per cui il loro utilizzo è stato autorizzato di recente.
- **Tecniche termiche con laser o radiofrequenza**: sono approvate dalla FDA americana (Food and Drug Administration) e utilizzano il calore per indurre una variazione di curvatura della cornea e correggere così la presbiopia o una leggera ipermetropia.

La tecnica è di semplice utilizzo, a bassissimo rischio, ma ha una durata limitata nel tempo (3-6 anni) per cui va ripetuta (ma questo potrebbe essere considerato anche un elemento positivo considerando che la presbiopia evolve nel tempo).
È una modalità da usare soprattutto per la monovisione (vedere più avanti nel capitolo).

- **Laser**: i laser utilizzabili sono di almeno due tipi diversi e almeno altrettante sono le tecniche; selezionando bene il paziente e l'occhio possono fornire risultati molto soddisfacenti.

  • Con il *laser a eccimeri* si può modificare la curvatura della cornea anteriore inducendo una multifocalità (simile a quella delle lenti multifocali degli occhiali) che consente una buona visione per lontano e per vicino. L'utilizzo di tecniche multifocali con i laser di superficie come il laser a eccimeri consente qualità di vista soddisfacenti per lontano e per vicino. Ma sono tecniche che talvolta possono comportare disturbi funzionali di vario tipo (calo visivo per lontano, lieve sdoppiamento delle immagini, difficoltà di visione notturna); sono utilizzabili soprattutto per pazienti affetti da moderata ipermetropia; richiedono grande precisione di esecuzione oltre che laser dotati di software appropriati.

  Inoltre occorre considerare che la presbiopia è un difetto evolutivo cioè che aumenta con il passare degli anni, ma il trattamento multifocale della cornea con laser può essere fatto solo una volta, per cui può soddisfare le esigenze attuali ma non future, va perciò fatto intorno ai 50 anni quando la presbiopia ha già raggiunto una certa stabilità.

  • Con un *laser a femtosecondi* di possono eseguire delle incisioni circolari all'interno della cornea.

  All'Hawaian Eye Meeting, in gennaio 2010, un chirurgo dell'Università Colombiana di Bogotà ha presentato i primi dati clinici di uno Studio, tuttora in corso, a proposito della correzione della presbiopia con il laser a femtosecondi. Il trattamento, che è stato chiamato correzione intrastromale della presbiopia, consta di un trattamento nello stroma della cornea con l'utilizzo di questo laser. Con questa chirurgia intrastromale non vengono fatte incisioni in superficie così che i tempi di guarigione e recupero visivo sono molto rapidi; viene eseguita cioè una laser chirurgia negli strati profondi e interni della cornea. Questa tecnica non è invasiva, riduce l'impatto chirurgico sulla cornea e i rischi di infezione. È una chirurgia ambulatoriale leggera e mantiene il più possibile l'integrità strutturale dei tessuti della cornea.

  La tecnica di correzione della presbiopia con il laser a femtosecondi è una tecnica non invasiva che fornisce i suoi migliori risultati quando la presbiopia è presente in occhi privi di altri difetti, quale astigmatismo o miopia; l'ipermetropia invece ottimizza il risultato.

- **Cristallini fachici**: la tecnologia moderna mette a disposizione delle lentine da inserire all'interno dell'occhio (senza rimuovere il cristallino naturale) con un breve intervento ambulatoriale, eseguibile con un'anestesia di superficie con collirio. Le lentine vengono inserite nell'occhio davanti dell'iride e rimangono centrate in corrispondenza della pupilla. Non sempre forniscono una buona qualità di vista, sia per vicino che per lontano per cui sono raramente utilizzate per la presbiopia (mentre vanno molto bene per correggere la miopia e altri difetti).

- **Cristallini pseudofachici multifocali e accomodativi**: altri tipi di lentine sono inserite all'interno dell'occhio in sostituzione del cristallino; nello stesso modo in cui si sostituisce la cataratta con un cristallino artificiale, per consentire una buona visione sia per lontano sia per vicino senza la necessità di utilizzare occhiali.

Esistono lentine di tipo multifocale che sono composte da diversi sottili anelli concentrici con diverso potere proprio per sfruttare al meglio la visione contemporanea da lontano e da vicino.

Altri tipi di lentine invece sono chiamate accomodative, in quanto mimano il fisiologico meccanismo della messa a fuoco del cristallino umano. La lentina subisce dei minuscoli movimenti in avanti e indietro che le consentono di mettere correttamente a fuoco le immagini, come se fosse un cristallino naturale.

Le lenti multifocali possono talvolta comportare una moderata riduzione della sensibilità al contrasto (capacità di differenziare gli oggetti) con possibile difficoltà di guida notturna; inoltre, possono presentare qualche difficoltà di visione al computer. Tali problemi, quando presenti, si riducono nel tempo e nella maggioranza dei casi scompaiono o si riducono nel giro di qualche mese.

I soggetti che più degli altri si trovano attualmente favoriti per questo tipo di tecnologia sono i portatori di cataratta, che possono trovarsi nella condizione di avere inserita una lentina multifocale o accomodativa in sostituzione del cristallino naturale catarattoso.

Si può anche togliere il cristallino sano,cioè non catarattoso, per sostituirlo con un cristallino artificiale al fine di correggere un difetto refrattivo (miopia, ipermetropia) e quindi anche la presbiopia.

Tale intervento va soprattutto considerato quando il paziente abbia raggiunto una certa età (e quindi una presbiopia importante), quando abbia un altro difetto (ipermetropia, miopia e astigmatismo) e desideri la correzione contemporanea di ambedue i difetti e quando l'occhio sia privo di patologie che possano controindicare l'intervento.

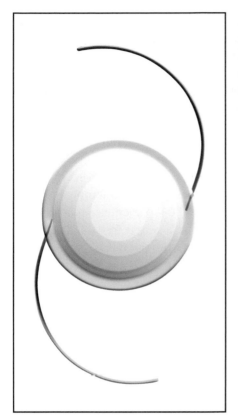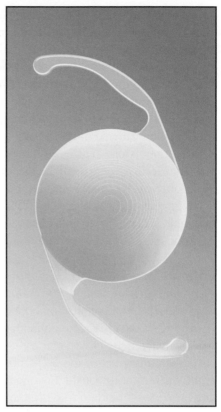

Fig. 18.3 e 18.4 Le lenti intraoculari multifocali consentono di avere una buona visione sia per lontano che per vicino, riuscendo in molti casi a far sì che non si debbano più utilizzare occhiali

Nella grande maggioranza dei casi, queste lenti forniscono un ottimo risultato; è però necessaria molta precisione nel calcolo e nella procedura d'impianto; cosa non sempre possibile... se ciò non si ottiene, può rendersi necessario o la sostituzione del cristallino o un ritocco con il laser per correggere un eventuale difetto visivo residuo oppure l'uso saltuario di occhiali.

Tali tecniche, con cristallino multifocale, sono molto interessanti e ormai ben collaudate, ma richiedono un'attenta selezione del paziente per il loro utilizzo, e una preparazione di alto livello del chirurgo, oltre che una disponibilità del paziente ad accettare qualche piccolo inconveniente per raggiungere l'obiettivo dell'eliminazione totale dell'occhiale.

Monovisione

Una modalità particolare per superare almeno parzialmente il problema della presbiopia consiste nel dare al paziente la "monovisione"; in pratica si fa in modo che l'occhio dominante venga usato per vedere da lontano e quello non dominante venga usato per la visione da vicino (tutti abbiamo un occhio che viene usato più dell'altro ed è chiamato dominante).

Si tratta di una metodica che richiede una chiara e dettagliata spiegazione al paziente e una valutazione delle necessità visive e lavorative del soggetto. Persone molto pignole con la loro vista potrebbero avere difficoltà ad adattarsi alla monovisione. Da questo punto di vista è consigliabile simulare il risultato con l'uso di lenti a contatto così il paziente ha modo di rendersi conto chiaramente di come sarebbe la sua vista in monovisione.

La monovisione si ottiene rendendo l'occhio dominante leggermente miope utilizzando diverse tecniche: occhiali, lenti a contatto, laser a eccimeri, radiofrequenza, IOL fachiche, IOL pseudofachiche, lenti intracorneali.

In genere occorrono da 2 a 4 settimane perché il paziente si adatti alla situazione: il cervello diventa capace di sopprimere a ogni distanza l'immagine sfuocata, usando solo l'immagine a fuoco di uno dei due occhi.

Conclusioni

La presbiopia rappresenta un problema comune per tutti oltre una certa età e oggi può essere affrontata con buone possibilità di correzione grazie a diversi strumenti: dal classico e collaudato occhiale multifocale fino a sofisticate e raffinate tecniche laser o chirurgiche per evitare gli occhiali. Le lenti intraoculari pseudofachiche rappresentano, in quest'ambito, la soluzione attualmente più utilizzata, in considerazione anche del fatto che il tipo di intervento è ampiamente collaudato e sperimentato, poiché è il medesimo adoperato per la cataratta. I punti di forza di tale metodica sono rappresentati dalla prevedibilità del risultato e dalla stabilità nel tempo della correzione ottenuta, oltre che dalla qualità della funzione visiva acquisita.

Le tecniche corneali con laser sono in continua evoluzione e i risultati forniti sono ogni anno progressivamente migliori e già ora consentono a molti pazienti presbiti di utilizzare i loro occhi per lontano e per vicino senza l'intermediazione degli occhiali.

Domande e risposte sulla presbiopia

È vero che con la presbiopia è bene leggere o lavorare senza usare gli occhiali?

Assolutamente no. Non ha nessuna ragione sottoporre l'apparato visivo a inutili affaticamenti e rendere la vista difficile. Nel momento in cui gli occhi fanno fatica a leggere è necessario utilizzare gli occhiali senza indugio.

Esistono esercizi da fare per non usare gli occhiali?

Esistono ma l'occhio deve procedere nella sua fisiologica evoluzione e non bisogna forzarlo in maniera erronea.

Esistono malattie degli occhi o generali che causano la presbiopia?
No, non esistono malattie che inducono la presbiopia, essendo un fenomeno naturale.

Ho 35 anni e vedo male vicino. Vuol dire che sono presbite?
Non ancora. Verosimilmente è presente un difetto visivo chiamato ipermetropia, che deve essere corretto con degli occhiali da usare a permanenza.

Perché dopo tre anni che ho fatto gli occhiali per vicino devo di nuovo cambiarli?
La presbiopia procede nel tempo, e bisogna adattare gli occhiali a questo fenomeno. E' corretto cambiare le lenti periodicamente.

Gli occhiali della farmacia e del supermercato vanno bene?
Considerando che le lenti non sempre sono di prima qualità e non correggono l'astigmatismo, tale tipo di occhiale non va utilizzato per attività lavorative prolungate o al videoterminale. Inoltre solo con una visita medica si può accertare il reale difetto visivo, che frequentemente non è dello stesso valore nei due occhi, e di conseguenza l'occhiale che si adopererà dovrà tenerne conto. Si possono utilizzare solo come occhiali di emergenza, adoperando sempre delle buone lenti da vista per il normale uso.

Se faccio l'intervento con le lentine intraoculari devo poi usare gli occhiali?
Generalmente non è più necessario utilizzare occhiali per la maggior parte della giornata. Una lieve correzione potrebbe essere necessaria solo per attività particolari o per la guida.

Il nonno ha più di 80 anni e legge senza gli occhiali? Come mai?
Oltre una certa età può intervenire il fenomeno della cataratta, che in particolari casi rende miope l'occhio. In tal modo l'occhiale da vicino è spesso superfluo, ma solo per un tempo limitato, poiché successivamente l'evoluzione della cataratta comporterà una riduzione visiva, da trattare chirurgicamente.

Nazareno Marabottini

L'occhio è un organo di estrema importanza e deve funzionare sempre al meglio delle sue possibilità; anch'esso, come ogni altra struttura dell'organismo, e forse più di ogni altra, necessita di ricevere i giusti nutrimenti, nella dose corretta, per svolgere adeguatamente la sua funzione.

Una corretta nutrizione influisce riducendo, per esempio, la comparsa della cataratta e della degenerazione maculare senile e aiuta a prevenire molte malattie oculari, oltre a essere un importante ausilio per altre terapie. Una "nutrizione salutare" è quindi di grande importanza sia per l'organismo in generale sia per l'occhio, per cui l'alimentazione va curata con molta attenzione e, per quanto riguarda l'occhio, può essere anche mirata in base alle patologie oculari in via di comparsa o già presenti.

Uno stile di vita salutare comprende sia un controllo sulla quantità e qualità della propria alimentazione sia una regolare attività fisica, nonché l'astinenza dal fumo.

La nostra *dieta mediterranea* è preferibile ad altri regimi alimentari per la sua capacità protettiva riguardo a molte malattie; essa è in grado di mantenere bassi i livelli di colesterolo e di omocisteina, riducendo così i fattori di rischio cardiovascolare, e non solo quelli.

Purtroppo, la dieta degli italiani non è sempre molto *mediterranea*: si tende a introdurre troppe proteine e troppi grassi saturi (burro ecc.) rispetto agli insaturi (olio di oliva e altri), si assume troppo colesterolo e pochi cibi ricchi di vitamine, vengono introdotte troppo poche fibre: insomma, troppa carne e poca frutta e verdura.

Le *Linee guida per una sana alimentazione italiana* (un piccolo libro divulgativo preparato dal Ministero delle Politiche Agricole e Forestali reperibile gratuitamente su internet) raccomandano di consumare in maggior misura innanzitutto ortaggi e frutta, poi cereali e legumi; inoltre di limitare la quantità e di effettuare scelte corrette riguardo alla qualità dei grassi, di te-

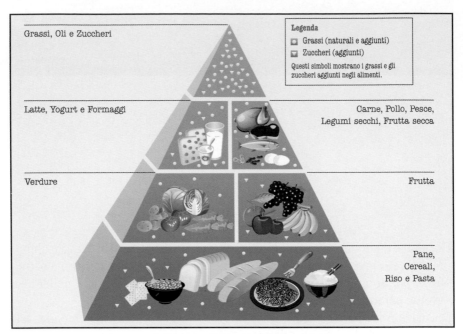

Fig. 19.1 Piramide alimentare, proposta dall'USDA (1992) e poi aggiornata per promuovere una dieta equilibrata e bilanciata, tramite il numero di porzioni dei diversi alimenti. Alla base della piramide sono raffigurati gli alimenti da assumere in maggior quantità e con maggiore frequenza; al vertice invece quelli da introdurre in minor quantità e frequenza (poche volte al mese e in piccole dosi); al centro quelli da assumere ogni giorno

nere basso l'apporto di carboidrati, di garantire un'adeguata introduzione di acqua, di usare poco sale e consumare poco alcol; per finire, viene consigliato di variare molto le scelte a tavola (Box 19.1).

Tutto ciò aiuta a tenere il nostro corpo in buona salute ed esercita anche un'azione positiva sull'occhio, che però ha bisogno di qualcosa di più.

I componenti alimentari importanti per la vista

La nostra alimentazione normale dovrebbe prevedere un sufficiente apporto di frutta e verdura, cioè circa cinque porzioni al giorno. Tra le verdure dobbiamo cercare quelle ricche di carotenoidi, per via della loro funzione strutturale e capacità antiossidante.

Ecco le sostanze più importanti per la vista, tra quelle che assumiamo con gli alimenti.

- Luteina: appartiene alla famiglia dei carotenoidi; essa non può essere prodotta dal corpo umano e quindi può solo essere introdotta mediante l'alimentazione; la troviamo in cavoli, lattuga, broccoli, spinaci, peperoni e

Box 19.1 10 buoni consigli alimentari per la vista

1) Consumare almeno cinque porzioni di frutta e verdura al giorno e preferire gli ortaggi e i frutti colorati, verdi, gialli, rossi: molti colori vogliono dire la presenza di molte vitamine e di molti pigmenti naturali. Inoltre variare la frutta e la verdura è garanzia di miglior equilibrio alimentare e di apporto di tutte le vitamine e di tutti i micronutrienti necessari.
   Tra i frutti: arance, albicocche, pesche, pompelmi, fragole, mirtilli, lamponi.
   Tra le verdure: broccoli, melanzane, zucchine, zucche, pomodori, spinaci, bietole, cavoli rossi, carote, asparagi ecc.

2) Mantenere un'alimentazione equilibrata: il 55% delle calorie deve provenire dai carboidrati (pane, pasta, riso ecc.) il 25/30% dai condimenti e grassi (olio di oliva e di semi), il restante 15/20% dalle proteine (carne, pesce, formaggi magri, uova e legumi).

3) Mangiare pesce almeno due volte la settimana e frutti di mare almeno una volta.
   Il pesce è una eccellente fonte di proteine di ottima qualità e di zinco, ma, soprattutto, contiene acidi grassi Omega-3, essenziali a livello oculare; scegliere preferibilmente pesci grassi perché ne contengono una quantità maggiore e quindi svolgono un'azione ancora più positiva sulla funzione visiva. Utilizzare principalmente: tonno rosso, merluzzo, salmone, sgombro, spigola, preferibilmente freschi; tuttavia quelli congelati o surgelati hanno contenuti nutritivi quasi equivalenti.
   I frutti di mare sono pure di importante valore nutrizionale per gli occhi; i crostacei e i molluschi sono una miniera di preziosi micronutrimenti, di minerali, soprattutto zinco, e vitamine, ma anche di acidi grassi Omega-3 e carotenoidi come l'astaxantina. È bene mangiare almeno una volta alla settimana: le ostriche, i mitili, i gamberetti e altri crostacei e molluschi.

4) Preferire la carne bianca (pollo, tacchino, coniglio, agnello) e ridurre l'apporto di carne rossa, eliminando sempre l'eventuale grasso visibile.

5) Eliminare o limitare molto gli alimenti grassi: burro, formaggi, panna, strutto, salumi, margarina, frattaglie (cervello, fegatini, rognone).

6) Utilizzare olio extravergine di oliva o altri oli vegetali, perché hanno un buon equilibrio di acidi grassi essenziali. Tutti preferibilmente crudi.

7) Il pane integrale, le uova, i funghi sono pure di grande utilità; tre-quattro noci o nocciole o mandorle al giorno fanno bene! Come anche un pezzetto di cioccolato fondente e un bicchiere di vino rosso.
   Sono alimenti che possiedono tutti virtù differenti ma apportano nutrimenti complementari molto utili per la salute.

8) Ridurre l'apporto dei tre "bianchi": sale, zucchero e farina, soprattutto del sale. Salare il meno possibile gli alimenti ed eventualmente, per insaporire, utilizzare erbe aromatiche e spezie, esaltare il sapore con succo di limone o aceto.
   Zucchero: ridurre i cibi troppo zuccherati, i dolci, i gelati e utilizzare più carboidrati complessi (pane, pasta, riso ecc.).
   La farina: ridurre il pane raffinato, le torte farcite, le marmellate, le caramelle, i torroni ecc. e usare di più il pane integrale e i biscotti secchi della tradizione italiana.

9) Bere almeno due litri di acqua al giorno (naturale o poco gasata, tè leggero) ma ridurre le bibite dolcificate (aranciata, chinotto, coca cola ecc.).

10) Praticare tutti i giorni attività fisica: mantiene in attività la muscolatura, tiene le articolazioni attive, favorisce il ricambio interno e aiuta il corretto metabolismo, favorendo l'assunzione di nuovi alimenti per tenere continuamente attivo il ciclo vitale.

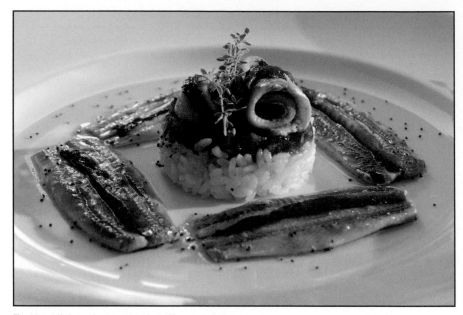

Fig. 19.2 Alici marinate: un po' di Omega-3 fa bene

in genere nei vegetali con foglie verde scuro. Questi prodotti andrebbero assunti sia crudi che cotti. Se si preferisce un tocco di freschezza ed esoticità, si può cercare la luteina nella papaia, nel kiwi, nelle pesche o nello zafferano.

- Licopene: è un altro carotenoide, la cui fonte più comune è il pomodoro; un altro componente di questa categoria è il carotene, contenuto soprattutto nelle carote.
- L'astaxantina: si trova soprattutto nei crostacei e nel salmone.
- Gli acidi grassi polinsaturi, tipo Omega-3: si trovano nel pesce; anche il tonno in scatola va bene.
  Gli Omega-3 e gli Omega-6 sono presenti nella frutta secca, come noci e nocciole, ma soprattutto in alcuni oli. Il più ricco in Omega-3 è l'olio di semi di lino; gli Omega-6 sono abbondanti negli oli di semi di mais e di girasole, ma anche nell'olio di oliva, che inoltre contiene anche in abbondanza l'acido oleico, che è monoinsaturo.
- La vitamina E: si trova in grande quantità soprattutto nei cereali interi: nei legumi in genere, nelle nocciole, nei broccoli, nei cavoletti di Bruxelles, nelle verdure a foglia verde e nelle uova, ma anche nel latte e suoi derivati, nel germe di grano e nel tuorlo d'uovo. È un antiossidante importante e come tale viene utilizzato come medicinale anticataratta e per la cura delle maculopatie.

- La vitamina A: è presente soprattutto nel fegato, nelle uova e nel latte, nelle zucche, zucchine e carote, nei vegetali a elevato contenuto di pigmenti e nella frutta e negli ortaggi di colore giallo-arancione.
- Le vitamine del complesso B: la vitamina B1 o tiamina è presente nei cereali, nel latte, nelle uova, nella cuticola del riso, nelle noci e nelle arachidi, nel lievito di birra; la sua carenza provoca gravi danni agli occhi, ma, ai giorni nostri, è un'evenienza molto rara.
  La vitamina B2 o riboflavina: la troviamo nel latte, nelle verdure fresche, nell'uovo, nel lievito di birra; la sua assenza provoca alterazioni alla cornea e congiuntiva.
  La vitamina B6: proviene da fonti sia animali che vegetali.
  L'acido folico (B9): possiamo trovarlo nelle frattaglie, come il fegato, e, sotto forma di folati, nelle verdure a foglie verdi.
  La B12 si trova negli alimenti di origine animale, anche se esistono nell'intestino umano batteri in grado di produrla ma che sono localizzati in modo tale da non consentirne un buon utilizzo.
- La vitamina PP: è presente nel latte e derivati, nel frumento, nel lievito di birra, nelle carni (bovine, suine, di pesce).
- La vitamina C: è un potente antiossidante; la troviamo in grandi quantità negli agrumi, ma anche in altri tipi di frutta come mele, banane e frutti di bosco, nei pomodori, nelle patate, nei broccoli, nei peperoni e in altre verdure verdi e gialle. È utile nella prevenzione della cataratta.
- I bioflavonoidi sono composti che agiscono sui piccoli vasi, aumentando la resistenza delle pareti, e quindi sono utilizzati nelle retinopatie di tipo vascolare, come quella diabetica e ipertensiva. Tra i bioflavonoidi i più noti sono gli anticianosidi; sono contenuti in grandi quantità in agrumi e frutti di bosco, soprattutto bacche di sambuco, fragole e mirtilli (assieme alla vitamina C).
- Il tè verde e la cioccolata fondente (non quella al latte) sono ottime fonti di gallati.
- Il vino rosso, consumato in modica quantità, è una buona fonte di fenoli, anche se contiene alcol che ha effetti non sempre desiderabili.
- La fosfatidicolina (o lecitina) è una sostanza presente abbondantemente nella soia.
- Lo zinco è contenuto soprattutto in alimenti di origine animale; possiamo trovarlo nei frutti di mare, in particolare nelle ostriche, e poi nelle uova, nel fegato, nella carne di manzo e di agnello. È un valido antiossidante.
- Il selenio è presente nel pesce (tonno, sardine, sogliole, merluzzo) e nei frutti di mare, nelle carni rosse e nel fegato, nelle uova e nelle patate. In Italia la maggior fonte vegetale di selenio è costituita dal grano e dai suoi derivati, specie il grano duro. È un buon antiossidante.

19

Tabella 19.1 Elenco delle principali sostanze antiossidanti e loro fonti

Vitamina C	frutta e verdura
Vitamina A	oli vegetali
Flavonoidi	tè, caffè, soia, frutta, origano, olio di oliva, cioccolato, vino rosso
Carotenoidi	frutta e verdura (luteina, zeaxantina, licopene, astaxantina)
Vitamina E	broccoli, verdure a foglia verde
Oligoelementi	pesce, crostacei, uova, legumi ecc. (zinco, rame e selenio)

Tabella 19.2 Fonti di carotenoidi

Luteina e zeaxantina	Rosso d'uovo, zucca, zucchine, spinaci, broccoli, cavoletti di Bruxelles, peperoni, zafferano, kiwi, arancia, mela rossa, mango, pesca
Licopene	Pomodoro, zafferano, mela rossa, arancia, cocomero, albicocca, pompelmo rosa, uva, papaia
Astaxantina	Crostacei, salmone
-carotene	Carote, broccoli, peperoni, spinaci, zucca, zucchine, mango, pesca, albicocca, arancia

Tabella 19.3 Fonti di bioflavonoidi

	Tè verde	Cioccolata fondente	Vino rosso	Uva rossa	Frutti di bosco	Agrumi	Mele	Cipolle	Soia
Rutina			X	X		X			
Esperidina						X			
Quercetina			X	X		X	X	X	
Catechine	X	X	X						
Polifenoli			X						
Anticianosidi					X				
Isoflavoni									X

- Rame e manganese: sono altri importanti minerali utili alla corretta micronutrizione dell'occhio. Il rame si trova in abbondanza nei frutti di mare, nei crostacei, nei legumi, nelle nocciole, nel cioccolato, nella carne, nel grano intero; il manganese nei vegetali a foglia verde, nei legumi, nella frutta, nelle barbabietole, nei cereali interi (Tabelle 19.1, 19.2 e 19.3).

Le malattie dell'occhio e la nutrizione

L'occhio secco
Viene definito come un disordine della superficie oculare, associato con una deficienza nella quantità o nella composizione delle lacrime. La terapia sostitutiva con lacrime artificiali è la più utilizzata al mondo, ma è un palliativo e non cura realmente la malattia, ne allevia solo i sintomi per breve tempo.

Sono attualmente allo studio numerosi agenti terapeutici per eliminare questo fastidioso problema o, almeno, per ottenere miglioramenti; comunque, una terapia nutrizionale può essere di aiuto per alleviare i disturbi: a questo riguardo è dimostrato che un apporto appropriato di proteine, vitamina A, B6 e C, potassio e zinco è necessario per una funzione lacrimale normale. Inoltre va sottolineato che la somministrazione di antiossidanti, come acido lipoico e acidi grassi Omega-3, può migliorare la funzione lacrimale e che recenti studi scientifici suggeriscono l'integrazione con fitoestrogeni naturali che stimolano la produzione di film lacrimale senza alcuna controindicazione.

Al contrario, invece, l'eccesso di grassi con la dieta, l'apporto scorretto di sale, l'elevata colesterolemia e l'abuso di alcol sono collegati a una maggiore frequenza di disfunzione lacrimale.

Nella popolazione delle nostre aree geografiche non sono presenti particolari problemi di sottonutrizione, comunque si raccomanda di controllare sempre il rapporto corretto nell'introduzione di macronutrienti (proteine, grassi e zuccheri), di aumentare l'apporto di vitamina A (verdure), di zinco e folati (alimenti integrali e legumi), di assicurare un adeguato apporto di vitamina B6 (noci, banane, fagioli) e di vitamina C (agrumi); infine, la somministrazione di antiossidanti migliora la funzione lacrimale, migliorando la stabilità del film lacrimale.

Alcol e caffeina andrebbero eliminati, il consumo di sale andrebbe ridotto.

Inoltre, non deve essere dimenticato che le lacrime sono comunque costituite per gran parte di acqua ed è quindi essenziale un'adeguata idratazione dell'organismo (bere almeno due litri di acqua al giorno).

Disturbi dei corpi mobili vitreali
La semplice idratazione del gel vitreale favorisce la riespansione della massa vitrea e riduce il movimento delle fibrille, permettendo una netta diminu-

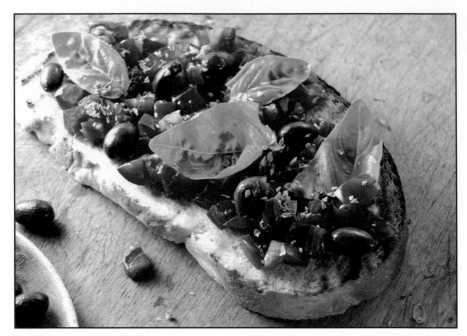

Fig. 19.3 Bruschetta ricca: piatto molto salutare oltre che piacevole

zione della percezione dei corpi mobili, con un miglioramento consistente della fenomenologia soggettiva. È necessario perciò bere molto.

L'assunzione di alimenti contenenti gli aminoacidi precursori del collagene (arginina e lisina) e quelli che proteggono l'acido ialuronico (bromelina), tramite l'alimentazione normale o con una supplementazione, e l'introduzione di vitamina C aiutano a fornire il materiale per un adeguato turnover dei costituenti del vitreo; essi infatti favoriscono la produzione di collagene e di acido ialuronico. che sono i costituenti naturali del vitreo fisiologico.

Per combattere i disturbi conseguenti a fluidificazione del vitreo sono alimenti di qualche utilità:
- tutti quelli che contengono vitamina C (agrumi, frutta, pomodori ecc.) e carni;
- i legumi in generale e la pasta, in cui sono presenti gli aminoacidi utili.

La cataratta

Legata all'età, è la più importante causa di cecità curabile nel mondo. La sua comparsa non è solo collegata all'invecchiamento ma anche allo stile di vita.

Un importante meccanismo nello sviluppo della cataratta è il danno ossidativo prodotto dal particolare metabolismo del glucosio nel cristallino, tuttavia anche il fumo è un importante fattore di stress ossidativo.

Il controllo del danno ossidativo responsabile della cataratta dipende da un'adeguata presenza di luteina, delle vitamine C ed E e di glutatione; alcuni studi suggeriscono che la somministrazione di antiossidanti può avere e ha un ruolo positivo nella prevenzione della cataratta.

La luteina è l'unico carotenoide presente nel cristallino e nella macula. È in grado di filtrare la luce, ed è un valido antiossidante perciò viene adoperato nella prevenzione della cataratta, oltre che della maculopatia (alimenti contenenti luteina: spinaci, cavoli, lattuga, broccoli, peperoni, kiwi, albicocche e altri). In uno studio del gruppo Beaver Dam si è riscontrato che un'elevata assunzione di luteina negli anni della mezza età riduce del 60% il rischio di cataratta nell'età avanzata.

Anche la vitamina C è presente nel cristallino e, poiché è un potente antiossidante, viene usata anch'essa nella prevenzione/terapia della cataratta (cibi con molta vitamina C sono gli agrumi, i pomodori, i kiwi e altri).

L'assunzione di vitamina E in elevate quantità con la dieta è stata collegata con una diminuzione del rischio di cataratta del 42% (cibi con vitamina E sono soprattutto i cereali interi, i legumi in genere, le verdure a foglia verde e altri).

Uno studio sull'evoluzione della cataratta ha provato una diminuzione del 55% delle opacità corticali e del 40% di quelle miste in chi assumeva vitamina A (cibi con vitamina A sono il latte, le uova e il fegato). Anche l'assunzione di multivitaminici ha una correlazione favorevole.

Per 8 anni un gruppo di studio ha analizzato le abitudini alimentari di migliaia di infermiere americane ed è risultato che l'assunzione con la dieta di carotenoidi totali (vedi Tabella 19.2) è stata associata con un 27% di riduzione del rischio di cataratta.

Da questi dati si ottengono abbastanza indicazioni per confermare la riduzione del rischio di cataratta in chi assume antiossidanti, e appare evidente il ruolo che l'alimentazione ha nella prevenzione o riduzione della comparsa di cataratta.

Acido ascorbico o vitamina C, vitamina E, glutatione, melatonina, carotene, licopene, rame, selenio, zinco sono quindi componenti alimentari utili e necessari; i cibi che contengono uno o più di questi sono carota, spinaci, tè verde, mirtillo.

Il glaucoma

Il primo aspetto da considerare riguarda il controllo della pressione oculare; alcuni studi mostrano che la vitamina C e la glucosamina solfato possono influenzarlo. La vitamina C ad alte dosi, somministrata localmente o per via sistemica, è in grado di diminuire la pressione intraoculare, anche se l'effetto è clinicamente irrilevante.

19

Un secondo aspetto importante è quello vascolare: in molti pazienti con glaucoma l'alterazione dell'afflusso sanguigno al nervo ottico può essere estremamente dannoso, anche se la pressione oculare non è elevata. La regolazione vascolare può essere implementata con la somministrazione di magnesio (contenuto in frutta oleosa come noci e nocciole, vegetali verdi, banane e altro) e migliorata con l'assunzione di catechine contenute nella cioccolata fondente, nel tè verde, negli agrumi e con l'assunzione di acidi grassi Omega-3 (contenuti nel pesce).

Il ginkgo biloba migliora il flusso sanguigno centrale e periferico ed è usato correntemente per il trattamento del glaucoma.

Un terzo e più recente aspetto della terapia del glaucoma riguarda la neuroprotezione: questa può essere definita come l'uso di agenti terapeutici che prevengono, rallentano o annullano la morte dei neuroni, cioè delle cellule nervose dell'occhio.

Il ginkgo biloba è una pianta originaria della Cina; viene coltivato industrialmente in Estremo Oriente e negli Stati Uniti per l'utilizzo medicinale delle sue foglie, che contengono terpeni, polifenoli e flavonoidi che esercitano un'azione vasodilatatrice; è utilizzato per migliorare la circolazione sanguigna, come antiaggregante piastrinico e come antiossidante. L'Egb 761 è un estratto standardizzato di questa pianta.

Il pretrattamento e il trattamento precoce con Egb 761 dimostrano un effetto neuroprotettore nei modelli animali di glaucoma cronico. Un potente flavonoide neuroprotettore è contenuto nel tè verde, l'epigallocatechingallato (EGCg).

Altro rimedio utilizzato per la neuroprotezione è l'estratto di radice di *Coleus forskohlii*.

Il meccanismo d'azione della forskolin è principalmente da ascrivere alla sua proprietà di attivare un importante enzima, l'adenilciclasi, da cui consegue, a livello delle cellule, un aumento dell'adenosinmonofosfato ciclico (cAMP) e di tutte le funzioni da esso mediate. Tramite questa attività, l'estratto di radice di *Coleus forskohlii*, in caso di glaucoma, esplica la sua azione neuroprotettrice, modulando la sopravvivenza delle cellule neuronali e contrastando le fluttuazioni pressorie. In linea di principio la stessa sostanza può essere utilizzata per attenuare il danno da stress ossidativo nella degenerazione maculare legata all'età e nel glaucoma.

La fosfatidilcolina (o lecitina) è una sostanza presente nella soia, ed è stato evidenziato che esercita effetto di neuroprotezione nel glaucoma, tanto che in alcuni casi è stato osservato un miglioramento della funzione visiva.

Una dieta appropriata, anche se non cura e non previene il glaucoma, può essere un utile supporto alla terapia farmacologica e/o chirurgica; essa deve comprendere quindi i flavonoidi contenuti negli estratti di ginkgo biloba, tè verde, agrumi, cioccolato fondente e soia.

Degenerazione maculare legata all'età (DMLE)

La degenerazione maculare legata all'età senile (DMLE) è la principale causa di cecità nei paesi industrializzati per le persone di età superiore ai 60 anni.

La prevalenza delle lesioni predisponenti alla DMLE aumenta con l'età; sembra che sia proprio l'età, cioè l'invecchiamento dell'organismo, a creare il substrato su cui il danno della DMLE si può successivamente instaurare.

La patogenesi della DMLE è sicuramente multifattoriale. Oltre all'età, fattori predisponenti sono l'elevata assunzione di grassi saturi e colesterolo, che sono associati a un elevato rischio di DMLE. Il fumo di sigaretta è pure un fattore di rischio ormai accertato.

Anche l'esposizione eccessiva alla luce solare esercita un effetto negativo, perché stimola i processi di fotoossidazione.

Molti meccanismi sono alla base di questa malattia, primo fra tutti il danno ossidativo. Numerosi studi epidemiologici basati su questionari e rilevazioni cliniche hanno evidenziato il ruolo protettivo di alcuni antiossidanti (in particolare carotenoidi), delle vitamine, degli oligoelementi (sono sostanze che servono all'organismo in dosi piccolissime: zinco, selenio, rame, magnesio, iodio, ferro, manganese) e dei pigmenti maculari (luteina e zeaxantina); quindi una terapia nutrizionale della DMLE deve comprendere componenti coinvolti nei meccanismi di protezione, fra cui principalmente sostanze ad azione antiossidante.

Le persone che hanno consistenti livelli ematici di antiossidanti, e in particolare di carotenoidi, hanno un rischio minore di sviluppare la DMLE: è stata trovata una correlazione tra un elevato livello serico di vitamina C, di luteina/zeaxantina e di Omega-3 e basso rischio di DMLE.

La supplementazione di carotenoidi (licopene, carotene), e soprattutto dei pigmenti maculari (luteina e zeaxantina), tramite l'alimentazione riduce la quantità di luce che raggiunge i fotorecettori ed è associata a un rischio ridotto di DMLE. Di grande utilità sono pure gli acidi grassi Omega-3, perché sono i costituenti principali delle membrane cellulari dei fotorecettori.

Il licopene ha un effetto protettivo antiossidante sulle cellule dell'epitelio retinico pigmentato (EPR) in coltura e possiede la capacità di inibire l'accumulo di lipofuscina in cellule di epitelio pigmentato retinico: il pomodoro ne è molto ricco ma lo sono anche il cocomero, il pompelmo rosa, i peperoni rossi, i cachi e la papaia.

Se si prende in considerazione l'aspetto metabolico, è fondamentale il ruolo che la sofferenza vascolare svolge nell'eziopatogenesi della DMLE. In questo caso l'assunzione di acido folico, delle vitamine del gruppo B e dell'estratto di ginkgo biloba può essere utile.

L'acido folico e le vitamine B2, B6 e B12 prevengono l'iperomocisteinemia, che può danneggiare gravemente i vasi, soprattutto i più piccoli che sono anche i più sensibili; l'integrazione con estratto di ginkgo biloba, invece, migliora l'aspetto emoreologico. Tutto ciò allo scopo di preservare e migliorare la funzionalità del plesso coriocapillare.

Per chi ha problemi di macula (la porzione centrale della retina) sono importanti gli spinaci, i cavoli (verdi ricci), il radicchio, la lattuga e la bietola; questi ortaggi sono un'eccellente fonte di luteina e di zeaxantina, i pigmenti che proteggono la macula realizzando un vero e proprio filtro per la luce.

Altri alimenti utili per chi ha problemi di DMLE: verdure (spinaci, broccoli, peperoni ecc.), pesce (salmone, aringa e altri), uova (il tuorlo), crostacei e frutti di mare.

Una moderata assunzione di vino rosso (ad alto contenuto di fenoli) sembra essere modicamente protettiva.

Retinite pigmentosa

Scarso l'effetto della nutrizione su questa grave malattia dell'occhio; in uno studio si è verificato che la luteina, somministrata per un anno, ha avuto effetto positivo sul campo visivo centrale rallentando la naturale perdita delle funzioni visive.

Un apporto nutrizionale potenziato di Omega-3 per due anni ha ottenuto un rallentamento del danno al campo visivo; quindi una dieta ricca di spinaci, cavoli, radicchio, lattuga, bietole (contenenti luteina e zeaxantina) e pesce (contenente Omega-3) è utile per chi soffre di questa malattia.

In conclusione, un'alimentazione corretta è di importanza fondamentale non solo per mantenere il corpo in uno stato di salute soddisfacente, ma anche per fornire all'organo occhio tutti i nutrienti di cui ha bisogno per lavorare al meglio e difendersi dalle malattie.

Christophe Buratto

Chirurgia e non solo

Gioia, dolore, tristezza, stress sono emozioni che coinvolgono e segnano lo sguardo di una persona, perché inducono il movimento di numerosi muscoli e di piccole porzioni di derma, che, con il trascorrere degli anni, finisce per lasciare tracce.

Insieme al trucco, per migliorare lo sguardo esistono pratiche mediche e chirurgiche che possono aiutare a esaltare i nostri occhi o a ritoccare piccoli difetti, congeniti o conseguenti all'invecchiamento o all'affaticamento della pelle.

La medicina estetica propone l'utilizzo di peeling chimici della regione periorbitale, per migliorare la qualità della pelle e ridonare freschezza allo sguardo, o del peeling laser, con il doppio effetto del rinnovamento cutaneo superficiale e del rassodamento profondo. La tecnologia dei laser a CO_2 ha sviluppato negli ultimi anni nuovi manipoli che permettono di sfruttarne in modo ancora più completo le potenzialità. Grazie all'utilizzo di manipoli computerizzati e di nuovi programmi di gestione dell'energia laser, è nata la tecnica definita "frattale" o "fractal", che consiste nel praticare microscopici fori attraverso la pelle per determinarne una retrazione globale. Il risultato della tecnica frattale è un lifting non chirurgico del viso e di tutte le aree trattate, senza lividi o ustioni.

Il laser a luce pulsata permette invece il trattamento delle discromie cutanee tipiche dell'invecchiamento, con il risultato di ridonare alla pelle il colore omogeneo e la compattezza tipici della giovinezza, attraverso la cessione di energia luminosa a lunghezze d'onda molto precise: ciò permette il trattamento delle discromie senza provocare danni alla cute circostante. Solo mani esperte e un'accurata valutazione delle caratteristiche cutanee personali potranno ridare lucentezza e levigatezza a una pelle segnata dal tempo o dal sole.

La regione dello sguardo si presta molto bene anche al trattamento con bio-

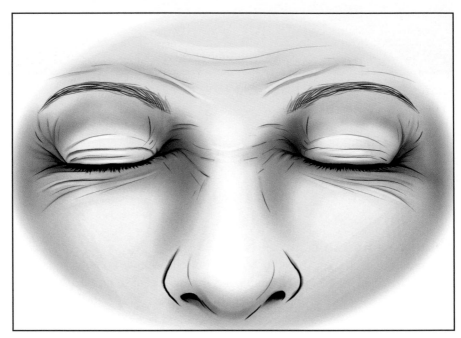

Fig. 20.1 Piccole e grandi rughe perioculari e "zampe di gallina"

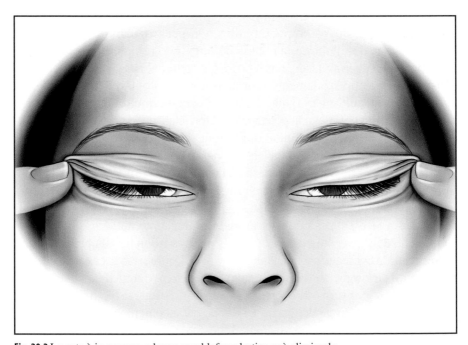

Fig. 20.2 La cute è in eccesso e lassa: una blefaroplastica può eliminarla

rivitalizzanti iniettati nello strato superficiale della cute: questi composti sono a base di acido ialuronico (effetto idratante), di antiossidanti (effetto antinvecchiamento e antiradicali liberi), di oligoelementi naturali (amminoacidi, vitamine e sali minerali), che nutrono la pelle da dentro, e di biostimolanti il rinnovamento cutaneo. Questi cocktail tonificanti vengono veicolati negli strati più superficiali della pelle per rigenerarla e stimolarla dove è più danneggiata, o dove cominciano a vedersi i segni dell'affaticamento.

Farmaci come la tossina botulinica (Botox) o i filler a base di acido ialuronico hanno concesso di raggiungere traguardi fino a qualche anno fa ottenibili solo con la chirurgia.

La tossina botulinica ha permesso il trattamento delle rughe di piccole e grandi dimensioni a carico dello sguardo e di tutto il viso, ritardando la comparsa di inestetismi tipici dell'età. In alcuni distretti del volto ha addirittura sostituito l'uso del bisturi. Il lifting frontale, per esempio, è un intervento che viene proposto solo in casi selezionati, dato che, con l'associazione di filler e botox, si può ottenere un risultato sovrapponibile. L'acido ialuronico, per le sue proprietà reidratanti, riempitive e rivitalizzanti, si utilizza oggi per riportare al turgore giovanile la cute degli occhi e per armonizzare i contorni del viso.

Solo in caso di cute in eccesso o di uno sguardo affaticato da borse prominenti e rughe profonde si deve intervenire chirurgicamente.

L'intervento di blefaroplastica per le palpebre superiori o quelle inferiori si propone di ristabilire l'armonia dello sguardo non solo eliminando la cute palpebrale in eccesso che, con gli anni, ha perso elasticità, ma anche ridimensionando le borse sopra e sotto gli occhi che conferiscono al viso il tipico aspetto affaticato.

L'intervento, che si svolge in anestesia locale, consiste in una singola incisione, nascosta nelle già esistenti pieghe cutanee delle palpebre, e nell'asportazione della cute in eccesso. L'intervento termina con la sutura estetica della cute e il posizionamento di cerotti facilmente camuffabili dietro gli occhiali.

Il lifting frontale e il lifting del terzo medio facciale sinergicamente partecipano a esaltare la qualità e la bellezza di uno sguardo armonioso, migliorando il primo l'aspetto della fronte, il secondo la regione delle guance e della bocca.

Sono, tuttavia, interventi chirurgici invasivi, che sono stati sostituiti da altri molto meno rischiosi e invalidanti. Il lipofilling, per esempio, che sfrutta il nostro grasso per riempire le zone del viso che si sono svuotate, prelevandolo e processandolo per poi reiniettarlo nelle ruge più profonde e negli zigomi o nelle labbra. Rispetto all'uso dei filler, il lipofilling è di lunga durata e, soprattutto, utilizza il grasso prelevato dallo stesso paziente.

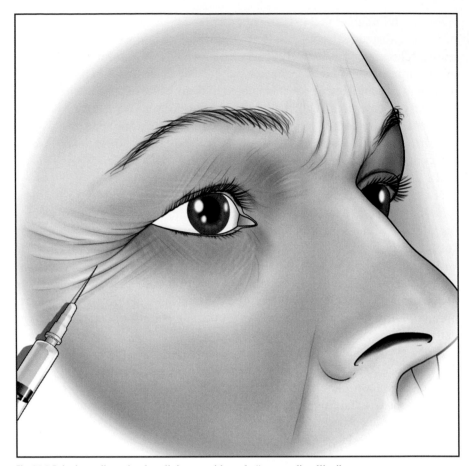

Fig. 20.3 Iniezione di tossina botulinica per ridurre le "zampe di gallina"

Il consiglio di uno specialista è in ogni caso indispensabile per scegliere il trattamento migliore, che deve essere personalizzato e individuale.

Dopo gli interventi sopradescritti può essere di utilità e sollievo l'uso di tamponi criogenici che, apposti a livello perioculare, sviluppano una bassa temperatura rilasciando i principi antiedemigeni, antinfiammatori e cicatrizzanti presenti nel gel. La medicazione va ripetuta ogni tre ore.

L'oculoplastica

L'oculoplastica è una specializzazione della chirurgia plastica ricostruttiva; si occupa della regione orbito-palpebrale nel suo insieme: dalla chirurgia oncologica a quella post-traumatica o malformativa, per arrivare alla più attuale chirurgia estetica della regione orbitaria, più conosciuta come *Chirurgia dello sguardo*.

Filler

I filler sono materiali impiegati in medicina estetica per evitare alcuni interventi di chirurgia plastica, per l'aumento o il modellamento delle labbra, degli zigomi, del mento e della fronte e per correggere i solchi naso-labiali, le rughe periorbitarie a zampe di gallina e peribuccali.

Il grande vantaggio dei filler è l'elevata prevedibilità del risultato e la sua reversibilità. Il risultato è immediato e non comporta problemi al rientro nell'attività lavorativa o sociale, in quanto le tecniche di infiltrazione sono semplici, se eseguite da mani esperte, e necessitano in alcuni casi solo di un'anestesia superficiale.

I filler da preferire sono a base di acido ialuronico: biologici, biodegradabili, naturali, totalmente riassorbibili e privi di rischi di infezioni virali e subvirali. L'acido ialuronico viene impiegato in programmi di prevenzione dell'invecchiamento e di ringiovanimento cutaneo, ma anche nel più articolato protocollo di biorivitalizzazione tissutale, quando si ritiene importante aggiungere un programma di ricostruzione e riorganizzazione della struttura della pelle al semplice riempimento.

Tutti i filler vengono iniettati localmente nell'area da trattare, con siringhe preriempite dotate di un ago molto sottile, per depositare la giusta quantità di prodotto. Generalmente, l'area del derma da trattare è solo pochi millimetri al di sotto della superficie cutanea. Prima dell'iniezione è possibile utilizzare un anestetico locale.

Tutti i programmi di trattamento con filler sono studiati e personalizzati sul singolo paziente.

In genere la quantità di prodotto e la formula del gel a base di acido ialuronico sono diverse a seconda del risultato ricercato.

I trattamenti base sono tre:
- Grado III, specifico per le pieghe e le linee più evidenti, per rimodellare le labbra e per migliorare i contorni del viso.
- Grado II, ideale per distendere le rughe tra il naso e l'angolo della bocca, quelle tra le sopracciglia e quelle intorno alla bocca.
- Grado I, formulato per correggere le linee sottili che formano le rughe del contorno occhi.

Solitamente, un trattamento con filler richiede solo da 15 a 30 minuti. Immediatamente dopo il trattamento sarà possibile riprendere la normale vita professionale e familiare. Per ottenere il miglior effetto correttivo, si consiglia di effettuare due o tre sedute di trattamento nel corso del primo anno. Il trattamento è disponibile anche per gli uomini, in modo particolare per le pieghe nasolabiali e le rughe profonde sulle guance.

20

Patologie dello sguardo

Ptosi palpebrale
La cosiddetta palpebra cadente può avere un'origine congenita o senile, impedisce la vista riducendo il campo dello sguardo, fino ad arrivare all'impossibilità di sollevare correttamente le palpebre.

Ectropion ed Entropion
L'extra o l'introversione del bordo palpebrale, legata in genere all'invecchiamento o più raramente a retrazioni cicatriziali, causa un'infiammazione cronica locale con prurito e rossore, fino al franco dolore.

Calazio
È il manifestarsi di un'infiammazione di ghiandole presenti nel bordo palpebrale. Il calazio si manifesta con rossore e dolenzia nella fase acuta, oppure come un gonfiore localizzato nella fase cronica.

Vie lacrimali
In caso di malformazioni o patologie lacrimali diverse, vi può essere un malfunzionamento del sistema lacrimale che si evidenzia con epifora (lacrimazione), rossore e sensazione di corpo estraneo.

Oncologia
Anche la cute delle palpebre è soggetta a degenerazioni tumorali e a neoformazioni benigne. La peculiarità della zona necessita pertanto maggiore attenzione e cura.

Fonti iconografiche

L'editore e il curatore desiderano esprimere i loro ringraziamenti a tutti coloro che hanno autorizzato la riproduzione di materiale iconografico di loro proprietà, e i cui nomi sono elencati qui di seguito accanto al numero della relativa figura:

CAPITOLO 1
- Fig. 1.8: per gentile concessione di Mario Parma

CAPITOLO 2
- Fig. 2.2: per gentile concessione di Essilor Italia SpA

CAPITOLO 3
- Fig. 3.1: per gentile concessione di Natalya Ushakova
- Fig. 3.2: per gentile concessione di Salvatore Ferrandes
- Fig. 3.3: per gentile concessione di CSO
- Fig. 3.6: per gentile concessione di Monica Mauri
- Fig. 3.7: per gentile concessione di Sergio Belloni e Elisabetta De Silvestri
- Fig. 3.8: per gentile concessione di Monica Mauri e Laura Sacchi
- Fig. 3.9: per gentile concessione di Flavio Bellon e Laura Sacchi
- Fig. 3.10: per gentile concessione di Maria Grazia Calò e Monica Mauri
- Fig. 3.11: per gentile concessione di Flavio Bellon

CAPITOLO 4
- Fig. 4.2: per gentile concessione di Essilor Italia SpA
- Fig. 4.3: per gentile concessione di Mario Parma

CAPITOLO 5
- Fig. 5.4: per gentile concessione di Essilor Italia SpA

CAPITOLO 6
- Fig. 6.7: per gentile concessione di Mario Parma

CAPITOLO 7
- Fig. 7.2: per gentile concessione di Dario De Marco

CAPITOLO 8
- Fig. 8.1: per gentile concessione di Elisabetta Falco

CAPITOLO 9
- Fig. 9.2: per gentile concessione di Essilor Italia SpA

CAPITOLO 10
- Fig. 10.1, 10.2: per gentile concessione di Massimo Ferrari
- Fig. 10.3: per gentile concessione di Chinesport

CAPITOLO 11
- Fig. 11.1, 11.2, 11.4: per gentile concessione di Salmoiraghi & Viganò
- Fig. 11.3: per gentile concessione di Tiflosystem

CAPITOLO 12
- Fig. 12.1: per gentile concessione di Mario Parma
- Fig. 12.4: per gentile concessione di Alcon Italia
- Fig. 12.5: per gentile concessione di Salvatore Ferrandes, Flavio Bellon e Monica Mauri
- Fig. 12.7: per gentile concessione di AMO-Abbot

Capitolo 14
- Fig. 14.2: per gentile concessione di Natalia Ushakova
- Fig. 14.3: per gentile concessione di Lenni Buratto
- Fig. 14.4: per gentile concessione di Essilor Italia SpA
- Fig. 14.5, 14.6: per gentile concessione di Mario Parma

CAPITOLO 15
- Fig. 15.6, 15.9: per gentile concessione di Apply Srl
- Fig. 15.8: per gentile concessione di Salvatore Ferrandes

CAPITOLO 17
- Fig. 17.1, 17.2, 17.3: per gentile concessione di Mario Parma
- Fig. 17.5: per gentile concessione di Claudio Genisi

CAPITOLO 18
- Fig. 18.1, 18.2: per gentile concessione di Essilor Italia SpA

Finito di stampare nel mese di novembre 2010